AF356526

DICTIONNAIRE

VÉTÉRINAIRE

DICTIONNAIRE

VÉTÉRINAIRE

A L'USAGE

DES CULTIVATEURS ET DES GENS DU MONDE

**Hygiène — Médecine — Pharmacie — Chirurgie — Multiplication
Perfectionnement**

des Animaux domestiques

PAR

L. FÉLIZET

Vétérinaire

PRÉCÉDÉ D'UNE INTRODUCTION

PAR

J.-A. BARRAL.

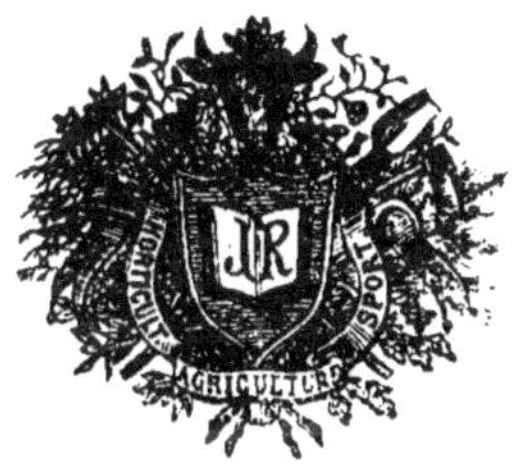

PARIS

J. ROTHSCHILD, ÉDITEUR

LIBRAIRE DE LA SOCIÉTÉ BOTANIQUE DE FRANCE

43, RUE SAINT-ANDRÉ-DES-ARTS, 43

1870

L'ignorance des charlatans et autres
empiriques tue plus de bestiaux que
le typhus, le charbon et toutes maladies les plus graves.

HURTREL D'ARROVAL.

INTRODUCTION

Depuis de longues années déjà, M. Félizet est notre collaborateur. Par la publication d'un très-grand nombre d'articles sur les questions d'art vétérinaire dans leurs rapports avec l'agriculture, il a montré de profondes connaissances en même temps qu'une grande ardeur pour faire triompher la vérité. C'est un écrivain très-instruit, mais original, qui observe avec soin et qui pense par lui-même sans trop se préoccuper de ce que les autres peuvent avoir dit, s'il a constaté que les faits ne sont pas d'accord avec les doctrines généralement adoptées. Il était donc bien **préparé** pour composer un dictionnaire vétérinaire à l'usage des cultivateurs et des gens du monde.

Dans un pareil livre, on doit pouvoir trouver des renseignements précis, clairement exposés, sans abus de termes scientifiques, sur toutes les questions relatives à l'élevage, à l'entretien et au traitement des maladies des animaux domestiques. L'auteur n'a pas manqué à ce précepte de Boileau, vrai dans les sciences comme en poésie :

Ce qui se **conçoit** bien s'énonce clairement,
Et les mots pour le dire arrivent aisément.

Le *Dictionnaire* ne doit pas empêcher qu'on appelle le médecin-vétérinaire; car la lecture d'un article quelconque ne saurait jamais suppléer à des connaissances acquises à la suite de longues études et par la pratique habituelle d'une profession difficile. Mais il est essentiel d'y avoir recours pour bien appliquer les soins ordonnés par le médecin, afin de prévenir un grand nombre de maladies, et d'arrêter le développement d'accidents, dont les suites peuvent devenir grâves, quand ils sont négligés.

Le travail de M. Félizet, que nous avons parcouru avec un véritable intérêt, atteindra parfaitement le but pour lequel il a été composé. Toutes les questions d'hygiène y sont bien résolues. Or, une bonne hygiène est la première condition à remplir pour bien faire l'élevage des animaux domestiques, pour écarter les causes de maladies, pour faire en sorte que le bétail ne soit pas, dans les exploitations rurales, une occasion trop fréquente de pertes.

Quiconque, à la ville ou à la campagne, entretient des animaux domestiques, recourra avec profit aux articles de M. Félizet. La forme de dictionnaire adoptée permet la rapidité des recherches, comme cela est nécessaire, lorsqu'il s'agit d'être renseigné sur un mal qui prendrait peut-être un développement de nature à rendre toute chance de guérison impossible, si l'on perdait du temps avant d'administrer les premiers soins indispensables. Combien de fois les agriculteurs empêcheraient la mort de quelques têtes de bétail, s'ils mettaient le médecin-vétérinaire, appelé aussi vite que possible, dans la situation de ne pas dire : *Il est trop tard.*

Nous louons M. Félizet de n'avoir pas fait un gros livre, en cherchant à être absolument complet, comme doit l'être un ouvrage écrit pour les médecins-vétérinaires eux-mêmes, et de s'être astreint à composer un petit volume destiné à rendre de grands services, parce qu'il pourra être placé dans les mains de tous ceux qui ont une écurie, une étable, une bergerie ou un simple chenil, ou même quelques animaux familiers dans l'intérieur de leurs habitations.

J.-A. BARRAL.

PRÉFACE DE L'AUTEUR

L'ignorance des règles de l'hygiène, leur manque général d'application et la confiance encore partout si commune dans l'effronterie de l'empirisme, coûtent plus cher aux propriétaires et leur tuent plus d'animaux que toutes les maladies sporadiques et épizootiques réunies. Parmi les trois ou quatre mille bêtes pour lesquelles chaque vétérinaire est annuellement appelé, chez les deux tiers au moins, le manque de savoir du maître et son incurie ont occasionné le mal ; de son côté très-souvent aussi l'aveugle témérité d'un grossier maréchal, d'un vacher ou d'un berger est venue aggraver encore, sinon rendre les cas divers plus ou moins incurables ou même annihiler toutes chances possibles de guérison, quand arrive l'homme de l'art.

En rédigeant aujourd'hui ce modeste dictionnaire, je n'ai d'autre but, que d'éclairer les cultivateurs dans leur conduite vis-à-vis de leurs différents bestiaux en santé et en cas de maladie, de mettre les propriétaires à même de leur donner les premiers soins en attendant, si elle devient nécessaire, la présence d'un vétérinaire habile.

L'anatomie ou science de la situation, de la forme, de la disposition, de l'agencement et du jeu de chacun des divers organes, la physiologie ou connaissance des lois qui en régissent les fonctions intrinsèques et relatives, la thérapeutique dont le rôle est d'indiquer les propriétés des différentes substances médicamenteuses et d'en formuler les doses ainsi que la combinaison, en un mot ces importantes connaissances préliminaires et indispensables pour faire de la vraie médecine ne pouvant être enseignées, ni apprises positivement avec un livre, j'ai restreint ce travail dans ses justes limites naturelles ; j'en ai exclu tout ce qui ne servirait tout au plus qu'à donner un demi-savoir pire que l'ignorance complète.

Dans chaque article je me suis donc évertué à n'enseigner que tout ce que le public peut réellement apprendre et que ce qu'il lui est utile de bien savoir ; en un mot, j'ai visé exclusivement à initier les propriétaires et cultivateurs aux pratiques d'une application sûre, facile et avantageuse dans les circonstances ordinaires diverses où ils peuvent inopinément se trouver.

Les mots techniques rarement figurent dans mes alinéas ; mes idées aussi nettes et précises qu'il m'a été possible, sont traduites en phrases également aussi succinctes et claires que j'ai pu ; — mes formules, simples comme tout ce qui tend à bien, sont d'une exécution à la portée de tout le monde et d'une rationalité éprouvée par une pratique de plus de trente ans.

L'hygiène et la zootechnie, c'est-à-dire, l'art de tenir le bétail en bonne santé, de le perfectionner, de le multiplier, ainsi que d'en augmenter les races, ne tiennent point non plus la moindre, ni la dernière place dans mon cadre.

Destiné à des classes de lecteurs pouvant à chaque instant avoir besoin d'y recourir, ce petit livre sous forme de dictionnaire alphabétique m'a paru plus commode à consulter qu'un traité didactique avec assemblage d'idées différentes coordonnées par chapitres complexes.

Fasse que cet opuscule rende au public agricole une partie du service dont il a besoin ! Fasse que les sacrifices de l'éditeur soient indemnisés par le succès qu'ils méritent, ainsi que par l'ample et juste gratitude des populations rurales ! Ces cas échéant, l'auteur se trouvera suffisamment récompensé par ce double résultat d'un travail utile.

A

Abcès. — Étymologiquement séparation, — isolement; on appelle ainsi une tumeur plus ou moins chaude, plus ou moins volumineuse et devant se terminer par suppuration. L'abcès est toujours l'expression d'une inflammation dont les causes aussi nombreuses que diverses ne sont pas toujours appréciables. Une contusion, une carie voisine, une foulure de harnais, une déchirure musculaire, à la suite de violents efforts, un mal de gorge intense, la gourme, etc., etc., peuvent occasionner cette affection.

Quand la douleur qui en résulte prend trop d'intensité, détermine une fièvre excessive, fait craindre des ravages étendus et graves ou même une gangrène locale, il importe d'en enrayer le progrès par la diète, par du barbottage acidulé et nitré, par des cataplasmes émollients, mucilagineux et anodins. Les bouillies de

son gras, de farine de lin, de mauves cuites préalablement bien écrasées, ainsi que de morelle noire,
sont les éléments ordinaires de cette première médication.

Quand, à une vive irritation, succède une inflammation suraiguë, en un mot quand, malgré tout ce
qu'on a tenté, les phénomènes augmentent d'intensité, au moyen de plusieurs mouchetures à la flamme
ou au bistouri, puis quand le sang cesse de couler,
par des lotions tièdes, fortement laudanisées, puis de
nouveaux cataplasmes laudanisés eux-mêmes et
maintenus en parfait contact sur la région malade,
le plus généralement on entrave tout mauvais progrès.

Dans le cas rare où, en dépit de tout, les symptômes continuent à donner des craintes, sans plus
tarder il importe d'invoquer immédiatement l'assistance d'un homme spécial.

Au contraire, lorsque la tumeur reste peu sensible, sans augmentation, ni amoindrissement de volume, que le travail de la suppuration languit, avec
une ou deux bonnes applications d'onguent vésicatoire à cheval, en quatre ou cinq jours on amène
l'abcès à bonne maturité. La matière reconnue ou
soupçonnnée bien formée au centre du phlegmon,
on lui donne issue avec un cautère ou un bistouri.

Si l'abcès existe auprès d'une articulation, au voisinage d'un vaisseau important, il est sage de commencer l'opération, par inciser seulement la peau d'abord et ensuite de pénétrer au fond du mal avec le doigt indicateur *tendu roide et exécutant à droite et à gauche d'intenses mouvements de demi-rotation.* Arrivé au centre du foyer, séance tenante on en explore toute la cavité, puis retirant le doigt de l'ouverture, on laisse le premier écoulement s'effectuer. L'ouverture agrandie, si on le juge convenable, une ou plusieurs contre-ouvertures pratiquées, si on les suppose nécessaires, l'intérieur du foyer purulent ne demande plus guère d'autre soin que l'introduction d'un peu de filasse douce, propre et sèche; une ou deux fois par jour et renouvelée avec quelques onctions d'onguent populéum sur la périphérie de la tumeur en cas de vive sensibilité persistante ; au bout d'une semaine, tout est à peu près disparu ainsi qu'oublié.

Abeilles. — Miel. — Par elles-mêmes, ou mieux par le virus contenu dans la vésicule du sommet de laquelle saillit leur dard de défense, les abeilles constituent un remède dont certains médecins d'Amérique tirent, dit-on, un avantageux parti, notamment dans les affections du cœur; mais c'est uniquement de leur miel dont il va être ici question.

Que cette délicieuse substance soit purement et simplement le suc tout naturel du calice des fleurs, ce que tendent à faire supposer son arome et ses propriétés analogues aux propriétés des plantes diverses sur lesquelles vont butiner les abeilles, ou bien que ces admirables hyménoptères lui fassent subir une certaine élaboration pour le rendre de plus longue garde, un fait constant, c'est que le miel mérite sous tous les rapports, que l'homme convertisse en considération sérieuse son indifférence pour l'apiculture.

Au sucre des colonies du nouveau-monde, au sucre indigène de betterave sans doute doit être attribué ce regrettable abandon d'un produit moins cher, plus naturel et plus sain que tous ses succédanés actuels produits par l'art. Le miel puisé sur les fleurs de pommier, de poirier, de trèfles, luzernes, sainfoins, en un mot sur les différents végétaux de la famille des rosacées et des légumineuses, n'aurait jamais dû cesser de figurer au premier rang dans l'officine des pharmaciens, ni dans le buffet de la ménagère. Son parfum balsamique, la suavité de son goût souvent et sans ingrédients médicamenteux étrangers suffisent tout seuls au rétablissement des fonctions vitales en désharmonie commençante.

Non-seulement le miel est doucement purgatif,

comme la pure manne du désert, mais encore il est aussi richement nutritif que la plus fine fleur de froment. Que de mères doivent au miel d'abeilles la bienfaisante liberté intestinale de leur jeune enfant ! Que de poulains de premier âge, même que de chevaux adultes on soulage, on rétablit et dans certaines circonstances on nourrit avec du miel, véritable quintessence végétale. Avec quatre kilos de miel par jour et sans interrompre d'une étape son service de limonier, un roulier de ma connaissance a conduit de Bordeaux à Marseille un de ses chevaux hors d'état de prendre aucun aliment pour cause d'un énorme abcès parotidien.

Dans les cantons où les nourrices condimentent la boisson et les premiers aliments de leurs élèves avec du miel à la place de sucre, le croup est presque inconnu. Cette douce et inaltérable confiture naturelle est préférable même aux meilleures conserves que toujours et malgré les plus minutieux soins, viennent infester de dangereuses végétations cryptogamiques si transmissibles aux organes respiratoires des jeunes sujets surtout.

Sans grand travail, moyennant quelques petits soins plus agréables que pénibles à donner, dans un coin de jardin rendant tout autant de légumes et de fruits que le reste, sans bourse délier, en un mot avec un tant soit peu de bon vouloir et d'intelligence, le premier venu peut entretenir un rucher de quinze à vingt paniers; en d'autres termes, en soustrayant quelques heures au cabaret et tout en se récréant, un ouvrier peut facilement gagner deux à trois cents francs par an.

Avec un peu de sucre en poudre, avec tantôt quelques grammes de bon miel ordinaire alternativement donnés durant la mauvaise saison aux ruches notées faibles, avec un peu de vin miellé et additionné de quelques cuillerées de teinture de quinquina par litre, quand paraissent les premières fleurs, on conjure toute mortalité et le fort du printemps arrivé, on a des mouches pleines de vigueur et d'une infatigable activité.

Détruire les abeilles à la fin de la saison des fleurs pour en avoir tout le produit, est une absurde et ruineuse barbarie désavouée par tous les cultivateurs intelligents.

Absorbants. — Toutes les substances pulvérulentes ou filamenteuses, qu'elles soient inertes ou douées de certaines propriétés, neutres ou plus ou moins excitantes, sont dites corps absorbants; ainsi l'éponge, l'étoupe, la charpie de vieux linge, la toile d'araignée, la ouate, les poudres de charbon, de gentiane, d'aunée, de tan, les cendres tamisées, etc., etc.

Le rôle des absorbants peut être à la fois thérapeutique et mécanique : souvent, en effet, à la fois ils favorisent la formation du caillot et arrêtent les hémorrhagies ; ils mettent les plaies à l'abri du contact de l'air et en même temps, par certaines vertus spéciales ils en modifient la nature.

Accouplement. — Union sexuelle d'animaux destinés à procréer. L'art d'accoupler les reproducteurs, dans la plupart de nos contrées d'élèves, laisse encore énormément à désirer. Disparité de race, disproportion de taille et de conformation, parenté des sujets, vices organiques constitutionnels, rien ne semble occuper l'éleveur français ; ce dernier ne voit dans son résultat futur qu'un bon exemplaire certain de la mère ou du père, mais notamment de ce dernier, la femelle généralement n'étant tenue qu'en très-inférieure considération. L'âge de l'un comme de l'autre des générateurs ne fixe guère plus sérieusement l'attention.

Il est d'observation pratique bien avérée, que les sujets de climats tout à fait opposés se fécondent moins volontiers ; que la dissimilitude de race, de son côté, non-seulement est une cause fréquente de stérilité, mais encore qu'elle donne lieu souvent à diverses monstruosité fœtales.

S'il est bon de travailler à perfectionner la conformation moins belle de l'un des procréants par la conformation plus accomplie de l'autre, il importe néanmoins de ne point allier ensemble de trop grandes disparités physiques : exemple, le très-mince pur sang anglais, l'irréprochable étalon oriental avec la massive jument belge, flamande ou boulonnaise qui, avec de tels étalons, le plus généralement ne donnent que des rejetons décousus, sans capacités utilisables et partant sans valeur intrinsèque.

La consanguinité demande beaucoup de circonspection ; aussi le tic, la pousse, le cornage, la fluxion périodique, les formes, les éparvins, les jardons, en un mot tous les vices sont d'autant plus transmissibles qu'ils sont plus anciens dans la famille des sujets qu'ils entachent ; en conséquence ils doivent être autant de motifs d'exclusion chez les pères, aussi bien que chez les mères.

On doit interdire la reproduction aux sujets trop jeunes bien plus strictement qu'à ceux très-âgés ; si les descendants des premiers arrivent le plus ordinairement à taille avantageuse, d'autre part leur tempérament demeure généralement plus mou, leur énergie moins vive.

Non-seulement les accouplements sont souvent mal assortis, mais encore l'acte proprement dit est pres-

que partout fort mal gouverné. La saillie des juments dans nos fermes et presque partout est un
horrible viol; la vache livrée au taureau, bien qu'en
évidentes chaleurs très-souvent s'en va infécondée
par suite des brutaux et inutiles moyens de contrainte usités pendant la copulation et des mauvais
traitements préalables qu'on lui fait endurer. Si
beaucoup de brebis agnèlent tardivement ou perdent
leur année, la mauvaise conduite de la lutte en est la
principale cause aussi.

Bien faire disposer par le boute-en-train les juments
en positives chaleurs, ne les livrer qu'à leur déclin
de feux à l'étalon adopté, préalablement leur laisser
le temps de faire connaissance, de se familiariser
ensemble durant quinze à vingt minutes avant de
leur permettre rapprochement définitif, de la sorte,
on peut compter sur presque autant de poulains que
de saillies.

Les mouchettes, les carcans, les coups, les gestes
effrayants des préposés, la monte subite, brutale
de la vache, sans la moindre caresse préalable du
taureau épuisé et opérant lui-même autant par
crainte du bâton que par instinct voluptueux naturel,
sont également pour l'espèce bovine de réelles causes d'infécondation fréquente.

Quand le moment de la lutte est arrivé, en lâchant

dans le troupeau durant le jour six ou huit béliers de rebut, moutons anorchides ou autres mâles de réforme *convenablement munis de tabliers* et barbouillés sous le poitrail avec une grossière peinture à l'ocre et à l'huile pour marquer la croupe des femelles en rut, on peut en dix ou douze nuits, avec trois ou quatre béliers, faire féconder deux cents à deux cent cinquante brebis et plus. Toute la recette consiste à livrer chaque soir les bêtes marquées par les agaceurs aux étalons séquestrés de jour, que le pêle-mêle de l'obscurité empêche de se battre et de s'épuiser opiniâtrément avec la même femelle au détriment des autres qu'ils délaissent.

Quatre ans est l'âge convenable pour mettre les juments en saillie, deux ans pour les vaches et les brebis; à quatre ans, le cheval étalonne également à toutes bonnes conditions, le taureau à dix-huit mois; quant au bélier, on a dit : *Rien de beau comme un agneau engendré d'agneau;* mais ce dicton demande ses limites. Tant qu'ils opèrent vigoureusement, on peut, sans inconvénient, laisser tous les bons mâles reproduire.

Février, mars, avril et mai, sont les mois consacrés à la monte des juments ainsi que des vaches à élèves; les vaches à lait et à veaux de boucherie peuvent être mises en conception à toute époque.

Août et septembre sont, en général, les moments de la lutte des brebis. — Chose qui, d'abord, paraît mériter contradiction : les agneaux nés en hiver valent et viennent mieux que ceux nés en avril ou mai, au dire des praticiens et des faits.

Dès avant son dixième mois, la truie, sans inconvénient, est faite mère ; cette femelle n'a pas d'époque de fécondation ; rarement elle laisse passer un mois entre le sevrage de sa dernière portée et un nouveau rut, quelle que soit la saison.

Adoucissants. — Anodins. — On qualifie ainsi toutes les substances ayant la propriété de modérer l'acuité des inflammations organiques. Ainsi les lotions à l'eau tiède toute pure, à l'eau de mauves et de têtes de pavots ; ainsi les bains tièdes, qui relâchent les tissus gonflés, les cataplasmes mucilagineux qui les imprègnent de leur liquide bienfaisant ; ainsi l'opium et ses dérivés, qui enrayent l'impressionnabilité des nerfs et consécutivement modèrent l'afflux sanguin. La guimauve, la molène, la graine de lin, l'huile douce, l'axonge fraîche, sont encore des adoucissants de bon ordre.

Outre leur vertu intrinsèque propre, certains de ces remèdes ont en plus pour avantage de mettre la région enflammée à l'abri du contact de l'air qui l'irrite.

Air. — Aération. — Respiration. — Circulation.
— L'air est l'aliment de la vie. L'air est plus nécessaire que la nourriture, sa qualité plus importante
que la qualité des fourrages et du grain qui constituent les rations des animaux; on ne saurait donc
trop voir à la pureté et à l'incessante abondance de
cet élément vital dans les écuries, étables, bergeries,
toits à porcs, poulaillers, ainsi que tout habitacle à bétail. — Un homme, un cheval, tout être animé peut vivre des jours sans manger; en deux ou trois minutes il
meurt si on le prive d'air; avec des aliments avariés
il travaille et dure longtemps encore; avec de l'air
vicié il tombe promptement malade et devient bientôt incapable de service sérieux.

Durant leur parcours dans le tube intestinal, les
aliments sont divisés en deux parties : la première,
plus abondante, est un véritable résidu qu'on appelle
excréments; la seconde, liquide, beaucoup moins copieuse, généralement d'un blanc plus ou moins laiteux chez les herbivores, et un peu rosée chez le
chien, est absorbée par différents vaisseaux qui viennent la pomper à la face interne des intestins et
après s'être réunis en un seul tronc, la charrient au
côté droit du cœur où elle se mêle au sang qui y est
rapporté aussi par le canal des veines. Du côté droit
du cœur, ces liquides sont lancés par un autre ordre

de vaisseaux vers les poumons dont ils parcourent tous les points et au sein desquels ils entrent en contact vivifiant avec l'air inspiré. Leur vivification ainsi effectuée, ils reviennent au côté gauche du cœur par d'autres conduits faisant suite aux premiers au moyen d'anastomoses. Du côté gauche du cœur et par l'effet des contractions de ce dernier viscère, ce sang est lancé dans le tube des artères qui le distri-buent à chaque organe suivant son besoin. La por-tion inutilisée de ce liquide revient ensuite par le trajet des veines au côté droit du cœur, où elle se mêle à nouveau au nouveau chyle arrivant, et ainsi et sans cesse jusqu'au moment du cataclysme orga-nique appelé mort.

La digestion, la respiration, la circulation sont les trois fonctions vitales réellement essentielles. Les aliments doivent donc être sains, l'air plus sain en-core, puisqu'il est le vivificateur du sang, élément vital essentiellement chargé de fournir les matériaux de formation, d'accroissement et d'entretien que sans cesse demande la machine animale depuis son exis-tence embryonnaire jusqu'aux derniers moments de sa caducité sénile.

Age. — L'étude de l'âge est un point de haute importance dans l'histoire des animaux domestiques, leur valeur tant intrinsèque que relative étant basée sur leur âge. Chez tous l'âge se lit sur les dents incisives; chez la vache, il est plus nettement exprimé par les cornes que par les dents, que les aliments plus ou moins durs usent plus ou moins vite.

Le poulain naît ordinairement avec quatre incisives, deux à la mâchoire inférieure, deux à la supérieure. Le veau et le mouton sortent du ventre de leur mère avec huit dents à la mâchoire inférieure seulement. L'air, l'ensemble, en un mot la physionomie des très-jeunes sujets et l'époque à laquelle on les examine en disent assez l'âge, sans qu'il soit besoin d'aller se renseigner à leurs dents.

De deux à cinq ans tous les herbivores domestiques perdent toutes leurs incisives; le cochon est le seul de nos animaux dont les dents de naissance de lait ne tombent point.

A trois ans le cheval perd ses deux pinces incisives centrales, à quatre ans ses deux mitoyennes, à cinq ans ses coins. De quatre à cinq ans, les crochets apparaissent chez les mâles, qui, seuls, en sont pourvus.

De six à huit ans, on apprécie encore l'âge du bétail par l'inspection des dents. A sept ans, les dents du cheval sont complétement développées dans toutes leurs dimensions de longueur et de diamètre. Que si, à cette époque, on arrache et on examine une inci-

sive, on en trouve la partie supérieure aplatie d'a-
vant en arrière ; de plus en plus inférieurement elle
affecte une forme d'abord elliptique, puis ronde, puis
triangulaire, puis aplatie latéralement. Or, avec les
années, les incisives s'usant et sortant graduellement
de leur alvéole varient donc dans la forme de leur
extrémité libre ou table de frottement ; c'est ainsi qu'à
huit ans cette surface en est elliptique, qu'à neuf elle
tend à s'arrondir, qu'à dix elle est presque ronde, que
de douze à quatorze elle se triangularise de plus en
plus, qu'à quinze et seize elle représente un vrai
triangle qui, peu à peu, se transforme en nouvelle
ellipse, mais cette fois parallèle à l'axe des maxillai-
res. La forme, les proportions et la disparition gra-
duée du cul-de-sac ou cornet d'émail central des
incisives sert à aider aussi à apprécier l'âge des
solipèdes ; à treize ans, au plus tard à quatorze, il
n'en reste plus vestige. L'inspection bien attentive
et comparée de mâchoires de plusieurs chevaux
d'âge bien connu est le meilleur maître en hippé-
likiologie ou appréciation de l'âge.

La vache perd ses premières dents de lait ou pinces centrales à deux ans, à trois ans ses deux secondes pinces à quatre ans ses mitoyennes et comme
le cheval, à cinq ans ses coins. A partir de six ans,
la mâchoire de cet animal est d'un témoignage peu

certain : en herbage humide les plantes toujours plus tendres usant peu ses dents, la bête paraît jeune jusque fort tard ; en pâturage sec, l'usure s'effectuant nécessairement davantage, l'inspection de la mâchoire porte à juger les animaux plus vieux qu'ils ne sont réellement.

De trente-six à quarante mois, un nouveau cran, apparaît chaque année aux cornes de la vache : en comptant donc le premier pour trois ans et chacun des autres pour un, sûrement et infailliblement on parvient à assigner au juste l'âge de cette bête, si avancé qu'il puisse être. C'est sans doute pour anéantir ces signes que les marchands font usage du couteau et du racloir, autant que pour parer leurs bêtes.

Chez la brebis et la chèvre, la dent traduit l'âge comme chez la vache ; comme pour cette dernière, il importe, quand on examine ces petits ruminants, de se renseigner sur la nature du sol et des pâturages qu'ils viennent de fréquenter. Les cornes de la brebis et de la chèvre ne donnent aucun indice sur leur âge.

Aggravée. — Cette indisposition n'est autre chose que l'excessive usure de la sole du bœuf et du mouton par les cailloux des routes. Sitôt que ces animaux paraissent feindre à la marche, en munissant d'un fer spécial les onglons du premier, en enveloppant toute l'extrémité plantaire du second dans un petit sac de forte toile ou de cuir, bientôt et tout en continuant leur trajet, ils redeviennent droits l'un et l'autre.

Quand la truffe plantaire du chien est pareillement usée ou offensée, le meilleur et même l'unique soin à y apporter c'est le repos; toute autre médication, tout remède est plus nuisible qu'utile ; les ignorants, les charlatans seuls prescrivent des topiques, des spécifiques qu'il importe de laisser aux sots.

Agneler. — Agneau. — Ses maladies. — La brebis porte cinq mois ; c'est généralement de la fin de décembre à la mi-janvier que cette femelle met bas. Chez elle ce moment critique est rarement funeste, ce qu'il faut attribuer au bon exercice quotidien qu'elle prend hors de la bergerie. Ainsi qu'à la jument, à la vache et à la chèvre, parfois il lui arrive néanmoins d'avoir besoin d'assistance. Les vices de position du fœtus sont les plus fréquentes difficultés que le berger rencontre. De même que le poulain et le veau et ainsi que la plupart des jeunes animaux, l'agneau pour naître se présente au passage les pieds antérieurs allongés et la tête étendue sur les avant-bras. Assez souvent encore l'arrière-main se présente d'abord ; cette position moins convenable nécessite plus volontiers l'intervention du berger.

Quelle que soit la présentation (qu'il importe de

commencer par bien reconnaître), tout le secret dans la circonstance consiste à régulariser immédiatement la position d'abord et ensuite à seconder les efforts de la mère en travail. Moyennant de la prudence et des manipulations sagement calculées, malgré l'étroitesse proportionnelle de la région, à moins qu'il n'ait la main trop grosse, le berger peut agir sur le petit sujet encore assez facilement.

Les maladies les plus communes du jeune agneau sont : le *muguet* et la *clopée* ou inflammation articulaire. Rafraîchir le lait des brebis par le moyen de provendes en racines et des rations modérées de bon foin naturel arrosé d'eau salée, nitrer modérément leur eau de boisson, gargariser la bouche des petits malades au moyen d'un pinceau en linge doux imbibé d'une partie de créosote sur cinquante parties d'eau miellée mucilagineuse, ainsi en deux ou trois jours au plus on triomphe du muguet.

Les bergeries basses, mal aérées et à sol humide, sont la principale cause de ces maladies articulaires qui coûtent tant d'agneaux à nos cultivateurs et qu'on appelle goutte. — Élever, aérer, sécher et soleiller la bergerie, tous les vingt ou trente jours en sortir le fumier, et quotidiennement en pourvoir le sol d'une abondante litière, tels sont les points essentiels de la meilleure recette tant préservative que curative ; l'important est de ne point attendre trop tard.

Le tétanos ou raide, encore assez fréquent chez le jeune agneau, reconnaît aussi pour cause assez co - mune la mauvaise stabulation ; les pluies froides, et surtout les plaies telles que morsures de chien et incisions nécessitées pour la castration : cette opéra- tion par arrachement des testicules, l'occasionne elle-même très-volontiers encore. — Tout agneau tétanique est un agneau perdu.

En donnant à la mère une ou deux rations quoti- diennes de carottes jaunes assaisonnées avec du son bien frais, en le tenant à demi-ration de four- rage, en fournissant au petit, durant que la brebis est aux champs, de l'eau blanchie à la farine d'orge avec une légère addition d'amidon, ainsi en deux jours, on arrête la diarrhée des jeunes élèves.

Le tournis est une autre affection, d'autant plus re- doutable qu'elle est incurable et fort difficile à con- jurer. D'après les naturalistes, elle est occasionnée par des œufs de vers solitaires que rendent les chiens dans leurs excréments, et que les jeunes agneaux avalent avec l'herbe qu'ils paissent. Il est donc sage de souvent administrer aux chiens de berger quei- ques doses vermifuges.

Aiguë (Maladie). — On appelle maladie aiguë toute

affection subite qui, à son apparition, occasionne fièvre manifeste et dérangement frappant dans les fonctions organiques, ainsi que dans les habitudes des animaux ; de plus, le pouls est dur, précipité, la bouche sèche, la peau chaude, les yeux rouges et toute la figure plus ou moins abattue ou surexcitée.

Les maladies qu'on appelle chroniques ne viennent que petit à petit ; souvent elles font suite aux maladies aiguës mal ou trop tard soignées.

On traite les premières par la saignée et les irritants à l'extérieur, et en même temps par les calmants, les adoucissants et les anodins à l'intérieur. —Les maladies chroniques, au contraire, réclament, outre des remèdes spécifiques à chacune d'elles, les toniques, les excitants à l'intérieur. — La diète est le traitement complémentaire des premières, un régime moins copieux, très-riche et à petites rations fractionnées, est de toute rationalité dans les secondes où la saignée est funeste et les révulsifs souvent inutiles.

Albugo. — Ainsi que l'indique son nom, l'albugo consiste dans une blancheur plus ou moins accentuée de la membrane transparente de l'œil. Toujours une offense extérieure en est la cause. Quand le point entaché est sans lésion, quand les organes intra-oculaires ne sont point ou que très-peu irrités, l'albugo est sans gravité sérieuse. Cette affection peut durer des semaines, même plusieurs mois. Sa résolution, quelquefois assez lente, ne s'effectue que petit à petit. Une saignée à la veine angulaire est un moyen héroïque au début de l'albugo; avec des lotions de mauves et de têtes de pavots, quand l'inflammation est intense, ou bien des décoctions de feuilles de plantain lorsque le mal ne consiste qu'en une simple irritation, promptement et toujours sûrement on arrive à un bon rétablissement. Mais quand l'œil finit par présenter des ulcères ou des végétations plus ou moins exubérantes, l'intervention du vétérinaire est nécessaire.

Allaitement. — Durant que le petit sujet est dans le ventre de sa mère, une certaine partie du sang de cette dernière se porte vers la matrice et de là au fœtus par des vaisseaux spéciaux. Quand le terme de la gestation est venu, cette même portion de sang cesse d'affluer à l'utérus et prend un autre cours vers les mamelles pour, d'une autre façon, continuer à nourrir le nouveau-né avec un aliment différent et devant arriver différemment dans son économie; cet aliment, c'est le lait que sécrètent les mamelles et qui provient du sang.

Poulain, veau, agneau, chevreau, sitôt qu'ils sont debout, c'est-à-dire après à peine une demi-heure à une heure de naissance, par instinct se dirigent vers le trayon qu'ils ne tardent pas à savoir trouver, prendre et sucer. — Quand par faiblesse le petit est hors d'état de pouvoir le saisir, traire la mère et en faire avaler le lait au jeune sujet est une recommandable pratique. Il est parfois utile, quand il est faible, de lui faire prendre quelques cuillerées de vin généreux tiède et sucré ou miellé pour éveiller ses forces. À ceux qui ne pèchent que par maladresse, on arrive promptement à faire prendre l'habitude de teter en leur approchant la bouche du pis de la mère et en leur en exprimant le lait sur la langue.

Durant les cinq ou six premiers jours de sa naissance, il est bon de laisser le petit teter en liberté; passé ce moment, à moins qu'elle ne soit vagante dans un herbage, tant pour la mère que pour lui, c'est une bonne pratique de régler les repas du nourrisson.

Il est dangereux pour la vache de la séparer tout à coup et définitivement de son veau, sitôt qu'il vient de naitre : la révolution de ses instincts maternels a souvent occasionné chez cette bête arrêt des purges ou lochies et interruption de la sécrétion lactée; alors le sang cessant d'affluer sur la glande mammaire dont les fonctions s'arrêtent, il se porte au cerveau et à la moelle épinière : de là, à n'en pas douter, ces para-

lysies quelquefois générales et subites, ces paraplé-
gies ou perte de forces de l'arrière-main avec extinc-
tion consécutive de toute démonstration affectueuse
qui, une ou deux heures plus tôt, se manifestait par
des meulements passionnés, des trépignements et
une surexcitation générale que tout à coup est venu
remplacer un coma hébété.

La qualité du lait dépend de la qualité de la nourriture : inutile donc de recommander une bonne alimentation pour les femelles nourrices, tout ce pro-
blème est résolu par l'expérience. Le lait le plus riche
de tous est sans contredit le lait d'ânesse : à preuve
des poulains médiocres ayant eu des ânesses pour
nourrices et qui sont devenus des chevaux meilleurs
que d'autres élèves primitivement de plus belle apparence et allaités par leur vraie mère.

C'est à tort qu'on tire pour le jeter ou pour le leur
faire boire à elles-mêmes, le premier lait des vaches ;
c'est pour le petit que la nature l'a fait, c'est au petit
qu'il doit revenir. Par ses propriétés purgatives, il
déblaye les intestins des nouveau-nés de la matière
excrémentitielle poisseuse qui les obstrue. — Que de
jeunes poulains meurent à leur deuxième ou troisième
jour par suite de défécation impossible ; c'est là un
point qui mérite sérieuse attention de la part de
l'éleveur. — C'est une recommandable pratique,

sitôt qu'elle a mis bas, d'enfermer chaque brebis avec son agneau dans une case spéciale ou *triquet*. Si elle est faible ou souffrante, on peut la soigner particulièrement; si son agneau languit, boit mal, les autres ne viennent point le frustrer du lait de sa mère qu'il peut teter à gré et à loisir! Si cette dernière aime peu sa progéniture, elle est forcée de s'y habituer et de lui témoigner de l'affection. Les triquets ne coûtent guère que la main d'œuvre du berger ; mille débris de bois divers, de planches qui se perdent en font parfaitement les frais.

Amaurose (Goutte sereine). — On nomme ainsi la paralysie des divers organes constituant l'œil. Les coups sur la tête, les grands refroidissements subits, les saignées trop copieuses, ainsi que les grandes hémorrhagies, en sont les causes les plus ordinaires.

Quant à son traitement, il est nul : par les frais qu'ils suscitent, par les opérations que leur cupidité ou leur ignorance conseillent, par les médicaments inutiles qu'ils prescrivent, les empiriques et les charlatans ne font que détériorer encore davantage les bêtes et augmenter la perte des propriétaires. Etudier les causes et les éviter, telles sont, jusqu'à science supérieure, les seules et honnètes prescriptions à faire.

Ampoules (Phlyctènes, vésicules, boutons). — On
appelle ampoules les élevures plus ou moins transparentes qui se manifestent à l'épiderme ou sur la
membrane qui tapisse la cavité buccale des animaux;
leur volume est variable, le liquide qu'elles contiennent est assez souvent contagieux. — Les phlyctènes
sont des pustules plus grandes et plus aplaties;
le liquide de ces dernières est plus corrosif que contagieux. La maladie connue sous le nom de cocotte
donne une idée des ampoules. On entend par boutons
des petites tumeurs plus ou moins nombreuses et
toujours fermes, qui assez souvent surgissent à la
peau des animaux; toujours du sang plus ou moins
pur en constitue l'essence primitive. Les vésicules
diffèrent des ampoules par leur volume généralement
moins considérable, par leur forme conique et principalement par les propriétés toujours contagieuses
du liquide qu'elles renferment.

Les ampoules et les phlyctènes étant des symptômes matériels d'affections spéciales, leur traitement est celui des maladies qu'elles expriment; dans
la cocotte ou stomatite aphtheuse de la vache et parfois de la brebis, la médication consiste, dès l'invasion du mal, à détruire avec des ciseaux tous les dé-
collements de la membrane de la langue et des gen-

cives, ainsi que des mamelles et du pourtour des onglons et à lotionner les plaies avec une dissolution de soixante grammes d'alun calciné dans six à huit cents grammes d'eau. A la dissolution alumineuse destinée aux aphthes de la langue on peut avec avantage ajouter une certaine quantité de miel. Pour régime, le son gras, le grain cuit, les racines cuites ou écrasées, de l'herbe fraiche et tendre, du fourrage haché et trempé, le tout administré à petites rations; de la sorte en cinq ou six jours tout est disparu.

Quand il y a décollement des onglons, il importe, pour éviter de plus grands désordres, d'exciser avec un instrument bien tranchant toute la partie de corne détachée, puis de lotionner la plaie avec une dissolution d'alun additionnée d'un peu de sulfate de cuivre. Pas d'appareils, pas d'enveloppes. — Propreté, lotions astringentes, rien de plus.

Le traitement des boutons est encore plus simple; une saignée proportionnelle à l'état du sujet, deux ou trois jours plus tard un séton sous le ventre, puis pendant une huitaine trente à quarante grammes de sel de nitre par jour. — Pourtant, il peut advenir que les boutons ne soient pas de nature toujours aussi bénigne. Si de la tristesse, du manque d'appétit, du jetage par les naseaux ou tout autre signe plus ou moins alarmant se manifestait, il importerait d'aller sans retard à des lumières supérieures.

« *Il est moins coûteux de faire visiter un animal indisposé, que de faire soigner un animal tout à fait malade.* »

Les vésicules du cowpox, celles du claveau, ne demandent aucun traitement spécial autre que celui des maladies dont elles sont le signe.

Analeptiques. — On qualifie ainsi les aliments et les remèdes ayant la propriété de relever, de rétablir les forces amoindries : ainsi l'avoine, les fourrages de prairies hautes, ainsi le vin, le cidre, la forte bière et comme substances médicamenteuses, le quinquina, la gentiane, l'aunée, les baies de genièvre que l'on réduit en poudre et qu'on fait prendre à la dose de vingt à soixante grammes une heure avant chaque repas, soit dans une provende friande, si l'animal en veut bien, soit en les incorporant dans du miel ou un extrait tonique, tel que celui de gentiane ou de genièvre.

Les analeptiques stimulent toute l'économie en général et excitent plus particulièrement les fonctions digestives. Ils constituent la base du traitement médical des affections chroniques et de celles avec appauvrissement du sang. — La rouille de fer, à la dose de huit à dix grammes par jour est encore un puissant agent recommandable.

Anasarque. — L'anasarque ou cachexie aqueuse, ou pourriture, consiste dans une hydropisie de tous les tissus organiques. — La chair des animaux qui en sont affectés parait bouffie ; elle est pâle et molle. Cette maladie toujours très-grave, est encore assez commune chez la vache et beaucoup plus rare chez le cheval, mais de tous les animaux domestiques le mouton est sa victime de prédilection.

On a de tout temps signalé comme cause de ce mal désastreux dans certaines contrées, les bergeries basses, humides, sans air et sans lumière, puis le régime insuffisant et de mauvaise qualité auquel sont soumis les troupeaux. Sans récuser l'influence de ces causes, tous les vétérinaires et les agronomes observateurs ont unanimement signalé les années pluvieuses et les pâturages humides, où les bêtes sont inconsidérément tenues plus ou moins exclusivement, comme y donnant principalement lieu (1).

La sorte de renoncule appelée douve par les bergers ne saurait occasionner la cachexie aqueuse, si

(1) En 1869 la cachexie a sévi terriblement sur les troupeaux soumis au trèfle incarnat qui avait cru dans l'humidité, et qui était administré toujours mouillé. — Des éleveurs de lapins ont subi les mêmes déplorables effets sous l'influence de la même cause.

on en croit des expériences faites sur des brebis dont
cette plante durant des mois entiers et consécutifs a
constitué impunément une bonne partie du régime ;
ce qui a sans doute donné lieu à cette foi erronée,
c'est l'excessive abondance de cette herbe dans les
terrains bas et marécageux. — Les pailles rouillées,
les fourrages moisis, les nuits humides passées au
parc, les eaux plus ou moins impures prises à ou-
trance après de longues privations en sont encore
autant de causes fort prédisposantes, sinon déterminantes.

Les symptômes essentiels et caractéristiques de la
pourriture sont, d'abord la pâleur de l'œil et de la membrane buccale. Au début l'appétit demeure assez bon,
les malades continuent à suivre le gros du troupeau ;
mais bientôt ils forment arrière-garde, deviennent
traînards quoique broutant encore assez convenablement. — Après sept à huit semaines de début manifeste, leur mâchoire inférieure et surtout la pointe
du menton gonfle au pâturage ; aux régions où la
peau est dépourvue de laine, son aspect est d'un pâle
lavé ; la bête s'essouffle immédiatement si on l'excite
un tant soit peu ; la saisit-on au jarret, elle ne fait
qu'une molle résistance et se laisse tomber si on
s'obstine à lui imprimer quelques mouvements, surtout en lui tenant la patte haut de terre ; de son côté,

la laine sans suint reste dans la main à la plus légère traction. Bientôt le mal marche avec rapidité et la diarrhée qui ne tarde pas à apparaître est l'avant-coureur de la mort toute prochaine.

A l'autopsie des bêtes cachectiques mortes ou sacrifiées aux dernières périodes du mal, la poitrine et surtout le ventre contiennent une immense quantité d'eau ; la membrane qui tapisse ces cavités et la chair des muscles intercostaux sont d'une pâleur de macération, les poumons sont d'un pâle lavé, la substance du cœur est sans la moindre fermeté, son aspect est rose au lieu d'être rouge foncé. Le sang colore à peine les doigts ; dans le vase, où on le laisse déposer, la partie aqueuse en représente plus des trois cinquièmes ; la portion qui se précipite au fond n'est qu'un faible caillot très-noir, sans consistance et qui ne tarde pas à se redissoudre, puis à se décomposer.

Mais de tous les caractères cadavériques de la pourriture, celui qui a principalement fixé les attentions dès les premières époques où l'on a observé les choses, fut la présence des douves dans le foie des animaux péris ou sacrifiés aux dernières périodes de la maladie. Leur nom dérive de la forme de leur corps, qui a certaine ressemblance avec la douve d'un tonneau. Effet de la maladie à son époque d'état, les douves en grandissant et se multipliant, doivent contribuer vers la fin, à augmenter encore ses progrès en ruinant aussi l'économie déjà en excessif épuisement; en un mot, elles deviennent *cause secondaire consécutive*, après avoir commencé à n'être que *simple effet* primitif.

Le traitement de l'anasarque, sauf rares exceptions, telles que chez certains sujets encore jeunes, primordialement bien organisés et robustes, jamais n'est suivi de résultats curatifs réellement durables. Quand donc tout un troupeau est infesté, le plus sage est de travailler à modérer les ravages du mal et à se défaire le plus tôt possible de tout le lot, sans pitié ni merci. L'avoine, le bon foin de prairies hautes, la bonne paille herbeuse et incomplétement dépouillée de tout son grain, l'eau rouillée et même arséniquée (à la dose d'un gramme d'acide arsénieux par jour et par dix bêtes), quelques branches de genièvre ou de sapin verts données à brouter, de la feuillée de saule ou de chêne, tels sont les éléments efficaces et peu coûteux au moyen desquels pourtant on peut arriver encore à un résultat convenable, quand le fléau n'a point fait de trop désastreux progrès.

Savoir les causes d'un mal, connaître les moyens de l'enrayer, c'est être à même d'en conjurer l'invasion.

Si la cachexie n'est point positivement héréditaire,

un fait que l'on ne saurait du moins révoquer en
doute, c'est la grande prédisposition des sujets issus
de père ou de mère pourris à devenir eux-mêmes cachectiques. Il importe donc de sérieusement interdire
la reproduction aux mâles comme aux femelles suspects de semblable affection.

Ane. — Baudet. — Mulet. — On appelle âne ce
bon et patient animal, cette utile bête du bon Dieu
qu'à force de travail excessif et épuisant, en même
temps qu'à force de privations, l'homme est venu à
bout d'abâtardir et de rabougrir; mais, grâce au ciel,
son tempérament de fer est à travers tout demeuré
inaltéré, malgré toutes les mauvaises circonstances
qu'il n'a cessé de subir depuis sa création. De somme
et de trait, l'âne est le vrai cheval du pauvre.

Le baudet est le même animal, avec cette seule
différence que, s'il n'est pas plus intelligemment gouverné, du moins on ne l'abandonne point autant au
hasard, et on y prend un peu plus garde. Plus grand,
plus fort, plus membré, plus fortement charpenté que
l'âne commun, le baudet ne sert exclusivement qu'à
la reproduction de son espèce et à la création des
mulets de grande stature (mulasse).

Si l'âne de travail est épuisé par excès de fatigue,
le baudet, sauf dans la saison de la monte, est usé
d'inertie. En nourrissant un peu mieux le premier et

le ménageant davantage, en exerçant un peu plus le second, on augmenterait la stature et la corpulence de l'un, et on rendrait l'autre plus coureux, en même temps la progéniture de ce dernier serait probablement moins délicate à élever.

On a dit que le chameau était la voiture du désert, on peut dire avec autant de justesse d'expression figurée, que le mulet est le chameau de la montagne.

Le pissement de sang est le fléau des jeunes muletons; d'après quelques expériences sérieusement faites, en donnant aux juments mulassières nourrices une provende quotidienne assaisonnée de tourteau, ou mieux encore de farine de lin, on amoindrirait singulièrement le chiffre des pertes, et on l'anéantirait presque en soumettant les élèves de premier âge au même régime préservatif. — Sobriété, longévité, force musculaire et santé inaltérable, telles sont les qualités précieuses qui de tout temps ont valu au mulet adulte la considération dont il n'a cessé de jouir à bon titre chez tous les peuples civilisés de toutes les époques même les plus reculées.

Anémie. — Défaut de sang, manque de sang. Cette maladie est assez rare chez les bêtes. Cependant on en observe encore quelques cas chez les très-vieilles vaches qui ont été grandes laitières, chez certains chevaux d'âge et surtout chez des sujets de trois à cinq ans dont les meules fonctionnent mal. Les saignées fréquentes, intempestives et trop abondantes peuvent également rendre certains sujets anémiques. Le vin, le cidre qui stimulent et raniment les organes, des rations plus multiples qu'abondantes d'aliments riches en principes assimilables, de bons et fréquents pansages, de légères promenades en bon air et au soleil, sont les points principaux de la recette à laquelle doivent être soumis les bêtes anémiques. L'anémie est un certificat d'apathie du maître, ainsi que de paresse des préposés à la gouverne des animaux et souvent de la stupide ignorance des uns et des autres.

Anévrisme. — On donne le nom d'anévrisme à la dilatation du cœur ou des gros troncs vasculaires qui s'en échappent pour transporter le sang aux diverses régions du corps qu'il doit alimenter. La distension des fibres tantôt seulement des appendices de l'organe central de la circulation, tantôt de la cavité gauche de cet organe, tantôt de la crosse aortique, et quelquefois de tous ces points à la fois, constitue l'essence de cette affection incurable et énormément préjudiciable à l'intensité et à la durée de service des animaux. Les efforts violents en sont la cause vraisemblablement la plus fréquente. Les chevaux de

course, les braves tireurs, les bons chevaux brutali-
sés et mal conduits y sont principalement sujets.

La nature d'un pareil mal explique péremptoirement son incurabilité; heureusement les cas en
sont assez rares chez les animaux domestiques. L'essoufflement, les mouvements précipités et un bruit
tumultueux du cœur, l'impossibilité des moindres
efforts un peu intenses et soutenus en sont les signes que confirme l'application de l'oreille à l'un
comme à l'autre côté de la poitrine, mais notamment en arrière du coude gauche.

Angine. — Ce mot dérive du latin, et veut dire étran-
glement, suffoquement. L'angine consiste dans une
plus ou moins violente inflammation de l'origine, tantôt
du conduit aérien, tantôt du conduit œsophagien, et
assez communément de ces deux pavillons à la fois,
ce qui augmente le danger de la situation; les jeunes
chevaux y sont plus sujets que les vieux. Chez ceux
qui ont du sang, de la race, le mal de gorge est plus
dangereux que chez les sujets plus communs. Les refroidissements, les eaux provenant de neiges fondues
humées à grandes gorgées dans les mares glacées
par les animaux sortant d'écuries trop chaudes sont
les principaux chefs auxquels s'en rattachent les
principales causes. La sensibilité de toute la région
sous-auriculaire, la difficulté de mouvoir la tête sur

son point d'attache avec l'encolure, le jetage de mucus ou morve par les naseaux, quand l'angine est simple, le rejet par les naseaux de matières alimentaires, quand les organes de la déglutition participent au mal, la tête abattue, l'œil triste et souvent chassieux, une respiration plus ou moins râleuse sont les principaux signes accusateurs de la maladie.

Toutes les affections des voies respiratoires étant toujours plus ou moins contagieuses, ce qu'il importe de faire d'abord, c'est avant tout de séparer le sujet malade d'avec ses camarades en santé.

Une écurie à la fois chaude et bien aérée, une bonne et ample couverture fixée par deux sangles tout autour du corps, une abondante litière dans laquelle les membres du malade soient comme enfouis jusqu'au-dessus des genoux et des jarrets, deux ou trois bons pansages à la brosse et au bouchon doivent constituer la première partie immédiate du traitement. Un kilo de miel de bonne qualité ordinaire, épaissi avec de la poudre de réglisse et rendu anodin, par cinq ou six grammes de laudanum, autant de poudre d'aconit, plus cent grammes de sulfate de soude et trente de nitrate de potasse, le tout administré quotidiennement en cinq ou six fois, le plus souvent ne tarde pas à promptement amoindrir le mal. Que si pourtant les symptômes persistent ou semblent s'aggraver, en frictionnant l'extérieur de la gorge deux ou trois fois par jour avec cinq à six grammes de teinture d'opium ou d'extrait de belladone, puis en couvrant la même région d'un bon cataplasme de farine de lin, bien chaud et bien maintenu en contact intime avec la peau, rarement le mieux tarde à se manifester. Souvent aussi on triomphe de ce genre d'affection en appliquant dès son début un fort sinapisme ou un bon vésicatoire sous le pourtour de la gorge, et même parfois un séton de chaque côté du sommet de l'encolure.

Quand, malgré tous ces moyens, l'indisposition continue sa marche et qu'elle paraît vouloir prendre un caractère plus grave; quand une bave filante coule de la bouche, quand l'animal avale de plus en plus difficilement et que la respiration, de son côté, ne s'exécute pas mieux, sans plus tarder il importe d'appeler un vétérinaire.

Souvent des abcès à la région intermaxillaire et en arrière du contour de l'os de la mâchoire supérieure sont la conséquence de l'angine comme de la gourme. L'ouverture de ces foyers demande, à cause des vaisseaux et des nerfs faciles à offenser, une circonspection toute particulière dont le premier venu n'est point capable.

Peu commune chez le bœuf, très-rare chez la brebis, l'angine, après le cheval, attaque assez fréquemment, et par-dessus tous les autres animaux, le cochon, chez lequel elle affecte volontiers un caractère gangréneux. Au début du mal, chez la vache et le porc, un fort sinapisme d'abord, puis, vingt-quatre heures après, un bon vésicatoire sous la gorge, et en même temps des gargarismes mucilagineux miellés et aiguisés avec l'alun calciné, souvent donnent prompt et satisfaisant resultat.

Ankylose. — Tel est le terme par lequel, en chirurgie, on exprime la soudure de deux extrémités articulaires osseuses contiguës. L'ankylose est plutôt la terminaison très-fâcheuse d'une inflammation articulaire qu'une maladie proprement dite. L'ankylose complète est positivement réfractaire à tous les moyens curatifs employés; l'ankylose en développement est elle-même fort difficile à arrêter. Malheur au praticien qui n'a pas fait opposition par tous les moyens possibles aux premiers débuts du mal. Tout animal affligé d'ankylose tombe sans grande valeur désormais.

Les ouvertures articulaires, les fistules synoviales, le développement de tumeurs osseuses au pourtour des jointures osseuses, leur inflammation suraiguë par suite d'efforts violents ou de coups, en sont les causes

les plus fréquentes; par le repos immédiat et absolu,
par la diète, par les saignées, au moyen des diurétiques, des purgatifs salins, à grand renfort de douches
froides localement continuées au début pendant cinq
ou six jours consécutifs, il est rationnel de chercher
à dompter la première acuïté inflammatoire. Quand
le mal est arrivé à l'état subaigu, les astringents sont
avantageusement invoqués durant huit ou dix jours :
ainsi l'acétate de plomb, les dissolutions de sulfate de
fer, la lie de vin, les lotions aromatiques, etc., etc.
En troisième lieu, un mélange à poids égal d'iodure
de potassium, d'onguent mercuriel double et d'onguent chaud résolutif de Lebas, employés en frictions
biquotidiennes durant une douzaine de jours, puis,
si un complet mieux ne se manifeste, le feu en raies,
ou mieux en pointes, sont le dernier complément de
médication. Par cette méthode et ces moyens employés à temps, souvent on parvient à conjurer l'ankylose, et à remettre les animaux en état de continuer à rendre de bons et longs services ultérieurs.

Antiphlogistiques. — Saignée, bains, cataplasmes, médicaments anodins, en un mot tout ce qui
peut avantageusement combattre une inflammation,
est antiphlogistique. L'eau, par ses propriétés essentiellement émollientes, relâchantes et adoucissantes,
est l'antiphlogistique par excellence. Ainsi les bains,

les cataplasmes n'agissent guère que par l'eau dont ils saturent la région qu'ils couvrent. Cependant le mucilage de la mauve, le principe narcotique du pavot, de la morelle noire agissent en outre d'une autre manière toute spéciale; ils engourdissent momentanément la sensibilité des nerfs et conjurent l'abord fougueux du sang, appelé dans tous les points où leurs rameaux viennent à être surexcités par une irritation quelconque.

Antispasmodiques. — Toute substance tendant à amoindrir la contractilité fibrillaire est antispasmodique : ainsi, le camphre, l'éther, la valériane, l'assa fœtida, le belladone, etc., etc.; non-seulement ces substances agissent sur les nerfs, comme l'opium, mais encore elles ont la propriété d'atonifier les fibres musculaires.

Aphthes. — Petits ulcères superficiels qui viennent dans la bouche, au palais, aux gencives et surtout à la langue avec accompagnement de chaleur brûlante. Les jeunes sujets y sont plus exposés que les adultes; au moyen d'un pinceau bien doux en lotionnant les parties ulcérées avec une légère dissolution d'alun dans de l'eau de mauves additionnée d'oximel, on en triomphe promptement. En touchant les points rebelles avec un crayon de sulfate de cuivre, on en fait justice immédiate. La demi-diète, le barbottage nitré, un régime doux, de bons pansages, un travail léger, sont autant de compléments d'un traitement rationnel.

Les fourrages secs, poudreux, de basse qualité, les eaux vaseuses, les travaux excessifs, les grandes chaleurs occasionnent très-volontiers ce genre d'indisposition.

Aplombs. — Par ce mot les hommes de cheval entendent la convenable disposition relative des rayons inférieurs des membres : le cheval court jointé manque d'aplombs, le cheval long jointé manque d'aplombs, celui arqué, brassicourt, crochu, bouleté, manque encore d'aplombs, une ferrure vicieuse est susceptible de notablement et promptement fausser les aplombs nativement corrects d'un cheval; une ferrure méthodique de son côté assez volontiers réforme certains défauts de nature et certains vices acquis; les aplombs sont des garants sinon toujours infaillibles, du moins très-perspectifs de la solidité d'un animal. (*Voy*. FERRURE.)

Apoplexie. — Dans son sens étymologique, ce mot veut dire être frappé, être assommé jusqu'à privation de sentiment. L'apoplexie, plus vulgairement appelée coup de sang, est une conséquence de la pléthore. Les animaux, jeunes, gras, fortement nourris aux pois, aux féverolles, au trèfle, à la bourgogne, à la luzerne, y sont plus sujets que ceux en médiocre condition, tenus à rations plus avares en même temps que moins substantielles, et dont un service plus pénible use davantage le sang, — la transition d'une chiche alimentation à de copieuses rations de fourrages trop richement nourrissants est parfois cause d'apoplexies désastreuses en de certaines contrées, telles qu'en Sologne et en Beauce. Sous la forme de sang de rate et de charbon, ce genre d'affections dépeuple des villages, quelquefois presque des cantons entiers. Avec de plus abondantes provisions de meilleure qualité pour l'hiver et des bergers plus intelligents, le cultivateur Solognot ne tarderait pas à conjurer ses pertes décourageantes et ruineuses; en Beauce avec une ou deux rations de racines diverses par jour depuis novembre jusqu'à avril, on arrêterait promptemeut le charbon qui annuellement coûte tant de menu bétail et de vaches qui communiquent, à n'en point douter, leur mal aux solipèdes. Avec des bergeries mieux éclairées et plus aérées, avec des étables elles-mêmes mieux conditionnées, sous peu cette riche contrée aurait oublié son fléau annuel dont le souvenir et le nom ne seraient plus bientôt qu'un mythe.

Par un régime sagement réglé on prévient presque toujours et infailliblement l'apoplexie; en ne re-

mettant point trop promptement en bonne condition
les sujets accidentellement devenus malheureux ou
achetés souffrants de régime, on les préserve de
tous accidents fâcheux occasionnés par la pléthore
subite. En observant son bétail, en saignant les sujets
en état d'enbonpoint excessif, en amoindrissant leurs
rations, on les met à l'abri de toutes mauvaises
éventualités. L'eau bien pure un peu vinaigrée, tantôt
légèrement ferrée, de temps en temps chargée de
quelques centigrammes d'acide arsenieux par tête
de menu bétail, serait une recommandable pratique
adjuvante. L'apoplexie, le sang de rate ainsi que le
charbon constituant des affections presque toujours
infailliblement funestes quoi qu'on fasse; c'est donc
ici, le cas de dire avec le grand épizootiste, Vicq-
d'Azir : *s'évertuer à préserver vaut mieux que travailler
à guérir.*

Des saignées moins copieuses et répétées de demi-
heure en demi-heure sont plus avantageuses aux
apoplectiques, qu'une grande déplétion subite et
opérée sans interruption; il importe, quelle que soit
l'urgence supposée, de ne jamais soustraire à un
animal au delà du tiers de sa quantité normale de
sang. Un bœuf en condition ordinaire de boucherie et du poids de trois cents kilogrammes n'a
guère que quinze kilogrammes de sang, ou cinq

litres par cinquante kilogrammes de son poids de viande. C'est là une règle pratique digne de recommandation. Il est d'observation que les animaux maigres ont un grand sixième plus de sang que les animaux gras. Si ces derniers sont plus sujets à l'apoplexie, on ne peut vraisemblablement l'attribuer qu'à la circulation gênée chez eux par la compression des masses graisseuses sur les gros troncs vasculaires, par la plus grande plasticité de leur sang et sans doute aussi par le manque d'excitation nerveuse sur leurs organes de circulation.

Le sel donné à petites doses contribue à la liquéfaction du sang, en excitant les animaux à boire davantage ; d'un autre côté, il stimule toute l'économie et par-dessus tout les nerfs alanguis, si on en juge par la gaieté et la vivacité supérieures des bêtes qui en font usage.

Des frictions sur les extrémités avec de l'ammoniaque, avec de l'essence de térébenthine, des sinapismes aux mêmes régions en excitant et ranimant la circulation sont de rationnels moyens ; des purgations au sulfate de potasse et de soude à la dose de cent cinquante à deux ou trois cents grammes administrés en breuvages sont encore de recommandables aux iliaires dans la conjoncture ; des frictions sèches vigoureusement et longuement faites par deux relais d'hommes, ne sont pas sans valeur non plus.

Apparier, — Appariement, sont synonymes d'assortir, assortiment. L'art de choisir des reproducteurs qui se conviennent pour donner de bons rejetons n'est pas le point le moins important de la profession d'éleveur; que de bons étalons, que de bonnes juments individuellement envisagés engendrent mal ensemble! La dissimilitude d'idiosyncrasie, c'est-à-dire la disparité de tempérament est la principale cause des mauvais résultats qui viennent si souvent décevoir le zootechnicien inexpérient.

Suivant les physiologistes et les praticiens, il importe essentiellement de ne point allier ensemble des sujets de race non plus que de climats trop disparates; également il doit y avoir dans la construction du mâle et de la femelle une certaine analogie sympathique. Un fait contrôlé par l'expérience, c'est que les animaux du midi s'habituent mieux au climat septentrional, que ceux du nord à la température du sud, et pareillement que les étalons du sud fécondent plus sûrement les juments du nord et engendrent de meilleurs produits avec elles, que les mâles du nord avec des femelles méridionales; de là pourtant il ne faut pas inférer, qu'il est indispensable de mêler toujours et invariablement les sangs de climats opposés. Dieu a fait les êtres, les climats ont fait les races, la vraie part de l'homme doit consister à entretenir et autant qu'il le pourra à améliorer les sujets de sa contrée par de sages sélections d'abord, ensuite par des croisements circonspects et les meilleures conditions possibles de régime, de stabulation et de travail approprié à la nature, à la force physique, ainsi qu'à l'âge de ses élèves divers.

Appareiller, — Appareillement. On apparie les animaux pour la reproduction, on les appareille pour le travail. Si l'appariement importe à la procréation de bons sujets, l'appareillement ne laisse pas non plus que de mériter l'attention de ceux qui tiennent à la durée de leurs bêtes et qui veulent en tirer un bon et long service. Je ne connais guère de mauvais chevaux, disait un connaisseur, mais je connais beaucoup de mauvais conducteurs; l'appareillement d'une attelée, la mise de chaque bête à sa place convenable, font partie indispensablement intégrante du talent d'un vrai bon charretier ou cocher.

La taille, la force, le tempérament et par-dessus tout les similitudes d'allures sont les points les plus importants à réunir; malheureusement on s'occupe généralement trop de la parité de robe; l'unique avantage de l'assortiment du pelage, c'est que les animaux entrent plus promptement en sympathie et s'aigrissent moins volontiers les uns contre les autres.

Appétit. — On ne doit point confondre l'appétit avec la faim; en hygiène vétérinaire on entend par appétit la franche tendance des animaux à rechercher les aliments et leur aptitude à les bien et avantageusement digérer. Certains animaux se rencontrent qui ont faim et qui mangent assez, mais auxquels la nourriture ne profite point.

L'appétit comme la faim peuvent être languissants ou exagérés. Un cheval de culture, de bon tempérament, de bonne nature comme on dit vulgairement, tant en foin qu'en avoine, doit pouvoir facilement consommer trois kilos huit cents grammes de nourriture par jour, par cent kilos de son poids vif et avec semblable ration faire bon service et se maintenir en bon état. Tout animal qui dépense beaucoup moins ne dépense point assez, tout animal auquel pareil régime est insuffisant n'est point en condition normale. Si le manque d'appétit tient à une délicatesse de tempérament, rien ne saurait y apporter une heureuse modification ; les affections vermineuses souvent portent les animaux à dévorer, sans prendre d'enbonpoint, des rations triples et quadruples ; certaines affections chroniques des intestins, telle que la boulimie (1), donnent pareils résultats.

Le sel, le poivre, l'assa fœtida, la gentiane, le genièvre en extrait ou en poudre réveillent l'appétit ; les purgatifs salins ou résineux à petites doses de temps en temps interrompues et secondées par un régime analeptique assez volontiers remettent les fonctions digestives en activité. Dans la boulimie les bouches absorbantes des vaisseaux destinés à pomper le suc des aliments, sont-elles paralysées, les absorptions sont-elles nulles ? Un fait certain, c'est que *tous* les boulimiques, *tout* en se fatiguant la mâchoire à triturer trois et même quatre rations, finissent toujours par mourir d'inanition.

Arqué-brassicourt. — Tous les poulains naissent avec les genoux plus ou moins pliés en avant. Ceux qui conservent à plus ou moins haut degré ce vice de conformation, sont dits *brassicourts* ; on appelle *arqués* les sujets dont les membres antérieurs ont perdu la direction perpendiculaire de leurs rayons inférieurs par suite de longues fatigues ou d'efforts pénibles et incessants. Chose assez singulière, on voit moins de chevaux brassicourts avec les genoux

(1) Faim de bœuf, — faim à manger un bœuf. — Dans cette maladie les intestins ne soutirent point la matière assimilable contenue dans les aliments.

tarés par suite de chutes, que de chevaux à aplombs corrects.

L'ablation de la sole, de la fourchette, des arcs-boutants, l'ajusture des fers jusqu'à l'extrémité de leurs éponges détériorent et usent les membres des chevaux plus que toutes les autres causes réunies. Les bleimes, le resserrement des talons, leur encastelure qui sont la conséquence primitive de ces vicieuses habitudes, à leur tour occasionnent les molettes et les nerférures que contractent les animaux portés par instinct de conservation à s'appuyer le plus possible sur la pince, pour ménager la portion postérieure de leur pied endolori. Le feu appliqué sur ces nerférures consécutives fait autant de mal qu'un simple ferrage méthodique ferait de bien. Abattre les talons d'un cheval arqué, lui appliquer des fers à pince plus ou moins prolongée et relevée, c'est aggraver sa position, c'est le perdre tout à fait. Une ferrure rationnelle, des onctions calmantes et anodines sur l'engorgement tendineux, un travail très-léger ou mieux la pâture en liberté à pieds nus dans une prairie humide et même marécageuse, rétablissent autant de bêtes que toutes les médications compliquées et coûteuses en achèvent et en envoient chez l'équarrisseur.

Arthrite. — Si l'arthrite goutteuse est fort rare ou

même presque inconnue chez les grands animaux adultes, l'inflammation des articulations ne laisse pas que de s'y rencontrer assez fréquemment : les efforts, les refroidissements locaux et généraux, les écuries, étables et bergeries à sol frais et humide, les herbages mal égouttés où le gros bétail passe ses nuits, les champs nouvellement labourés sur lesquels couchent les menus troupeaux, sont autant de causes de cette affection excessivement douloureuse et souvent de la plus haute gravité. L'arthrite souvent est une conséquence de la gourme chez certains jeunes poulains.

Une étable sèche, chaude, bien aérée et pourvue d'une abondante litière, est le premier article de la recette à mettre en pratique ; ensuite bonne couverture de laine, pansages fréquents, demi-ration, barbottage à discrétion additionné tantôt de cinquante à cent grammes de sulfate de soude, tantôt de vingt à trente grammes de sel de nitre. Si une fièvre intense existe, une ou deux petites saignées sont de toute rationalité. Les cataplasmes, les onctions ou frictions anodines sur les régions malades rigoureusement et continuellement tenues chaudement enveloppées, constituent le début médical du traitement à suivre jusqu'à manifeste modération du mal. Une ou deux petites promenades au soleil et sur un terrain doux ne peuvent que faire beaucoup de bien. Vient ensuite le rôle des révulsifs et des résolutifs, tels que les vésicatoires, les mercuriaux, les iodurés et le feu s'il est nécessaire.

Asphyxie. — Ce mot étymologiquement signifie, cessation de la circulation ; mais généralement on se figure qu'il veut dire, suspension ou même arrêt de la respiration. Quoi qu'il en soit, ces deux fonctions vitales sont si intimement liées ensemble, que semblable impropriété de terme n'en est pas moins admise comme expression exacte, même par la physiologie. On distingue différentes asphyxies : asphyxie par strangulation, asphyxie par submersion, asphyxie par simple manque d'air, asphyxie par des gaz non respirables, asphyxie par la fumée en cas d'incendie, etc., etc. Un autre genre d'asphyxie encore assez commun c'est celui occasionné par l'ignorance et la maladresse de certains maréchaux et de la plupart des empiriques qui, pour contraindre les animaux à avaler un breuvage, leur saisissent la langue, puis le leur ingurgitent à grands flots. — Ici le liquide, même le plus inoffensif et le moins irritant, avant de tomber sur les poumons, arrive sur le larynx qu'il stimule, dont il détermine de violentes contractions et consécutivement des quintes de toux plus ou moins promptement mortelles.

Quand l'asphyxie par manque d'air reconnaît pour cause un gonflement inflammatoire de la gorge ou une lésion quelconque à la région supérieure des voies respiratoires, l'intervention du vétérinaire pour trachéotomiser immédiatement le malade, est à implorer le plus promptement possible.

En cas d'asphyxie par gaz inrespirables ou délétères, ou par fumée d'incendie, les deux premiers remèdes à employer sont : l'exposition de l'animal à bon air et plusieurs petites saignées moins abondantes et plus répétées à courts intervalles.

Que de pauvres animaux sont asphyxiés petit à petit faute d'air et à la fois par des gaz méphitiques dans leur habitacle, vrai cachot où leur santé s'altère, où leur vie s'abrége et petit à petit s'éteint : exemple, les chevaux de régiments que ravagent ruineusement la morve, le farcin et les diverses maladies de poitrine; exemple, les vaches et les brebis dont l'enzootique phthisie tuberculeuse a sa principale origine dans les étables et bergeries étouffées de presque toutes nos fermes.

Assainissement. — Amélioration des conditions hygiéniques dans un pays, dans une localité, dans une habitation particulière. Les canalisations, les déboisements partiels assainissent les vallées humides où les arbres s'opposent à la libre circulation et au renouvellement de l'air. Le drainage assainit un domaine, une ferme ; des ouvertures en tout orientement assainissent un appartement, une étable, en en permettant le libre accès à l'air, à la lumière et aux rayons du soleil.

Les badigeonnages à l'eau chargée de chlorure de chaux assainissent et purifient les écuries précédemment occupées par des chevaux morveux, les étables où des vaches ont péri de typhus, de péripneumonie, de charbon, etc., etc., les bergeries antérieurement habitées par des troupeaux claveleux. — Les aspersions à l'eau de chaux additionnée d'un peu d'essence de térébenthine détruisent les miasmes et chassent toutes espèces de vermines des locaux destinés aux animaux divers, ainsi que des pigeonniers et poulaillers où les oiseaux de basse cour ne tardent point à se rapatrier, et où sous tous rapports ils redoublent de profit.

Assaisonnement. — Ainsi on définit l'action de préparer les aliments.

On a dit, et à juste titre, que la variation du régime alimentaire était une puissante source de santé, un grand moyen d'améliorer le bétail ; à non moins juste titre on pourrait en dire autant de la condimentation ou assaisonnement de ses rations. Si les sages sélections et croisements, si la riche et copieuse alimentation première des élèves d'Outre-Manche, si le bon régime et toutes les bonnes conditions dont on entoure les animaux adultes en Grande-Bretagne, ont contribué à augmenter la richesse vivante de cette contrée modèle, de son côté la bonne habitude que de temps immémorial ont les Anglais de préparer et d'assaisonner les denrées alimentaires destinées au bétail, n'ont pas peu contribué non plus à mettre leur pays au premier rang dans l'art zootechnique.

Grâce au hache-paille, grâce au dépulpeur ou machine à réduire les racines fraîches en pâte, il n'est désormais paille si maigre, il n'est foin si pauvre que les bestiaux de rente et même de travail ne mangent avec plaisir et avec profit, surtout quand on les a assaisonnés avec une certaine dose de sel et un peu de son. — En Angleterre où on prépare et on condimente les rations des bestiaux un ou deux jours à l'avance et où l'on ne donne presque rien qui n'ait subi une certaine fermentation, avec la paille, le fourrage, les racines et la mouture que nous consacrons à dix bêtes tenues en conditions ordinaires, on entretient douze à treize têtes de pareil bétail infiniment plus frais, plus beau et plus productif. Combien ont tort et raisonnent faux nos fermiers français, quand ils disent que la paille mangée par les animaux est perdue pour les terres.

Assujettir. — Quand on compare la force de nos grands animaux à celle de l'homme, on ne peut s'empêcher de reconnaître l'immense supériorité d'intelligence qui distingue ces deux classes d'êtres primitivement indépendants les uns des autres. Le taureau, et même les animaux inférieurs, malgré la date immémoriale de leur asservissement, n'ont pas encore perdu, et probablement ne perdront jamais tous leurs instincts natifs de liberté primitive. Pour continuer à les dominer, à les tenir soumis, leur maître a donc continuellement besoin d'invoquer les moyens traditionnels de contrainte, et même d'en créer d'autres ou d'en substituer de nouveaux aux anciens. Mais c'est principalement dans leurs rapports au point de vue médical et opératoire que le propriétaire et le vétérinaire ont besoin de sagement étudier tous les différents moyens de maîtriser d'aussi puissants êtres et de neutraliser leur force.

En bouchant les yeux du cheval au moyen d'un sac ou de tout autre voile bien fixé à son chevêtre, en lui appliquant un bon tornez (*en corde plutôt qu'en cuir*), en lui mettant un trousse-pied, c'est-à-dire en le privant de tout appui sur l'un de ses membres qu'on juge le plus à propos, on peut lui faire subir toute espèce d'opération rentrant dans le ressort du fermier ou du propriétaire et du maréchal :

ainsi on le saigne, on lui établit un séton, on explore les régions que l'on suppose malades ou offensées, en un mot, partout on peut le palper impunément; néanmoins, certains ont de telles ressources instinctives, que si on ne prenait en outre les plus grandes précautions en les manipulant, on pourrait souvent tomber victime de leurs moyens imprévus de défense.

Un point essentiel quand on veut faire subir à un animal une opération quelconque, c'est d'employer une puissance de moyens aussi sûre que possible, de lui enlever toute possibilité de résistance, en un mot de dompter en lui tout sentiment de rébellion, de lui enlever net toute conscience qu'il peut se soustraire à ce qu'on veut lui faire endurer : les demi-moyens agacent, irritent, aigrissent et, fort souvent, rendent les animaux méchants; en les attaquant avec tous les engins nécessaires, ils cèdent de suite, ils se résignent et oublient l'angoisse sitôt qu'elle est passée.

Eu égard à son manque de connaissances anatomiques, tout propriétaire sage doit, autant que possible, s'abstenir de toute opération un tant soit peu grave; il ne doit viser à d'autre science qu'à celle de prévenir les maladies et de les arrêter à leur début.

Astringents. Les médicaments astringents ont la propriété de resserrer les tissus et d'entraver, sinon

toujours d'arrêter complétement l'écoulement des liquides qui circulent dans les organes ou qui les imprégnent. Ce sont les astringents auxquels on a recours dans les hémorrhagies autres que par les gros
vaisseaux, dans les suintements que l'on veut supprimer et même dans les épanchements et tumeurs
sanguines consécutives aux violences, aux contusions ;
dans les tiraillements articulaires, dans les entorses,
cette classe de médicaments méthodiquement appliqués produit encore des effets merveilleux, elle arrête l'afflux du sang et des divers liquides, elle conjure l'inflammation des régions lésées.

Les astringents s'emploient plus souvent à l'extérieur, plus rarement à l'intérieur, où, parfois aussi,
leur action est héroïque pourtant.

A la température de cinq à huit degrés au-dessus
de zéro, surtout sous forme de glace ou de neige,
l'eau est pour l'usage extérieur un astringent aussi
actif que peu cher. Le sulfate de fer ou couperose
verte est avantageusement employé avec l'argile délayée pour combattre la fourbure du cheval et les
étonnements de sabot ; à la dose de cinq à quinze
grammes dans du son ou du barbottage, ce sel arrête en peu de temps la diarrhée des animaux vi-
dars et grands buveurs ; à ces derniers, il importe
en outre de régler la boisson. L'alun, qui ne s'em-

ploie jamais à l'intérieur, est encore un astringent ;
mais il est moins usité que la couperose. — Le sulfate de zinc ou couperose blanche est aussi une
substance assez communément employée dans les
mêmes circonstances que les précédentes ; jamais on
ne l'emploie à l'intérieur, où il agirait comme poison ; à la dose de quelques centigrammes en dissolution dans de l'eau de pluie, l'alun est souvent usité
pour les affections ulcéreuses ou purulentes des yeux.
— L'acétate de plomb, ou extrait de saturne, est
l'astringent le plus connu et le plus usité de tous, même
à petite dose ; intérieurement il est poison. L'écorce
de chêne et la noix de galle réduite en farine sont
d'excellents astringents tant extérieurs qu'intérieurs.

Atteintes. — Les chevaux de troupe dans les manœuvres, les chevaux de charrue en tournant au bout
des champs, ceux de marchands en jouant ou se
battant dans les accouples, souvent se blessent à la
naissance de l'ongle, au talon surtout ; on nomme
atteintes ces sortes de contusions. On les dit simples quand elles ne sont que superficielles et compliquées, lorsque les tissus sous-cornés ou sous-cutanés
de la région offensée sont eux-mêmes intéressés.

Exciser les bavures, appliquer quelques cataplasmes, s'il y a boiterie, puis amincir préalablement la corne tout autour du point malade, ainsi et

sans plus, généralement on met de suite ordre aux choses. Quand l'atteinte était peu sensible, qu'elle laissait suinter une matière mi-ichoreuse, mi-purulente, les anciens rouliers et postillons d'autrefois en faisaient prompte et bonne justice en la recouvrant d'un mélange de poudre de chasse et de poudre de soufre qu'ils embrasaient; après un ou deux semblables pansements, trois au plus, ils appliquaient par dessus un peu de cambouis de roue ou de graisse consistante et tout était dit et fini.

Souvent, quand on les néglige, les atteintes dégénèrent en ulcères, d'autres fois elles se convertissent en javart cartilagineux. Dans le premier cas, panser avec un peu d'eau de Rabel, de l'alun calciné, du sulfate de cuivre en poudre appliqués une ou deux fois par jour; l'huile pyrogénée végétale pure ou associée à partie égale d'essence de térébenthine est encore ici un puissant siccatif. Lorsqu'un javart cartilagineux est positivement déclaré, qu'une ou plusieurs fistules et de la suppuration l'accusent, l'intervention du vétérinaire est indispensable.

Avoine. — Bien qu'il ne soit point positivement granivore, le cheval néanmoins, pour répondre à nos vues actuelles, ne saurait se passer de ce grain auquel nous l'avons habitué en l'asservissant. « Point d'avoine, point de chevaux. » Il y a longtemps, disaient les anciens écuyers, — pas d'avoine pas de chevaux, dit aujourd'hui tout le monde, que les chemins de fer ont habitué à voyager et à voyager vite.

Malheureusement la culture de l'avoine ne se fait point assez en grand ! malheureusement les éleveurs ne donnent ni assez tôt, ni assez abondamment d'avoine à leurs poulains ! malheureusement en France, éleveurs, cultivateurs, entrepreneurs d'administrations de voitures à chevaux, enfin malheureusement tout le monde par routine donne trop de foin et pas assez d'avoine.

Qu'on fasse à chaque bête son budget de dépense, que l'avoine y figure pour les deux tiers, le son, le foin et la paille pour le reste, et on ne tardera pas, sans plus de frais, à avoir en France d'aussi bons et aussi rapides services qu'en Angleterre, enfin à avoir des chevaux traînant plus lourd, courant aussi vite et durant aussi longtemps que les chevaux d'au delà du détroit. L'avoine fait les bonnes races, elle affine le sang, elle avive le tempérament, elle donne la force, la vigueur et la longévité.

Une autre faute que commettent encore nos cultivateurs, pour avoir plus de rendement, c'est de laisser trop longtemps l'avoine en brin sur terre. Si quelques jours de javelage sous la rosée facilitent le battage, achèvent la formation et le perfectionnement du grain, son séjour trop long sur le champ fait perdre en qualité plus qu'on ne gagne en quantité.

Avortement. — La nature a assigné aux femelles de chaque ordre et classe, son époque de délivrance. Quand une jument, une vache, une brebis ou toute autre bête met bas avant son terme dévolu, on dit qu'elle avorte. Rarement chez nos animaux les avortons vivent, et quand le fait a parfois lieu, c'est un malheur de plus.

Les causes de l'avortement méritent la plus sérieuse étude. Elles dépendent des animaux, du logement, du régime, du travail, de certaines circonstances atmosphériques enfin, et bien qu'on en ait dit, de la contagion; ainsi, l'excessive maigreur de la mère, par le manque de la dose et de la richesse du sang nécessaire au fœtus ou petit sujet en édification dans son ventre, ainsi son excessif embonpoint par la gêne, la compression que le tissu adipeux opère sur les vaisseaux nourriciers de sa matrice. — Le trop bon tempérament des bêtes ne faisant que pour elles, en un mot produisant plus de graisse que de sang (le produit de conception chez elles manque de matériaux pour sa formation; c'est pourquoi les sujets sortant de femelles obèses sont généralement plus maigres et moins étoffés que ceux de bêtes en simple bonne condition ordinaire.) — L'excessive vivacité de la jument ou de la vache, les mouvements désordonnés auxquels elles se livrent. — La trop grande impressionabilité de leur caractère (colère, frayeur, etc.). — Les logements bas, frais, humides, sans air, sans lumière, sans espace suffisant et pourvus de portes trop étroites. — Les fourrages poudreux, moisis, qui occasionnent des quintes incessantes de toux et font un mauvais chyle; les rations tantôt excessivement exiguës, tantôt excessives, l'herbe gelée ou chargée de givre ou d'épais brouillard; l'eau, presque toujours glacée en hiver, souvent fade et vaseuse en été, et dont les bêtes prennent d'effrayantes ventrées pour étancher leur soif qu'en toute saison souvent on ne leur permet de satisfaire qu'une seule fois par jour; — les attelées trop longues, les efforts trop intenses et trop longtemps soutenus; — les averses froides, l'excessive chaleur, la surdose d'électricité dans l'air; — enfin la contagion : quand dans une étable une vache naturellement vêlée à terme ou avortée ne rend point son délivre ou arrière-faix et qu'on l'abandonne à elle-même parmi les autres, l'odeur infecte de ses lochies suffit pour mettre toute l'étable en condition d'avortement général. Plus devient grand le nombre de vaches indélivrées, plus devient puissante et officiente cette cause du mal : tel est l'avortement de contagion.

Souvent la vache en avortement se débarrasse toute seule; le plus souvent on trouve le matin son fœtus plus ou moins décomposé derrière la mère qui ne s'en occupe en aucune sorte et ne paraît nullement souffrante de ce qui vient d'avoir lieu.

Rarement une vache qui vient d'avorter passe trois semaines ou un mois sans redemander le taureau; il est bon de ne le lui donner qu'après une ou deux chaleurs, c'est-à-dire qu'après deux ou trois mois d'avortement, afin que l'organe ait eu le temps de se bien rétablir et que la fécondation suivante soit heureuse, ce qui n'a pas toujours lieu quand on écoute les premiers instincts génésiques de la femelle. Si la vache est la femelle qui avorte le plus volontiers, elle est généralement celle qui en général s'en ressent moins. La jument et la brebis, au contraire, presque toujours témoignent cet accident fâcheux par un mal-être et une maigreur qui durent souvent plusieurs grands mois.

B

Barbes. — arbillons. — Nom donné aux deux petits corps flottant au-dessus des conduits salivaires, à
droite et à gauche du frein de la langue. Quand pour
une cause quelconque un cheval semble manger et surtout boire moins bien que d'habitude, les maréchaux,
pour remédier à semblable indisposition, excisent ces
appendices inoffensifs. Cette absurde opération, insi-
gnifiante dans ses résultats primitifs, souvent occasionne ultérieurement des accidents sinon très-dan-
gereux, du moins fort nuisibles momentanément
aux animaux. Des fragments de fétus de paille ou de
foin et par-dessus tout des graines de brôme *ou herbes
grénées*, fort communes dans les vieilles luzernes,
quand les barbillons sont détruits, s'introduisent
dans les canaux salivaires qui ne sont plus défendus
et pénètrent jusqu'aux parotides où parfois ils dé-

terminent de graves et toujours douloureux désordres. Des abcès dans la bouche, dans la région sous-maxillaire et jusque sous les oreilles, souvent en sont les fâcheuses conséquences, et par les atroces douleurs qu'ils déterminent et par l'odeur infecte de la suppuration qui s'y accumule, font énormément souffrir et dépérir les animaux.

Fendre l'orifice du canal malade, ouvrir les collections purulentes quand elles sont mûres, calmer l'inflammation par des onctions et des cataplasmes émollients et anodins, durant toute l'acuïté du mal, soutenir les animaux avec de l'eau farineuse et un régime doux, ainsi le mal se calme et disparaît jusqu'à une nouvel effet de sa cause.

Barres. — Espace entre les premières molaires et les dernières incisives de la mâchoire inférieure des animaux du genre cheval. Les crochets des mâles sont implantés sur les barres; c'est sur les barres que le mors vient porter. On dit que les barres sont fines, quand elles sont impressionnables à la bride; qu'elles sont dures lorsque l'animal ne sent point le mors. Beaucoup de chevaux ne sont rétifs qu'à cause de la lourdeur de main de leur conducteur et de leur excessive sensibilité de bouche. Faire la bouche d'un cheval, c'est habituer cet animal à bien obéir au mors. Les chevaux qui ne sentent plus le mors et s'emportent, généralement n'ont pas eu la bouche bien faite ; la plupart de ces bêtes fort souvent doivent ce vice aux mauvais mors qu'on leur a fait porter et à la dureté ainsi qu'à l'inhabilité de la main qui les a primitivement conduits. On doit toujours commencer les jeunes chevaux avec un mors fort doux, tel que le mors allemand.

Bave. — Quand le liquide qui humecte toujours et plus ou moins abondamment la bouche ne s'échappe point des lèvres ou ne s'écoule qu'accidentellement au dehors, il conserve le nom de salive ; quand au contraire les animaux en rendent une surabondance et qu'elle est viqueuse, elle prend le nom de bave. La bave est un mélange de mucus ou glaires sécrétées par les glandes buccales et salivaires ; le bavage est toujours un signe d'indisposition ou de maladie.

Battement. — Battement de flancs, battement de cœur. Quand au moindre exercice un animal s'essouffle, s'arrête et bat des flancs, c'est le signe d'une grave affection organique intérieure : ou les poumons ou le cœur, ou l'un ou l'autre des appendices de sa cavité droite ou bien de sa cavité gauche, ou même un fort tronc vasculaire sont dans un état anormal. Quand le battement de flanc est l'expression d'une affection organique du cœur ou de ses annexes, ou-

tre la vue du mouvement anormal, l'oreille elle-
même perçoit une espèce de bruit métallique ; on entend un bruit de souffle particulier, quand il consiste
dans une induration de poumon ou dans une dilatation d'un tronc vasculaire important.

Si le battement de flanc est occasionné par un vice
congénial (cas rare) ou acquis des poumons (cas
assez fréquent), en appliquant l'oreille contre la poitrine sur les parois costales, avec un peu d'habitude
on parvient vite à savoir spécifier le mal; mais, pour
arriver à cette science, il est indispensable d'être
anatomiste et physiologiste, c'est-à-dire vétérinaire
ou médecin.

Anévrysme du cœur, anévrysme de ses oreillettes,
ou d'un tronc important, cavernes ou emphysème
pulmonaire, c'est-à-dire extravasement d'air dans cet
organe, dans tous ces cas divers, tout traitement est
totalement inutile. L'ignorance et la cupidité seules
peuvent conseiller et entreprendre un traitement;
tout est inutile, l'animal est perdu et à tout jamais
sans grande valeur.

Berger. — Bergerie. — La patience, l'activité et
l'intelligence sont les trois vertus *théologales* du berger. On a dit que pour être pasteur, il fallait être doué
d'une robuste constitution : l'exercice et le grand air
ne tardent point à donner cette précieuse valeur à

tout jeune novice quand il est nativement bien organisé; en outre, dans cette profession comme dans
toutes celles qui semblent exiger de grandes puissances physiques, adresse vaut mieux que force. De tout
temps et presque partout jusqu'ici, l'état de berger
et de pâtre n'a pas eu toute la considération qui lui
est due. Si, par erreur, on n'a presque jamais pré-
posé à la garde et à l'administration des troupeaux
que des femmes déclassées, que des enfants inutili-
sables à autre chose, ou que des hommes incapables
de faire des manouvriers ou des garçons de charrue,
c'est une faute regrettable; mais grâce à Dieu et grâce
à la sage sollicitude des amis de l'agriculture, de plus
en plus cet usage se périme, enfin s'ouvrent des écoles de bergers! Il n'y a pas de sots métiers, dit un
sage proverbe, il n'y a que de sottes gens ; il n'y a
de vraiment méprisable, a dit Bourgelat, que l'homme
vain, ignorant ou inutile : or, les bergers étant utiles, convertissons leur ignorance en savoir et con-
sidérons les hommes selon leur mérite.

— Comme les habitacles des autres animaux, nos
bergeries laissent vraiment trop à désirer presque
partout. De tous les animaux que l'homme a asser-
vis, la brebis est celui auquel il faut le plus d'air. Si
le manque d'air n'en est point la cause essentielle,
un fait indéniable, c'est qu'il favorise singulièrement

la gale, la pourriture, les maladies de poitrine, ainsi
que toutes les affections graves auxquelles est sujet
le menu bétail. Air, soleil, lumière, planchers et
murailles propres, rateliers bien disposés, sol élevé
et sec, portes vastes, telles sont, en abrégé, les principales conditions hygiéniques d'une bonne bergerie.

Bégu. — Quand les incisives supérieures ne se
rencontrent pas très-exactement avec les incisives
inférieures, quand la substance dentaire est excessivement dure, comme il arrive chez les ânes, les mulets et les chevaux de haute race, la table de la dent,
sur laquelle on voit les années, use moins vite, alors
les animaux, nécessairement, paraissent plus jeunes
que leur âge réel; ces bêtes sont dites bègues. Un
moyen fort simple pour arriver à préciser le nombre
des années, est de réduire à l'œil l'excès de longueur
des dents et de s'en figurer la forme au point où devrait être arrivée l'usure normale, puis de lire
comme sur une dent ordinaire; ainsi on parvient,
plus ou moins approximativement, à dire juste.

Bézoard. — Mot arabe qui veut dire calcul intestinal. On a observé chez nous, que les chevaux de
meunier, et en général tous ceux qui mangent beaucoup de son, très-volontiers offrent cette sorte de
phénomène. Ces pierres, dures comme de la marne,
sont formées de couches superposées. Toujours un

petit caillou, un clou, un débris de fourrage ou tout autre corps étranger en constitue le noyau central. La forme en est ordinairement ronde ou ovoïde, quand le calcul est unique. On s'édifie sur l'essence du mal en explorant par le rectum. Mal incurable, — traitement inutile. Au moyen de l'opération césarienne latérale, pourtant des vétérinaires en ont guéri des cas.

Bleime. — Les bleimes sont, aux pieds des chevaux, ce que les cors sont aux pieds des hommes. Les effets, les causes et la nature de ces affections ont également les plus grandes similitudes. Les bleimes comme les cors occasionnent de la douleur; les uns comme les autres sont le résultat de pressions plus ou moins dures et répétées; de part et d'autre, quand on examine au microscope et même à l'œil n la contexture des tissus malades, on observe les phénomènes pathologiques les plus analogues. Lorsque les bleimes, ainsi que les cors, amènent inflammation et suppuration, ils peuvent avoir de graves conséquences. Il n'est pas rare de voir des hommes, aussi bien que des chevaux, demeurer estropiés à tout jamais par suite de négligence ou de soins mal entendus en cas de cors comme en cas de bleimes.

La boiterie occasionnée par une bleime se reconnaît aux mêmes signes que les autres boiteries ayant

siége dans le pied : Extrémité tenue plus ou moins
bouletée, sabot plus ou moins chaud, marche plus
pénible sur le pavé que sur le terrain doux, grande
sensibilité à chaque coup de marteau sur le pourtour
de la paroi et principalement au point de sole malade, douleur excessive occasionnée par le mouvement de bascule imprimé aux tricoises pour culbu-
ter la branche du fer qui couvre le mal. Le boutoir
et la rainette ne tardent point à confirmer la justesse
du diagnostic primitivement porté.

Entailler à champ une réserve dans le quartier
bleimeux, amincir tout le quartier de sole, ainsi que
l'arc-boutant, munir le pied d'un fer à planche, lui-
même entaillé à réserve au point correspondant au
mal, maintenir tout le sabot dans un bon cataplasme
de vase fraîche et humide, dont on entretient l'effet
bienfaisant au moyen de bains froids, c'est-à-dire en
trempant de temps en temps (sans la développer),
pendant quelques minutes, l'extrémité dans un seau
d'eau froide, ainsi on remédie facilement et promptement aux bleimes en début, et même à celles plus
avancées; mais quand elles sont suppurées, mais
quand du désordre a lieu dans les tissus circonvoisins, la rainette, la feuille de sauge du vétérinaire
ont à intervenir; la liqueur de villatte, des pansements méthodiques deviennent de rigueur; il est

même de son intérêt que le propriétaire n'attende point l'apparition de ces phénomènes toujours fâcheux et souvent prodrômes des plus graves événements. Les bleimes sont presque spéciales aux pieds antérieurs, la construction des sabots de derrière, la disposition différente des fers dont on les garnit, la différence du rôle des bipèdes thoracique et pelvien sont autant d'explications de cette particularité. En apointissant les éponges des fers de devant, ainsi qu'on fait aux fers d'ânes et de mulets, en respectant la sole et l'arc-boutant des quartiers, on conjurerait les dix-neuf vingtièmes des bleimes et des encastelures qui ruinent avant le temps et estropient tant de bons chevaux, surtout dans les villes.

Bœuf. — La castration du taureau date des temps les plus reculés ; dans les plus anciens livres et les plus vieilles traditions, il est parlé du bœuf comme d'un animal usuel et même natif. Le caractère du taureau, par son irritabilité farouche sans doute a valu à cet animal le dur privilége de subir un des premiers la plus barbare des mutilations que l'homme ait imaginées pour dompter les animaux. C'est sans doute à cause de sa grande utilité dans toutes les contrées civilisées qu'on en a fait le type de l'ordre des ruminants.

Un fait assez singulier et même surprenant à première vue, c'est que plus nous avançons. plus l'éducation du bœuf prend d'extension et moins l'agriculture se sert de la force de cet animal. Pourtant, le bœuf qui sans perdre de sa croissance a gagné sa vie en travaillant de deux ans et demi à cinq ans, doit laisser plus de profit à son éleveur que celui qu'on envoie à l'abattoir sans avoir jamais porté le joug ni le collier. De leur côté, que nos chevaux de trait prendraient meilleur développement, combien nos carrossiers se tareraient moins, si, aidés par des bœufs de modique entretien, ils travaillaient moins tôt et moins fort! Combien les terres elles-mêmes pouvant recevoir plus de labours, se saliraient moins, demanderaient moins de sarclages et augmenteraient de rendement! Les labours les plus rudes et les plus profonds surtout, qu'il est urgent de donner au moins tous les deux ans aux sols argileux et compacts, les défrichements de luzernes et de sainfoins, qui fatiguent tant les attelages de chevaux, seraient mieux et aussi vite exécutés par des attelages de bœufs dont les membres et le tempérament sont moins délicats.

La bonne vache à lait a la bouche assez fendue, les lèvres plutôt minces qu'épaisses, l'œil bien sorti, les cornes faibles, le chignon peu velu. Son encolure, ses épaules assez amples sont modérément

charnues ; son dos et son rein forment une ligne
horizontale ; la croupe, y compris l'attache de la
queue, doit tendre à un peu de déclivité. A juste titre on rejette les bêtes qui ont le tronçon du couard
attaché haut. Des membres un peu grêles et des
pieds d'un volume disproportionné indiquent une
bête de rendement en lait ; un ventre volumineux
est préférable à un ventre cylindrique. La bonne vache à lait a le pis sillonné de ramifications vasculaires presque variqueuses ; ses veines sous-abdomina-
les ou mammaires ne paraissent jamais assez développées, ni assez sinueuses ; plus leur orifice de retour dans le ventre est grand, plus on peut espérer
grand rendement de l'animal ; un pis bien fait, des
trayons bien développés, élastiques et symétrique-
ment distancés, la peau périnéenne ou de l'entre-
fesse mince, souple et peu velue, sont encore autant
de points méritant considération. Généralement avec
tous ces signes, on rencontre les caractères indiqués
par M. Guesnon, savoir : le vaste écartement des li-
gnes de démarcation entre les poils montants et descendants et leur réunion plus ou moins près de la
vulve. Un cuir plutôt mince qu'épais, et en même
temps élastique et moelleux, ainsi qu'un pelage
doux, peu abondant et pas trop durement nuancé,
plaisent beaucoup aux vrais connaisseurs. Les va-

ches qui réunissent la plupart de ces indices, après avoir été bonnes pour le lait, à la fin peuvent également fournir beaucoup d'excellente viande encore.

La vache Durham, prodige vivant de l'art zootechnique, a eu, comme elle a encore, ses détracteurs et ses partisans; dans les vallées, où le travail et le laitage n'entrent qu'en deuxième considération, dans les fonds richement plantureux où la fabrication de la viande est et doit être une lucrative spéculation, cette race, bien que toute artificielle, n'est pas sans titres d'admission; mais au voisinage des grandes villes, mais sur les sols élevés et plus ou moins maigres et où l'herbe est plus succulente qu'abondante, aucune race corpulente n'est à sa place, et la race Durham moins que toutes les autres.

Si, quel que soit leur âge, tous les dérivés Durham ont la plus grande tendance à jouer bon rôle à l'abattoir, un fait qu'on ne peut nier, c'est que les Durhams d'importation, au bout de deux ans de séjour chez nous, ont singulièrement changé, c'est que leur descendance s'abâtardit on ne peut plus vite, et que si tous les deux ans on n'en régénère le sang par du sang nouveau, on arrive à résultat presque nul.

Les poulains, les muletons, les ânons tètent jusqu'à cinq ou six mois, les agneaux restent plus ou moins continuellement avec leur mère jusqu'à la Saint-Jean ; les veaux sont totalement privés de lait avant leur soixantième jour au plus tard, beaucoup n'en goûtent plus à six semaines et encore jusqu'à cette époque quelle est la mesure de leur ration ! Quel en est le titre ! A ce régime trop chiche de leur premier âge, on ne saurait assurément s'empêcher d'attribuer l'abâtardissement de nos races bovines.

La farine de féverolle, la farine de pois, d'orge, celle de bas blé, de maïs, d'avoine, de riz à bon marché, les fécules défraîchies, toutes ces denrées de prix médiocre, torréfiées au four par fractions, délayées dans de l'eau tiède jusqu'à consistance de lait, puis coiffées d'abord avec moitié, puis avec un tiers, puis seulement avec un quart de lait pur et données alternativement aux élèves, conduisent économiquement à d'excellents et magnifiques résultats non-seulement les sujets d'élève, mais même ceux destinés à l'abattoir. A ces derniers il importe, quand leur croissance est faite, vers la fin, c'est-à-dire douze ou quinze jours avant de les offrir à la boucherie, d'augmenter la proportion de leur dose de lait pur.

On laisse les jeunes taureaux saillir trop tôt, on fait féconder les génisses trop jeunes, on ne cure pas assez souvent les étables à grandes bêtes. Si on ne laissait point croupir les veaux d'élève et les veaux de boucherie sur un fumier humide et fangeux, on en perdrait moins par suite d'affections articulaires. Si on nourrissait plus substantiellement les bœufs de travail, si au moment des labours et des charrois pénibles on leur donnait un peu de grain concassé ou aplati, et le temps de ruminer leur ration, ces animaux seraient plus alertes; devant chaque attelage de bœufs, si on mettait un cheval adulte ou un poulain dressé, sans que ces derniers en fassent beaucoup, on obtiendrait notablement plus de travail; au moyen de l'anneau articulé que les Roumains nous ont appris à leur passer à travers la cloison nasale, les taureaux et les bœufs les plus récalcitrants deviennent dociles et obéissants comme des vieux chevaux.

Bouc. — Chèvre. — Si ce n'est en pays de montagnes, la chèvre devient de plus en plus rare ; peut-être est-ce un malheur. Cette sobre et peu coûteuse vache du pauvre trouverait et surtout tiendrait pourtant bien sa place dans beaucoup de familles de malheureux. Depuis l'importation des chèvres du Thibet, qui ont donné d'aussi désastreux mécomptes qu'on en attendait de brillants résultats, toutes nos anciennes races de chèvres domestiques ont dégénéré. D'abord enthousiasmé par les superbes promesses de celles d'Asie, on a soudain pendant des années négligé les bêtes indigènes; en second lieu, le sang des dernières venues a gâté, on ne saurait le nier, les bonnes et solides qualités de nos bêtes de pays.

Lors de l'introduction des précieuses bêtes ovines d'Espagne chez nous, beaucoup de brebis mérinos donnant volontiers deux agneaux, beaucoup de mères réfractaires à notre climat ne suffisant point à leur progéniture, on avait eu la bonne idée d'entretenir dans chaque troupeau de race nouvelle un certain nombre de chèvres nourrices; on a vu certaines chèvres communes élever jusqu'à deux et trois agneaux; une bête du Mont-Dore en a nourri et amené à condition superbe quatre et même cinq. Souvent les nourrissons de chèvres valaient mieux que ceux au lait de leur mère. Tant qu'elle a du lait, la chèvre admet tous les petits qu'on lui présente. — Que de malheureux dont la femme est condamnée à n'être qu'incomplétement mère, au lieu d'enfants malingres et souffreteux, verraient gambader et s'ébattre à la maison de robustes gaillards, si au lait de vache frelaté et à la bouillie indigeste on substituait le gras et substantiel lait de chèvre commune.

Autrefois dans les grandes et populeuses écuries on entretenait quelques boucs dont la cohabitation, pensait-on, était salutaire aux chevaux. Un fait pra-

tique, c'est qu'en cas de tétanos, de fièvre cérébrale
ou toute autre affection nerveuse, le voisinage d'un
bouc semble positivement enrayer le mal.

Bouclement. — Opération pratiquée à la vulve des
grandes femelles que l'on veut sûrement soustraire à
la fécondation. Tout l'engin consiste en deux montants métalliques aussi légers que possible et pourvus chacun de deux petites mortaises, puis en deux
traverses également en fer d'un poids également
fort léger. Après avoir solidement assujeti la femelle
à opérer au moyen d'un solide tord-nez et d'une
bonne plate longe en trousse-pied, *d'un seul coup* avec
une grosse alène bien friande on traverse d'abord à
leurs deux tiers supérieurs les lèvres de la vulve à
quatre ou cinq centimètres de leur commissure ; continuant à serrer entre le pouce et l'index toujours en
rapports strictement exacts les deux lèvres opérées,
on en extrait l'alène et à la place on introduit une des
traverses ; ce deuxième temps opératoire effectué, on
adapte chacun des montants que l'on fixe à la première traverse au moyen de deux petits écrous :
même répétition pour la pose de la traverse inférieure, à deux ou trois centimètres au-dessus du
bulbe clitorien. — Bien qu'il puisse en sembler d'a-
bord, la bête s'habitue promptement à cet appareil
de sûreté immanquable.

Mais si le bouclement empêche rigoureusement le coït, néanmoins il constitue un mauvais moyen d'interdiction sexuelle dans les herbages où, comptant sur son effet, on lâche pêle-mêle mâles et femelles. Se tourmentant sans cesse, se harcelant continuellement, les animaux mangent mal, perdent l'herbe et finissent toujours par s'énerver, s'épuiser, dépérir, en un mot mal faire ; le meilleur est de catégoriser et de séparer les sexes.

Bourgeon. —Végétations charnues, normales, à la surface des plaies en cicatrisation. Quand les solutions de continuité des tissus donnent lieu à une trop vive irritation, il importe de modérer cet effet physiologique soit avec des cataplasmes émollients, soit par des applications anodines, telle que laudanum plus ou moins étendu de vin ou d'huile douce. Si au contraire les carnosités deviennent fongueuses, on en enraye la fougue avec des poudres restrictives seules ou associées ; ainsi le tan, l'alun calciné, le quinquina pulvérisé, la gentiane, l'aloès, suivant l'aspect et la marche du travail de la nature.

Au contraire, quand une plaie tombe en atonie, par le moyen de lotions, de poudres excitantes, on doit s'évertuer à animer, à exciter le travail de cicatrisation.

Que si l'inflammation arrive à son paroxysme, que si

une sensibilité superexcessive se développe, que si la
région malade et son circonvoisinage affectent une
nuance violacée, marbrée ou lie de vin, la gangrène
est instante ; promptement il importe de recourir à
plus haute science ; malheur même à qui aurait
attendu si tard.

Bouvier. — Notre pays n'est vraiment pas assez
pastoral ; bien plus, nous avons le mauvais esprit de
presque mépriser les hommes préposés à l'administration du gros bétail et même jusqu'aux savants qui
se dévouent à l'étude de sa santé, de sa multiplication, de son perfectionnement et de sa médecine. —
Une ferme comporte-t-elle l'entretien fructueux d'un
troupeau de bêtes à cornes, le fermier le confie à
une grossière servante sans goût, sans soins, sans
capacités ou bien à un gars moitié valide et aux trois
quarts idiot, ou bien à grands frais il se met sous la
dépendance d'un pâtre appelé d'au delà de la fron-
tière, lequel, au bout d'un ou deux trimestres, tombe
ivrogne ou est pris de nostalgie et retourne à ses
montagnes. Quand donc un bon manuel scolaire d'é-
ducation rurale viendra-t-il donner à la population
de nos campagnes les solides et lucratifs goûts cam-
pagnards non-seulement dont on ne rougira plus,
mais encore dont partout on cessera de se moquer,
comme d'un travers ou d'un vice ! A haut tingry

qu'on devrait bien aussi faire des vachers ! — Des bergers ! des vachers ! — Oui, répétons encore avec Bourgelat : « Il n'y a de vraiment méprisable, que l'homme vain, ignorant et inutile ! »

Brebis. — Malgré la défaveur déversée depuis déjà quelque temps sur nos laines par la finesse plus grande et le prix inférieur des laines de l'Europe septentrionale et du nouveau monde, les menus troupeaux n'en doivent pas moins continuer leur existence et même leur multiplication dans nos fermes françaises ; quoiqu'il en soit, le pays de Gex et Rambouillet n'en demeureront pas moins les pépinières à grands et petits mérinos fins où les contrées nos rivales continueront nécessairement à venir, tous les ans, chercher de nouveaux procréateurs pour régénérer leurs bêtes à tout jamais réfractaires à des climats dont l'atmosphère et le sol seront toujours des causes d'àbatardissement immanquable. Les laines communes de leur côté trouveront toujours leur utilisation, les cultures intensives n'auront jamais trop de fumiers, et notre population, quotidiennement croissante, ne cessera jamais de payer la viande un prix suffisamment rémunérateur.

Est-ce un mal, est-ce un bien que l'Allemagne, l'Autriche, Buénos-Ayres, l'Australie et autres contrées rivales aient pris le pas sur nous, en un mot

aient attiré nos fabricants dans leurs docks à toisons?
Sans résoudre le fond de semblable question, on ne
peut s'empêcher de reconnaître que le désir de faire
de la fine mèche était devenu chez nous une sorte
de fanatisme, et que beaucoup de cultivateurs aveu-
glés perdaient autant avec leurs troupeaux fins,
qu'aujourd'hui ils peuvent pagner avec des bêtes plus
communes.

Par sa nature, le mouton est essentiellement lymphatique ; en faisant naître les agneaux en décembre
et janvier, par routine, ou à bon escient, on amoindrit les mauvaises tendances de cet animal délicat ;
avec le bon régime d'hiver partout assez généralement mis en réserve combinée pour les mères, ces
dernières fournissent un lait dont la qualité, richement substantielle, fait aux jeunes élèves une base de
bon tempérament; en second lieu, le moment du sevrage arrive à une époque où les herbes, en pleine
séve d'été, sont aussi toniques et riches que les re-
gains d'automne sont aqueux et relâchants.

On n'agit pas aussi rationnellement, quand aux
agneaux de premier âge on donne de l'orge de
préférence à de l'avoine ; si peut-être l'orge leur imprime meilleur aspect, un fait qu'on ne peut mécon-
naître, c'est que l'avoine leur avive le sang et corro-

bore singulièrement leur nature molle et facile à se laisser mal impressionner.

Des premières plantes printanières, la meilleure, la plus précoce, la plus nourrissante et la moins dangereuse pour le jeune troupeau, sans contredit c'est le seigle vert ; malheureusement son usage sous cette forme n'est pas assez répandu et ne prend pas assez de tendance à se répandre. Si les cultivateurs savaient combien ils prédisposent leurs agneaux à la pourriture en leur donnant le trèfle rouge exclusivement et à discrétion, peut-être considéreraient-ils davantage le seigle multicaule et le seigle ordinaire, qu'on peut faire suivre d'une bonne récolte de pommes de terre, de sarrazin ou de vesces, puis d'un ensemencement automnal ou de printemps.

Par l'arome de ses fleurs sucrées, par la riche substance de ses principes constitutifs, le trèfle blanc, quand on sait en gouverner la dépaissance, est lui-même encore tout préférable au farruch ou trèfle incarnat dont pourtant l'organisme plus ferme des chevaux de tout âge et des bœufs adultes ne se trouve jamais mal influencé, quand cette herbe précoce est pure, bien récoltée et sagement administrée ou livrée en pâture.

Un autre point sur lequel on ne saurait trop appeler l'attention des cultivateurs, c'est le parcage. Au

1er novembre au plus tard, chaque soir toutes les bêtes devraient rentrer à la bergerie; excepté par les belles nuits du cœur de l'été, les agneaux de l'année *ne devraient jamais parquer*.

Dans beaucoup de contrées pastorales, on croit bien faire en ne tondant point les jeunes agneaux d'abord. Cette erreur prive les fermiers d'un bénéfice assez important; en second lieu, non-seulement le tondage ne nuit point au jeune animal, mais même il lui est salutaire, en favorisant et même en excitant les importantes fonctions de sa peau.

La bonne paille de blé et même d'avoine, les divers fourrages tant naturels qu'artificiels, à rations alternées, les racines et la feuillée, sont les éléments de régime du menu bétail à la bergerie. Si on savait tous les avantages de la feuillée comme aliment et .comme moyen prophylactique des principales maladies et indispositions du mouton, il n'est boutière de champ, bordure de fossé, vasière de pré ou de marais, il n'est saule, chêne, frêne, acacia à haut vent ou en têtart qu'à la fin de chaque été on ne dépouillât de la moitié de ses branches pour les convertir, pas la dessiccation, en fourrage aussi nutritif qu'appétissant et salutaire. Par leurs émondures, les arbres sont autant d'excellentes et précieuses prairies en l'air.

Le mouton a plus que tout autre animal besoin d'air pur 'et sans cesse renouvelé. Pourvu d'une chaude toison, il ne demande pas à être tenu aussi chaudement enfermé que le cheval et surtout que la vache à lait.

Ce que la brebis redoute le plus, c'est la pluie et les chemins fangeux. — En faisant passer une ou deux fois par jour un troupeau affecté de piétain dans un petit bassin rempli d'eau de chaux (une partie sur vingt) et stratifié de grosse défourre ou de paille de colza, on guérit sans opération les dix-huit vingtièmes des boiteux ; en continuant ce bain, d'abord une ou deux fois la semaine, puis seulement une ou deux fois le mois, on conjure toute récidive du mal. Comme moyen préservatif, cette recette donne également d'admirables résultats. (*Voyez* Piétain.)

Le lavage à dos est une opération qui fatigue autant les bêtes qu'elle est mal calculée dans ses résultats pécuniaires. L'industriel ou le marchand, en maniant les toisons, sait parfaitement et sans se laisser tromper, mettre les divers lots à leur strict rendement en blanc. A supposer que cette opération donne dix à douze centimes par bête, quand on en a établi le compte de revient net et apprécié la détérioration du troupeau, la balance est plus à perte qu'à profit assurément.

Breuvages. — Les médicaments sous forme liquide prescrits à l'homme se désignent sous le nom de potion; on appelle breuvages les mêmes remèdes administrés aux animaux. Chaque maladie ayant ses recettes, ses doses et ses formules, la matière de cet article ne doit donc consister qu'en conseils touchant la manière de faire prendre les médicaments liquides indiqués.

Quand on considère le vicieux mode d'administration des breuvages aux grands animaux domestiques dans les campagnes et même dans les villes, on cesse d'être surpris des effrayants cas de mort par suite de maladies réclamant cette forme de médication. Partout on a la sotte autant que funeste habitude de commencer par fixer brutalement soit au ratelier, soit à un arbre fourchu la tête des malheureuses bêtes en demi-pendaison; ensuite, pour faciliter l'ingurgitation du liquide médicamenteux, méthodiquement ou absurdement formulé, on saisit vigoureusement la langue qu'on tire hors de la bouche et on entonne à pleines gorgées le breuvage qui trop souvent passe tout entier dans les voies respiratoires où il occasionne les plus funestes ravages. Que de fois le vétérinaire, appelé pour un animal affecté de coliques, à son arrivée se trouve vis-à-vis d'une fluxion de poitrine aussi franchement caractérisée qu'incurable le plus souvent, grâce à l'ignorante maladresse de l'empirique du lieu.

Avec un solide bout de corde ou même avec la longe du malade, faire une anse de dix à douze centimètres d'ouverture, L'introduire dans la bouche en manière de mors, en relever le cercle par-dessus la mâchoire supérieure, y passer les dents d'une fourche à long manche, faire élever la tête à hauteur convenable par un aide intelligent et vigoureux, puis verser à petites gorgées le liquide approprié, ainsi on fait impunément, facilement et promptement avaler les substances les plus répugnantes. Si par hasard le patient extraordinairement irritable, en se défendant, avale de travers et veut tousser, l'aide abaisse et retire immédiatement sa fourche, puis, sans plus, tout est fini.

C'est encore une erreur de passer la main le long de la gorge et de la gouttière de l'encolure d'un cheval auquel on administre un breuvage; avec la bonne intention d'en faciliter la déglutition, on n'arrive le plus souvent par cette manipulation inutile, qu'à provoquer un accès de toux avec ses fâcheuses conséquences.

Bricole. — Cette espèce de harnais ne mérite que le dédain et l'abandon immédiat. Avec une bricole, le cheval ne tirant que de la pointe de ses épaules,

est notablement moins fort que quand il plonge toute
la base de son encolure dans un collier : avec une bricole, le cheval ayant toujours les deux épaules simultanément empêchées est moins solide, si légère que
puisse être la résistance à vaincre; avec une bricole,
le cheval dans les traits est moins soumis aux guides;
en limons comme au timon, il manœuvre moins à
son gré, ses épaules sont moins garanties des chocs;
la bricole avait peut-être quelque raison d'être employée autrefois dans les postes, où trois bretons vigoureux étaient attelés à une chaise ou une limonière
de mille à quinze cents kilogrammes, sur une route
solide et sans ornières. Aujourd'hui ce harnais ne
doit plus être qu'à l'usage des bêtes blessées au cou
ou bien au garot. Le jeune poulain est plus récalci-
trant à la bricole qu'au collier.

La bricole à vache, probablement d'invention nor-
mande ou bretonne, consiste en une espèce de reculement dont les deux extrémités libres viennent se
réunir sous la poitrine à un anneau en fer où on attache la longe de manière à tenir la bête en position
horizontale. Deux surdos empêchent la pièce principale de l'appareil de tomber sur les jarrets. Ainsi
assujettie, la vache peut manger, se coucher, se relever, aller s'abreuver, s'émoucher, et même jusqu'à
un certain point, se défendre, mais impossible à elle

d'atteindre ni branches, ni fruits d'aucun arbre du champ ou du verger où on peut impunément la laisser circuler en liberté et sans gardien.

Une troisième espèce de bricole, aussi simple qu'ingénieuse, est souvent et avantageusement employée pour maintenir le vagin et même l'utérus ou portière après sa réduction. Commençant par une courroie à boucle autour de l'encolure de la bête et en avant de ses épaules, cet appareil assez semblable au précédent est maintenu au moyen de deux surdos et de deux sangles bouclées à point voulu ; de plus il est muni de deux sanglons qui partant du surdos postérieur, viennent embrasser à droite et à gauche la base de la queue, puis s'assemblent et se redivisent de façon à offrir deux ouvertures proportionnées et correspondant à l'anus et à la vulve. Plus inférieurement, chacune de ces deux bandes redevenue isolée passe entre le pis et chaque cuisse, ensuite remonte le long de chaque flanc et enfin arrive se boucler à leur commun point de départ du niveau des reins. — Cette espèce de bandage devrait faire partie du matériel de toute étable un peu importante et bien organisée.

Bride. — Appareil de contention, instrument de communication des volontés du maître à l'animal en selle ou à la voiture. Des diverses parties constituantes d'un harnais la bride est l'une des plus importantes à considérer, le mors surtout. Nombre de chevaux ne sont longs à se faire, conservent un certain fond de rétivité, ne se livrent point franchement soit au collier, soit aux aides, par cela seul qu'ils sont mal embouchés; harcelés par une main dure, irrités par un mors mal adapté, mal choisi, mal approprié à leur bouche, certains sujets nerveux et à barres sensibles peuvent même devenir méchants. Le mors en bois va à tous les chevaux communs; le petit mors allemand, dit *mors grenouille*, articulé sur montants en S courts et mobiles, embouche tous les sujets plus ou moins racés; sauf exception et quelques chevaux exceptionnels, les mors cannelés, les brides à bascules, les licos et tous leurs dérivés ne méritent qu'être jetés au panier à ferraille.

La sous-gorge de la bride ne doit jamais serrer la gorge; la gourmette elle-même généralement doit un peu osciller sous le menton.

Bronchite. La gorge, la trachée, les bronches et les poumons constituent les organes essentiels du système respiratoire. La trachée ou ensemble des cerceaux cartilagineux qui constituent le long tuyau aérien qui va de la gorge aux poumons est assez peu irritable; mais depuis sa bifurcation à l'entrée de la poitrine jusqu'à l'extrémité de ses ramifications pulmonaires, elle est douée d'une impressionnabilité notable; la bronchite est l'inflammation plus ou moins intense de cette région.

Les refroidissements, assez souvent les fumigations que les maréchaux font faire avec des baies de genièvre brûlées en sac-clos ou avec de l'eau trop chaude, sont des causes fort communes de bronchite.

Au début, toux, agitation des flancs, amoindrissement d'appétit, yeux injectés, bouche sèche; plus tard, jetage, râle perçu en appliquant l'oreille le long de la gouttière de l'encolure et sur les côtes, sécheressse et chaleur de la peau, tels sont les principaux symptômes de cette affection simple et peu grave moyennant de prompts et intelligents soins. La bronchite négligée, surtout quand les animaux sont échauffés, puis refroidis, souvent se convertit en fluxion de poitrine généralement plus grave que quand elle débute directement.

Le traitement de la bronchite simple est autant hygiénique que médical. Saignée, suivant l'état du pouls, l'injection des yeux et la force ainsi que l'état du sujet; par jour cinq à six cents grammes de bon miel ordinaire additionné de cinq ou six grammes de laudanum et deux ou trois grammes d'aconit, le tout mélangé et administré en six ou sept fois; si le mal persiste, un ou deux sétons sous le poitrail, enfin de bons pansages, une écurie tièdement aérée, une bonne couverture de laine, du barbottage à la farine d'orge, des provendes assaisonnées de graine de lin cuite, de l'orge cuite, un peu de promenade, si le temps le permet, ainsi on arrive généralement à prompte et bonne fin. *Surtout aucun médicament sous forme de breuvage!* — Mais si l'affection demeure stationnaire, sans plus temporiser, il importe d'invoquer les grandes ressources de l'art.

Brûlure. — Le chien, le chat et le cheval sont de tous les animaux les plus exposés à des brûlures plus ou moins étendues; les deux premiers se trouvent très-souvent échaudés avec des vases d'eau bouillante qui dans les cuisines où ils rôdent viennent leur tomber accidentellement sur le corps; le feu maladroitement appliqué aux chevaux par des hommes ignorants ou inexpérimentés constitue une forme de brûlure qui souvent estropie ou tout au moins tare horriblement de pauvres bêtes dont primitivement le mal n'était que fort peu de chose.

De toutes les douleurs celles consécutives à la brûlure sont les plus cuisantes. Les brûlures circonscrites parfois prennent un caractère érysipélateux qui les rend très-graves; les brûlures très-étendues ont toujours les plus terribles conséquences : la fièvre qu'elles allument, les troubles qu'elles occasionnent dans les fonctions de la peau le plus souvent tuent le malade qui meurt dans les plus atroces angoisses : exemple, les pauvres bêtes ainsi que les gens échappés des incendies.

Soumettre la brûlure circonscrite à un filet continu d'eau à vingt ou vingt-cinq degrés au-dessus de zéro, suivre le même remède pendant quinze à vingt heures, enfin jusqu'à mieux notable et durable, recouvrir ensuite toute la région offensée avec une bonne couche d'un corps gras qui la mette hermétiquement à l'abri du contact de l'air, en renouveler l'application à froid sitôt que la douleur veut se ranimer : l'inflammation conjurée, les bains légèrement tièdes, les cataplasmes peu chauds doivent continuer la médication jusqu'à manifestation des symptômes de cicatrisation que l'on aide au moyen de lotions oléo-vineuses (baume du samaritain), puis de lie de vin, de temps en temps alternés avec de douces onctions de cérat, ou de saindoux ou bien d'huile d'olive. Jamais les poils ne repoussent sur les parties brûlées profondément.

Les bains, les lotions, les compresses d'eau vinaigrée font payer leur primitif et apparent bon effet par une trop grande inflammation consécutive, pour que le sage praticien en conseille l'usage. Les affu-

sions et les compresses d'eau saturnée, outre le
même inconvénient peuvent occasionner des phénomènes d'intoxication.

La brûlure consécutive à l'opération chirurgicale
vulgairement appelée *feu* est d'autant plus grave,
que l'ignorance qui en est cause ou l'amour-propre
de l'opérateur qui a fait le mal condamnent la mal-
heureuse bête à en subir les fâcheuses conséquences
jusqu'au moment où il n'est plus temps d'apporter
aucun remède.

Si la cautérisation par les acides fait autant de
mal et laisse autant de traces, un fait certain, c'est
qu'elle est moins dangereuse à pareille superficie de
mal; son traitement est le même que celui des autres
brûlures.

Règle générale, en cas de fièvre réactive intense,
saignée, diète, barbottages acidulés, repos absolu.

C

Calmants. — Tout ce qui peut dompter l'irritabilité nerveuse est un calmant. L'eau froide ou tiède soit en douches, soit en bains, les cataplasmes tièdes, les onctions graisseuses et par-dessus tout les diverses substances anodines sont les calmants les plus employés. Les uns agissent en abritant les plaies, en les soustrayant au contact de l'air; les autres en dilatant les tissus malades, ceux-ci en engourdissant l'impressionnabilité des rameaux nerveux intéressés, ceux-là en conjurant l'afflux du sang et partant la turgescence ou enflure de la région en travail inflammatoire.

L'opium et ses dérivés, les fleurs de coquelicot et de pavot, ainsi que la morelle noire, sont les calmants anodins les plus usités pour les animaux. Leur décoction en grande eau est excellente pour

lotion et surtout pour bains; le décoctum ou marc,
ou résidu, soit seul, soit associé à la mauve, à la
guimauve et autres plantes émollientes, forme l'élément de précieux cataplasmes.

L'eau froide, comme tous les restrictifs, calme,
en conjurant l'abord du sang; mais, comme tous les
astringents, elle impose l'obligation d'un usage longuement prolongé, sous peine d'aggravation notable
du mal primitif.

Calus. — Tumeur osseuse plus ou moins considérable survenue autour d'une ancienne solution de
continuité ou fracture osseuse; l'onguent mercuriel
double, l'onguent vésicatoire et par-dessus tous les
autres moyens le feu en pointes sont les remèdes à
invoquer. (*Voy.* FRACTURE.)

Capelet. — Tumeur kysteuse ayant son siége à la
pointe du jarret des grandes herbivores et notamment du cheval. Cette affection disgracieuse à l'œil
fait volontiers boiter l'animal, quand surtout elle est à
son début d'existence. Les chevaux qui ont le vice de
ruer à la voiture, qui se couchent lourdement et se
relèvent en cochon, ceux qui en se roulant se heur-
tent contre le mur voisin, contre leur stalle en sont
volontiers affectés; il est également certains animaux
dont la conformation native des jarrets est une cause
prédisposante de capelets.

On a conseillé le feu soit en raies, soit en pointes à leur périphérie pour guérir ces tumeurs. Les vésicants, les fondants en onctions ont également eu leurs prôneurs ; mais de tous les moyens le plus sûr, le plus prompt, celui qui ne laisse ni trace de mal, ni vestige de remède, c'est la ponction de la tumeur avec un trokart, puis une bonne injection de teinture d'iode plus ou moins étendue suivant la nature du mal et l'irritabilité du sujet. — Inutile de recommander l'éloignement de nouvelles causes qui amèneraient de nouveaux effets infaillibles ; six ou huit semaines après une injection bien faite par un habile vétérinaire, les parties ont repris leur complète normalité ou elle ne tarde pas à revenir.

Carie. — Etymologiquement pourriture, décomposition. La carie est une mort partielle qui s'effectue dans certains genres d'organes, avec odeur caractéristique particulière ; les os, les ligaments, les tendons et les cartilages en sont le siége en quelque sorte spécial. Sans doute à cause de leur grande fatigue et à cause des impressions souvent fortuites et opposées qu'elles sont exposées à subir, de tous les tissus de l'économie animale, le tissu dentaire a la propriété fâcheuse d'y être le plus sujet, dans l'espèce humaine surtout.

Chez les animaux domestiques, une offense exté-

rieure est presque toujours directement ou indirecte-
ment la cause des caries : les atteintes, les bleimes,
les enclouures par maladresse ou imprudence des
maréchaux, les seimes quartes occasionnent la majeure partie des caries dangereuses qui se manifestent aux pieds des chevaux ; la malpropreté, les démangeaisons consécutives à la gale, une mauvaise té-
tière de licol ou de bride fort souvent donnent lieu à
la rebelle et très-grave affection vulgairement connue sous le nom assez pittoresque de taupe ; les chevaux qui ont la vicieuse habitude de tirer sur leur
longe quand on les attache ailleurs que dans leur
écurie sont également sujets à la carie du ligament
cervical à son point d'insertion à l'occiput. Mais de
toutes les régions où cette affection occasionne les
plus désastreux ravages, c'est le garrot ; pourtant,
grâce aux notes prises touchant les mauvais résultats de l'ancienne méthode de traitement. grâce à
l'observation des bonnes et mauvaises tendances de
la nature en la circonstance et à l'introduction de
certains remèdes spéciaux dans la thérapeutique vétérinaire, aujourd'hui les cures des diverses caries
sont aussi communes qu'autrefois les insuccès étaient
fréquents et coûtaient de soins. de temps et d'argent.

Débrider avec hardiesse et méthode les fistules
aboutissant au bas fond du mal, éliminer tous les

fragments osseux ou cartilagineux, ainsi que les bour-
billons ligamenteux retenus au circonvoisinage du
centre malade, convertir ce dernier à l'état de plaie
simple, puis deux ou trois fois par jour l'imbiber de
liqueur de villatte plus ou moins concentrée et terminer chaque pansement en la saupoudrant soit avec
du poussier de charbon, de tan, de la gentiane ou
tout autre absorbant, sûrement et promptement on
arrive à un bon résultat, quand le mal n'a pas encore
occasionné de trop profonds ravages. Eu égard à la
délicatesse et à l'organisation complexe du pied, de
la nuque et du garrot, un vétérinaire seul doit attaquer le mal avec le bistouri. Les sétons que les maréchaux, guérisseurs et empiriques s'empressent d'é-
tablir au poitrail, sous le ventre ou partout ailleurs
dans le but d'attirer l'humeur, ne servent qu'à prouver leur ignorance et souvent à augmenter les
mauvaises conséquences du mal, en favorisant la
résorption purulente et ses conséquences funestes.

Chez les animaux maigres et malheureux dont les
os sont moins garantis par du tissu mou, la carie
doit être plus fréquente ; quant à la carie constitutionnelle, c'est-à-dire dépendant ou provenant du
mauvais tempérament des animaux, pareille croyance
est une erreur positive.

Cas. — Cas rédhibitoires. — On entend par cas

toute circonstance pathologique fixant plus ou moins sérieusement l'attention. On dit qu'un cas est léger, quand les conséquences n'en sont point graves : ainsi l'ébullition ou coup de sang à la peau qu'avec une saignée, un jour de diète et de barbottage on guérit sans qu'il en soit plus question ; au contraire une fluxion de poitrine, un renversement de matrice, le vertige ou la fièvre cérébrale sont des cas de la plus sérieuse gravité et qui demandent immédiatement l'intervention d'un homme habile.

Les cas ou vices rédhibitoires sont des affections qui amoindrissent tellement la valeur des animaux de commerce, dit la loi, que l'acheteur ne les aurait point acquis, ou n'en aurait donné qu'un moindre prix. L'article 1648 du Code Napoléon et une loi toute spéciale en date du 20 mai 1838, stipulent et régissent les cas ou vices rédhibitoires qui sont :

POUR LE CHEVAL.

1º La fluxion périodique des yeux,
2º L'épilepsie ou mal caduc, } avec 30 jours de garantie.

3º La morve,
4º Le farcin,
5º Les maladies anciennes de poi-
    trine ou vieilles courbatures, } avec 9 jours de garantie.
6º L'immobilité,
7º La pousse,
8º Le cornage,

9° Le tic sans réserve de dents,
10° Les hernies intermittentes,
11° Les boiteries intermittentes pour cause de vieux mal, } avec 9 jours de garantie.

POUR LA VACHE.

1° La pommelière ou phthisie tuberculeuse,
2° Les suites de la non-délivrance,
3° Le renversement du vagin ou de l'utérus, } après le part chez le vendeur. } avec 9 jours de garantie.

4° L'épilepsie ou mal caduc, avec 30 jours de garantie.

POUR LA BREBIS.

1° La clavelée,
2° Le sang de rate, } avec 9 jours de garantie.

La clavelée entraîne la rédhibition de toutes les bêtes achetées, quand même un seul sujet serait atteint, *pourvu que toutes portent encore la marque qu'elles avaient au moment de la vente.*

Le sang de rate n'entraîne la rédhibition de tout un troupeau, qu'autant que dans le délai de la garantie, la perte constatée s'élève au moins au quinzième des bêtes achetées ; dans le cas contraire, les bêtes mortes seules restent dans les vues de la loi, c'est-à-dire que le prix en est restitué par le vendeur.

Le jour de la livraison des bêtes en litige n'est

point compris dans le délai de la garantie, c'est-à-
dire que ce dernier ne part que du lendemain de la
livraison : ainsi un cheval acheté le premier mai
parait poussif à son nouveau maître le 10 du même
mois, le 10, l'acquéreur est en plein droit de se mettre en mesure contre son vendeur; même aux termes d'arrêts tout récents, le onzième jour est encore
valable à cet effet.

La mise en mesure provoquée par l'acheteur doit
être signifiée au vendeur avant l'expiration, c'est-à-
dire au plus tard le dernier jour du délai de garantie.
Cependant la loi qui régit cette matière, dans son
équitable sagesse a accordé à l'acheteur, un jour
en plus, par cinq myriamètres (12 lieues 1/2 de distance) entre son domicile et celui du vendeur pour
signifier ses diligences à ce dernier.

En faisant visiter sa bête nouvellement achetée,
dès ses premiers jours de possession, l'acquéreur
donnerait au vétérinaire le temps de l'étudier et évi-
terait souvent de lourds frais à son vendeur, en lui
faisant part de ses doutes. En faisant visiter les animaux qu'ils veulent mettre en vente, les éleveurs
s'épargneraient fort souvent de gros frais et de terribles désagréments.

Castration. — Opération dont la pratique est par

l'histoire et la tradition mentionnée comme une chose usuelle, dès la plus haute antiquité.

Si l'ablation des organes génitaux de l'un et de l'autre sexe est en partie tombée dans le domaine d'une certaine classe d'empiriques, il est une autre science toute physiologique qui à tout jamais restera l'apanage du vétérinaire observateur et instruit : Si le châtreur avec le temps sait parvenir à une certaine habileté manuelle, ses connaissances nulles en anatomie et en physiologie lui interdiront toujours de savoir parer aux moindres anomalies ainsi qu'aux graves accidents qui peuvent suivre la castration de plus ou moins près ; ainsi les hernies spontanées ou chroniques, les maladies de la glande génitale ou de son cordon, ainsi les péritonites et autres conséquences de ce genre d'opération.

Non-seulement les connaissances anatomiques, la physiologie et la thérapeutique font défaut à l'empirique châtreur pour remédier aux hernies, aux squirrhes, aux champignons et autres diverses éventualités fâcheuses possibles, mais encore l'âge des sujets qu'on lui présente, la saison à laquelle il les opère (sans nulle considération), le mode opératoire qu'il emploie, aucun de ces points importants ne sait fixer son attention, pas plus que la prévision des résultats différents sur tel ou tel sujet.

Malgré l'opinion de beaucoup de praticiens, la castration effectuée sur le cheval arrivé à son entier développement altère moins son organisation physique et lui refroidit moins le cœur, que quand on la lui fait subir entre douze et trente mois : moins de cerveau, moins de nerfs, c'est-à-dire des nerfs moins développés, moins de poumons, moins d'os, moins de muscles et des muscles moins fermes, moins de cœur (cœur moins volumineux), tels sont entre autres les résultats de l'opération précoce : exemple la force et l'énergie différentes des bœufs châtrés veaux et de ceux châtrés taureaux. — Pour les animaux de boucherie, la mollesse des muscles et l'aptitude à prendre graisse étant une qualité, la castration au premier âge est aussi logique qu'avantageuse. Quant au mode opératoire, à proprement parler, c'est-à-dire par lui-même, il est absolument sans influence ; le bistournage que l'on a vanté comme préférablement applicable aux animaux de travail, ne doit la supériorité positive et indéniable de la dose d'énergie qu'il laisse aux animaux, qu'à l'âge plus avancé auquel il est possible de pratiquer l'émasculation par ce procédé ; exemple : deux bœufs, l'un opéré par ablation et l'autre par le bistournage, *avec toutes similitudes de conditions ultérieures.*

Régime un peu amoindri, barbottage à discrétion,

promenade ou léger travail agricole ; après la levée des casseaux oindre tous les deux jours et deux ou trois fois en tout, les incisions scrotales avec du saindoux, rigoureusement se garder de lotionner les plaies ni à chaud, ni à froid, attendre au moins un mois pour remettre les castrats au service de la selle ou du limon, telle est la principale règle de conduite du propriétaire.

Les conséquences pathologiques ou accidents qui peuvent suivre la castration sont exclusivement du ressort du vétérinaire.

Il est vraiment fâcheux que la castration de la vache, après avoir eu tant de partisans, soit tombée en pareil abandon même presque en mépris. Si elle eût été toujours sûrement praticable comme aujourd'hui, si aux herbageurs et aux emboucheurs on eût fait sentir la nécessité de donner à leurs bêtes le temps de se métamorphoser en *bœuves*, ces industriels n'auraient ni aussi légèrement, ni aussi totalement rejeté cette méritante opération. Engraisser une vache, engraisser un taureau frais châtrés, c'est à très-peu de chose près engraisser une vache, engraisser un taureau entiers ; engraisser une bœuve, engraisser un taureau de trois ou quatre mois d'opération, c'est gagner un cinquième de temps, un cinquième de nourriture, plus de quantité et surtout de qualité en viande et en suif.

La castration des vaches laitières peut-être ne répondra jamais aux espérances qu'on en a primitivement conçues. De même qu'à l'inspection d'un cheval entier un praticien observateur sait approximativement prédire si l'animal se conservera bon, ou s'il deviendra médiocre ou mauvais, de même en inspectant les vaches on peut formuler une opinion sur leur bon ou mauvais rendement laiteux après l'opération. Les bases de pareil pronostic reposant plus sur une certaine appréciation instinctive, c'est-à-dire intellectuelle des faits, que sur des signes caractéristiques descriptibles, il serait difficile, malgré la réalité matérielle des résultats futurs, d'établir et d'articuler un système positif de données physiques : *il est de ces choses que l'œil de l'esprit seul peut voir.*

Chez tous les animaux en général, la castration adoucit le caractère; elle modère la vigueur, elle donne de la tendance au repos, elle favorise le calme et la régularité des fonctions vitales, elle transforme en monotone existence les phases d'une vie que tout auparavant diversifiait, distrayait, impressionnait. L'engraissement plus prompt et plus complet des castrats ne saurait être attribué exclusivement à une plus parfaite activité de leurs fonctions digestives, mais bien plus à la plate quiétude sous l'heureuse influence de laquelle elles s'effectuent aussi parfaitement et aussi complétement que possible.

Cataplasmes. — Quand on veut maintenir un organe ou une région organique plus ou moins étendue sous une influence quelconque, souvent on la recouvre de matières pâteuses ou tout au moins aussi molles que possible et douées naturellement ou chargées des principes thérapeutiques requis par le cas : ainsi la farine de lin, la mie de pain bouillies ou détrempées à l'eau chaude, ainsi les mauves, la molène, la morelle noire, triturées préalablement et cuites, ainsi les farines diverses et le son ; la poussiere de tan, la poudre de gentiane, celle de quinquina sont également des éléments de cataplasmes d'un autre ordre.

Les cataplasmes agissent par la température qu'ils entretiennent sur les parties malades, par l'eau qu'ils y introduisent et par leurs principes spéciaux plus ou moins absorbés.

L'argile, la glaise, la vase délayées avec de l'eau froide et appliquée autour des pieds douloureux ou récemment opérés, surtout quand on en seconde l'effet par des bains froids de temps en temps répétés, donnent des resultats infiniment meilleurs que les bouillies farineuses et les herbes les plus émollientes ou anodines appliquées tièdes. Par ses grandes propriétés fermentescibles et sa tendance à s'acidifier promptement, le son dont l'usage est si général pour cataplasmes chez les animaux, devrait bien être évincé de la thérapeutique vétérinaire. Un autre inconvénient de cette substance, c'est de perdre trop vite toute son humidité.

Quelles que soient leur essence et leur action thérapeutique, toutes les espèces de cataplasmes, mais surtout les cataplasmes chauds, doivent être maintenus aussi immédiatement appliqués que possible contre la surface malade.

Catarrhe auriculaire. — Cette affection se rencontre quelquefois chez les chevaux ; chez les moutons et les vaches elle est d'une rareté exceptionnelle, mais chez les chiens elle est aussi commune que rebelle et dégoûtante.

Les coups de manche de fouet par la tête, surtout le tondage et le brûlage des poils de la conque peuvent enflammer la muqueuse du conduit auditif des chevaux. Chez ces animaux le catarrhe est peut-être plus commun qu'on ne le croit; seulement, comme il est volontiers bénin, il disparaît comme il vient, c'est-à-dire sans qu'on y prenne garde.

Le froid, la fatigue, la pluie, les niches froides, mal closes et en vifs courants d'air, les coups par la tête, la sotte habitude qu'ont certains chasseurs de tirer les oreilles à leurs chiens pour les punir, la stupide pratique d'ignorants gardes qui, pour guérir la gourme ou maladie des chiens, instillent des médicaments irritants dans le conduit tympanique, sont autant de causes de cette inflammation *très-difficile à guérir*.

L'animal qui en est affecté secoue fréquemment les oreilles, il penche la tête du côté malade et souvent pousse un cri particulier de douleur ; le moindre attouchement lui est insupportable. Au début la membrane auditive est rouge, épaisse et chaude ; au bout de quelques jours une matière ichoreuse ou jaunâtre et toujours infecte s'en écoule en plus ou moins grande abondance ; quelquefois on remarque des érosions, souvent la peau décollée du cartilage forme une ampoule variant du volume d'un œuf de pigeon à celui d'un œuf de poule.

Déterger à vive propreté et aussi avant que possible tout le conduit malade à grand renfort d'eau tiède légèrement savonneuse, le bien sécher avec de l'étoupe douce ou du vieux linge usé, y instiller une à deux cuillerées à café d'huile de camomille additionnée d'un cinquième de laudanum, continuer deux ou trois jours, puis revenir aux lotions savonneuses et continuer ces premiers moyens en les alternant ;

l'inflammation enrayée et calmée, employer le laudanum pur, quand la bête ne témoigne plus du tout ou que très-peu de souffrances, tarir l'écoulement avec une forte décoction de tan aiguisée d'un peu de sulfate de fer ou de sulfate de zinc ou d'eau de goulard employées en injection ou en instillation une ou deux fois par jour, en modérer l'action par quelques instillations nouvelles d'huile pure ou opiacée, en maintenir les effets par quelques lotions et injections émollientes légèrement savonneuses, enfin terminer en promenant par tout le conduit tympanique et aussi avant que possible un pinceau bien doux imbibé d'huile pyrogénée végétale ou de goudron de bois ; ainsi avec le temps on parvient à vaincre le rébellion du mal. Eu égard aux tendances à récidives, il est sage de veiller à l'état des parties jusque longtemps après leur guérison ; les sétons, les purgatifs comme remèdes auxiliaires ne sont point d'intervention indispensable.

Quand, par suite de s'être secoué les oreilles ou de s'être gratté avec ses pattes, le chien a déterminé l'apparition d'un kyste chaud, douloureux et parfois du volume d'un œuf, c'est presque une heureuse complication ; inciser largement cette tumeur molle dans son sens longitudinal, puis l'abandonner à elle-même, est l'unique traitement qu'elle réclame pour guérir promptement et annihiler tous les autres symptômes morbides de la région. Si pourtant la cicatrisation ne semble s'en effectuer que lentement et menace de passer à l'état d'ulcère, avec quelques lotions au vin aromatique on ne tarde pas à en faire justice. — La propreté, quelques onctions à l'huile pure ou au saindoux complémentent heureusement la médication et enlèvent bientôt les derniers vestiges du mal.

Caustiques. — On donne encore aux médicaments caustiques le nom d'escharotiques; les caustiques et les escharotiques sont des substances douées de la propriété d'absorber les liquides qui imprégnent les divers tissus animaux : ainsi l'arsenic blanc ou acide arsenieux, ainsi le perchlorure de mercure ou sublimé, ainsi le sulfure d'arsenic ou arsenic jaune, le nitrate d'argent ou pierre infernale, la potasse, la chaux etc., etc., comme agents liquides, l'acide sulfurique ou huile de vitriol, l'acide nitrique ou eau forte, le nitrate acide de mercure.

De tous les médicaments, ceux qui demandent le plus de circonspection sont peut-être les caustiques; leur dosage et leur application peuvent être influencés par une infinité de causes de toute nature; en outre, même les plus habiles praticiens ne savent jamais leurs limites d'action variable suivant les diverses régions du corps et suivant les différentes races et classes de sujets.

En chirurgie vétérinaire comme en chirurgie humaine, les caustiques prudemment employés très-souvent donnent les meilleurs résultats et secondent admirablement le bistouri. Mais entre les mains de l'empirisme, de quelles atroces et inutiles souffrances, de quels désordres ils sont souvent causes ! Que d'animaux horriblement tarés et estropiés par l'emploi inconsidéré des caustiques! De combien d'empoisonnements même, ils deviennent agents entre les mains de l'ignorance qui ne connait point les phénomènes de l'absorption et les terribles ravages qui en sont souvent la conséquence ! Il est vraiment fâcheux que la loi qui régit les officines pharmaceutiques ne soit point plus en vigueur, et que tout le monde, moyennant son argent, puisse avoir chez le pharmacien, chez le droguiste et jusque chez le petit épicier de village des kilogrammes de sulfate de cuivre et d'arsenic sans ordonnance de médecin, ni de vétérinaire, même sans l'autorisation d'aucune autorité administrative!

S'il est bon de chercher à populariser la possession, l'usage prudent et l'administration de certaines substances médicamenteuses, il est de l'équité et de la conscience de tout médecin et vétérinaire bien pensant de s'évertuer, par tous moyens, à faire interdire au public la moindre manipulation, ainsi que le plus innocent emploi des caustiques escharotiques.

En cas de morsures vénéneuses ou virulentes par serpents ou chiens enragés, l'ammoniaque est aussi puissant qu'inoffensif.

Cautérisation. — Le calorique ou chaleur du feu transmise aux tissus par le moyen d'un corps intermédiaire, peut aussi agir sur les organes à la manière caustique des potentiels; mais entre le caustique médicamentieux ou potentiel et le feu proprement dit ou cautérisation actuelle, il existe un manifeste caractère différentiel, savoir : que le caustique médicamenteux, tout en désorganisant les tissus, peut se dissoudre, être absorbé et empoisonner le patient, tandis que le feu désorganise purement et simplement sans autres résultats consécutifs qu'une fièvre locale pure et simple. L'emploi du feu, néanmoins, ne laisse pas que de demander la plus grande circonspection aussi.

Le fer est l'agent intermédiaire auquel le médecin et le vétérinaire ont le plus généralement recours. Pour peu que le corps morbide organisé que l'on veut détruire soit considérable, rarement le fer chauffé même à blanc l'anéantit jusqu'à la racine sans l'action préalable du bistouri. Toute tumeur morbide incomplétement détruite ne tarde pas à revégéter avec une vigueur plus active ; exemple : la verrue squirrheuse dont le calorique arrêté par l'escharre du cautère n'a point totalement détruit les dernières fibres radicales. Le cas est fort commun ; très-fréquemment aussi l'action du cautère peut aussi aller au delà des limites voulues.

En résumé, la cautérisation potentielle et la cautérisation actuelle doivent être deux opérations essentiellement et exclusivement du domaine des médecins et des vétérinaires, sauf cas urgents, tels que morsure rabique et invasion charbonneuse subite.

Le genre de cautérisation vulgairement appelé feu est une opération en elle-même, il faut l'avouer, aussi barbare que les résultats en sont heureux quand elle est pratiquée à propos et méthodiquement. Ici encore l'anatomie et la physiologie ont un tel rôle à jouer, que l'homme de l'art, de toute nécessité, doit être le seul et unique acteur. Le cas qui nécessite l'opération, l'âge, la race et la nature du sujet, la région, l'organisation de sa peau, etc., etc., sont autant de circonstances dont il importe de bien tenir compte.

Le feu se met en raies, en pointes, par approche et par application souscutanée ; ce dernier mode a été conseillé par un savant vétérinaire italien comme bon moyen curatif de boiteries de hanche et d'épaule. Le feu par approche est infidèle et de difficile application précise; le feu en raie tare toujours énormément les animaux; la cautérisation en pointes à égale dose de calorique, à pareille intensité d'action tare infiniment moins et chaque jour est de plus en plus préférée par les bons praticiens.

Autant le feu convenablement appliqué peut donner de bons résultats thérapeutiques, autant les conséquences en sont funestes quand une main ignorante et inhabile manie le cautère qui en est l'agent.

Cerise. — Ce nom pittoresque exprime une sorte de végétation carniforme très-commune sur les plaies ayant siége dans les régions à tissus hétérogènes; ainsi autour des tendons, des·os, ainsi par-dessus tout dans les plaies du pied de nos grands monodactyles.

Les cerises sont simples ou consécutives; quand elles ne consistent que dans une végétation de tissus irrités par défaut de méthodique pansement, l'excision de la carnosité, une pincée d'alun calciné ou simplement de sel marin, plus un tampon de filasse et des éclisses, puis quelques tours de bande en font prompte justice. — Quand elles indiquent par la suppuration qui baigne leur base, une exfoliation profonde d'os, de ligament ou de cartilage, la rainette et la feuille de sauge du vétérinaire doivent promptement et de toute nécessité intervenir. Les caustiques préconisés et appliqués par l'empirisme, souvent ne font qu'augmenter et aggraver les dangers du cas.

Circulation. — En parcourant les intestins, les aliments se divisent en deux parties, l'une plus, l'autre moins abondante ; la première, après environ vingt-quatre heures de séjour, est expulsée sous le nom et la forme d'excréments ; la seconde au fur et à mesure de sa formation, est absorbée par les veines et un certain ordre de vaisseaux qui vont des intestins au cœur, on la nomme chyle. Du côté droit du cœur où il se mélange avec le sang que toutes les veines du corps concourent à y ramener, le chyle mélangé au sang veineux est lancé dans le poumon où son contact avec l'air lui donne toutes les propriétés nécessaires à l'entretien des organes. Ainsi mélangés et vivifiés, ces liquides reviennent au côté gauche du cœur par un canal particulier ; soudain, par un autre canal qui à quelques centimètres de son origine se divise en deux et ensuite en ramifications de plus en plus infiniment multiples, les mêmes liquides sans plus d'arrêt, parcourent tous les organes auxquels ils fournissent leur éléments d'entretien, de réparation (*et d'accroissement chez les jeunes sujets*).

Les bons aliments font le bon chyle, les mauvais aliments font un chyle pauvre et de mauvaise qualité, un air vicié et insuffisant augmentent les vices d'origine du sang et peuvent devenir la source de maladies plus ou moins graves ou incurables, suivant l'intensité et la durée d'action des causes.

On appelle apoplexie l'afflux extraordinaire et subit du sang soit sur un organe unique, soit sur un système d'organes ; l'apoplexie est plus vulgairement connue sous le nom de coup de sang ; ainsi coup de sang au cerveau, coup de sang aux intestins, coup de sang à la rate. A l'autopsie des animaux qui ont succombé, on trouve en effet du sang accumulé dans le tissu de l'organe congestionné ; presque toujours, même leurs vaisseaux sont déchirés et leur ensemble représente un caillot sanguin, telle la rate dans le mal de sologne.

Dans le but de conjurer les diverses apoplexies, on a l'habitude partout de saigner les animaux qui prennent un état inaccoutumé, c'est-à-dire qui de maigres deviennent plus gras ; c'est une louable prudence : mais il serait bien plus rationnel de toujours les tenir à un régime proportionné aux déperditions que les circonstances leur imposent, savoir de les nourrir en quantité et en qualité différentes suivant les travaux, la plénitude, l'allaitement ou l'inertie de la majorité des fonctions ou mieux des forces de désassimilation. Il ne faudrait pourtant point inférer qu'un animal doit être continuellement très-peu nourri, parce qu'il ne travaille que très-peu ; par là on altérerait immanquablement et gravement son organisme.

Chaleurs. — Rut. — L'instinct de reproduction est l'un des principaux caractères distinctifs des animaux. On donne le nom de chaleurs ou de rut à ces manifestations chez les femelles. Les phénomènes matériels qui l'expriment ont la plus grande ressemblance : agitation, inquiétude, intonation particulière de la voix, suractivité de la circulation, amoindrissement et irrégularité d'appétit, hypertrophie momentanée des organes sexuels, irritabilité, indocilité, souvent aigrissement, plus rarement adoucissement de caractère, tels sont les signes les plus communs du rut. L'époque n'en est pas la même pour tous les animaux, tant domestiques que sauvages ; mais chose qu'on ne peut s'empêcher d'admirer, c'est que la nature ou mieux Dieu, chez tous les êtres qui nous entourent, a imprimé un tel cachet d'ordre, que tous ne songent à s'accoupler qu'à une époque telle que la fœtation ou naissance des petits vienne correspondre à la saison la plus propice aux débuts de leur existence. Le printemps est le moment des naissances, du moins pour les espèces principales.

La répression des instincts génésiques n'est pas toujours sans de graves inconvénients. Si chez les grands animaux un travail régulier, quotidien et surnaturel étouffe plus ou moins la voix de la nature, il n'en est pas toujours de même chez les petites espèces que l'on ne fatigue par aucun service ; ainsi le chien, surtout celui de luxe, chez lequel on observe de si fréquents exemples de rage spontanée. La méchanceté de beaucoup de chevaux entiers n'a pas d'autre cause souvent non plus que les violences brutales employées par leurs conducteurs pour dompter leur caractère exalté par les appétits génitaux. Que si on remonte à l'origine de semblable perversité morale chez les juments et les mules, on arrivera à ce fait, qu'une époque de rut en a toujours été le point de départ. Si la castration est une barbarie (l'imputation est fondée), on peut ajouter qu'elle est une barbarie nécessaire.

Non-seulement l'orgasme génital peut réagir sur le moral, mais le physique lui-même n'est pas hors de ses fâcheuses influences : que de fièvres cérébrales, que de cas de tétanos en sont les conséquences indéniables ! que d'affections d'intestins, de poitrine, que d'accidents divers en sont également le résultat

immédiat ou indirect! Il est vraiment fâcheux que
les sommités vétérinaires, pour nuire à un modeste
praticien qui ne leur plaisait pas, ou pour mieux dire
qui leur faisait ombrage, aient jeté de la défaveur
sur la castration des vaches dont la douceur consécutive à cette opération n'aurait pas tardé à porter
l'attention publique sur la possibilité de réduire pareillement le caractère dangereux des mules et des
juments méchantes par l'application du même
moyen. Fasse qu'en dépit des basses jalousies con-
fraternelles, le laborieux et ingénieux vétérinaire
Charlier laisse son nom à la postérité et ses procédés
de castration des grandes femelles, ainsi que de ferrage des chevaux, à des hommes aussi capables qu'il
était lui-même bien inspiré, en créant ses méthodes!

Chancres. — Plaies à bords plus ou moins saillants
et rugueux avec tendance à toujours s'agrandir. Les
pattes et la gueule du chien en sont assez souvent
le siége, mais c'est aux oreilles de cet animal qu'ils
se manifestent le plus fréquemment. La disposition
flottante de ces organes, les offenses étrangères auxquelles ils sont exposés, l'irritation des piqûres de
mouches durant l'été, les secouements continuels de
tête effectués par l'animal agacé, les froissements et
déchirures contre son collier et ses parties métalliques en sont les causes principales.

Les chancres une fois bien caractérisés passent pour on ne peut plus rebelles aux traitements les plus rationnels et les plus énergiques ; pourtant il est souvent possible d'en triompher promptement et à peu de frais : En excisant les bords du mal avec des ciseaux, puis les cautérisant au fer rouge, en en escharrifiant toute la surface avec les caustiques potentiels, en enfermant toute la tête et les oreilles sous un bonnet en toile ou en filet, le plus souvent on n'arrive qu'à augmenter le mal.

Remplacer le collier par une simple et solide corde de trois ou quatre millièmes de diamètre, deux ou trois fois par jour oindre le mal avec gros comme une noisette de graisse chimique usitée pour les essieux de charrettes ; si des points continuent à affecter un aspect trop vif, les toucher tous les deux ou trois jours avec un plumasseau imbibé d'huile pyrogénée végétale, ainsi en dix ou douze jours on fait généralement disparaître les plus tenaces chancres auriculaires, sans douleur, ni mutilation aucune et sans récidives.

Charbon. — Maladie virulente, contagieuse, le plus souvent mortelle, consistant dans une détérioration spéciale du sang et variant de siége, mais surtout de forme, suivant les divers animaux. Quand on examine avec un peu d'attention les circonstances habituelles des localités où le charbon se manifeste le plus communément, on ne tarde point à s'expliquer l'essence de cette maladie et à se rendre compte de ses causes surtout.

La Beauce est le pays privilégié du charbon ; l'été est son époque presque exclusive ; comme en Champagne, le pays chartrain n'est qu'une immense plaine dont l'horizon est à peine çà et là interrompu par quelques rares arbres. Or dans quelles conditions y vivent les menus troupeaux ? L'hiver, outre ce qu'ils trouvent aux champs, leur régime est chiche au râtelier ; de plus les bergeries presque partout sont sans air, sans lumière, sans soleil ; rarement on en enlève le fumier dont les exhalaisons miasmatiques viennent encore vicier l'atmosphère au milieu de laquelle les bêtes à sang déjà quotidiennement appauvri sont condamnées à mal respirer durant quinze à dix-huit heures par jour. L'été arrivé, le sang est pauvre, peu abondant, mal vivifié, tout l'organisme à bout : alors tout à coup une riche et substantielle alimentation étant donnée à discrétion, des flots de sang soudain emplissent, distendent les vaisseaux et saturent les organes ; le soleil montant, la température atmosphérique s'élève, l'air se raréfie, les bêtes endurent la soif, consécutivement leur sang devient trop plastique, les fonctions de la circulation et de la respiration se ralentissent, s'effectuent mal, les congestions, les apoplexies arrivent, le sang de rate et le charbon font leurs ravages qui ne cessent qu'après les chaleurs et l'épuisement des herbes abondantes et succulentes des plaines.

En abreuvant plus soigneusement les troupeaux en été, en modérant leur régime, en les envoyant passer alternativement deux ou trois jours la semaine en vallées fraîches et même humides, le reste du temps en les soustrayant à l'ardeur du soleil qui amoindrit notablement la dose d'eau de leur sang par la perspiration cutanée et pulmonaire, on enraye, souvent on conjure les pertes et en même temps on s'édifie péremptoirement sur l'essence du charbon et de ses causes.

Si les chevaux, si les vaches et les porcs qui ne subissent pas tout à fait les mêmes influences n'en sont pas moins très-communément victimes du fléau, indubitablement on ne peut l'attribuer qu'à la contagion de l'affection transmise par les moutons.

Le charbon se divise en charbon proprement dit et en fièvre charbonneuse. Le charbon proprement dit se manifeste par des tumeurs plus communes à la tête et aux orifices naturels chez l'espèce ovine; chez le cheval et la vache toutes les régions peuvent en être indifféremment le siége. La fièvre charbonneuse qu'aucun symptôme palpable ne décèle est beaucoup plus meurtrière.

Cheval, bœuf, mouton, toute bête en début de mal tout à coup devient triste, éprouve des tremblements partiels aux cuisses et aux épaules ; ses yeux sont rouges, sa bouche sèche, sa peau chaude ; l'appétit cesse net ; la soif le plus souvent augmente. Bientôt, si c'est le charbon proprement dit qui doit avoir lieu, apparaissent des boutons qui ne tardent point à se convertir en tumeurs de couleur d'abord rose, puis rouge, puis violacée, puis noire mûre sur les points dont le pigment de la peau est blanc. Si on l'abandonne à lui-même, l'animal paraît inquiet, il trépigne, témoigne souffrir, gratte du pied, change de place, parfois hennit si c'est un cheval, beugle si c'est une vache, la brebis se rend et cède sans trop se plaindre, le cochon grogne, se couche, se relève et souffle bruyamment ; des plaques rouges ou violacées, puis des élevures se manifestent à son cou, à ses oreilles ou à diverses autres régions de son corps. Au bout de six, huit ou dix heures d'invasion, quelquefois apparence de mieux se manifeste, mais ce n'est là qu'un phénomène éphémère ; bientôt se remontrent les tumeurs qui, de douloureuses qu'elles avaient commencé par être, deviennent indolentes et dont une crépitation très-perceptible au doigt et à l'oreille annonce la fin infaillible et très-prochaine de l'animal.

Si durant l'hiver les animaux étaient mieux logés, mieux nourris, mieux abreuvés, si à leur régime presque exclusivement sec partout, était intercalé au moins un repas de racines ou de tubercules par jour, si durant l'été on envoyait les bêtes tantôt en plaine et tantôt en vallée, si on leur donnait plus souvent à boire selon leur soif, infailliblement en Beauce comme partout où le charbon vient sévir tous les ans, on en conjurerait ou tout au moins on amoindrirait probablement les ravages de ce fléau.

Si les saignées sont rationnelles, si elles sont. recommandables comme préservatif, on n'en saurait dire autant quand le mal a fait son invasion.

Inciser profondément les tumeurs autant que possible selon le sens du grand axe du corps ou des membres, pour ne point trop dangereusement offenser les organes des régions envahies, les circonscrire un peu au delà de leur base avec le bistouri, puis cautériser hardiment à toute profondeur les solutions de continuité avec un fer rouge en pointe ou à lame, s'il témoigne de la soif, donner à boire à l'animal de l'eau acidulée au vinaigre ou à l'acide sulfurique (une cuillerée de ce dernier médicament par quatre à cinq litres d'eau), lui administrer des infusions aromatiques additionnées de quelques grammes de camphre et d'une cuillerée d'ammoniaque par litre de liquide, puis le couvrir, le tenir au repos absolu dans une écurie sèche et bien aérée ; lui administrer quelques lavements légèrement nitrés, alterner le vinaigre et l'acide sulfurique du barbottage par quelques grammes d'azotate de potasse, ainsi quand le mal n'est point encore trop avancé, on peut sauver un certain nombre de sujets ; sauf la cautérisation qu'ici rien ne motive, le traitement de la fièvre charbonneuse est le même que le traitement du charbon.

Règle générale : 1º immédiatement séparer les bêtes malades d'avec celles qui sont encore saines ; 2º agir avec la plus grande et la plus scrupuleuse circonspection tant pour soi-même que pour ceux qui aident ; 3º laver à l'eau bouillante les instruments et ustensiles divers qui ont servi ; 4º se bien oindre les mains avec du saindoux, de l'huile, du beurre ou tout autre corps gras avant de toucher un animal charbonneux ; 5º se bien laver immédiatement les mains, la figure et toutes les parties du corps accidentellement souillées par du sang, de la bave ou tout autre liquide provenant d'un sujet malade ; 6º enfouir les bêtes mortes *sans les dépouiller* ; 7º bien laver leur place à l'eau bouillante d'abord, ensuite à grand renfort d'eau chlorurée, et n'y remettre aucun autre animal avant huit ou dix jours au moins.

Charges. — Avant que l'anatomie et la physiologie soient venues éclairer les praticiens sur la nature essentielle des maladies, la médecine pharmaceutique était en grande vogue; mais depuis que la science positive a pris la place de la routine et des inspirations du hasard, nombre de formules sont tombées en désuétude, tel est le sort que commencent à subir les préparations vulgairement connues sous le nom de charges. La poix, la résine et diverses substances toutes excitantes en constituaient les principaux ingrédients. Sauf quand une sorte de bandage est nécessaire au maintien et à la compression des parties, l'ammoniaque, l'essence de térébenthine, la teinture de cantharides que l'on conduit à volonté dans leur action, sont préférables à ces emplâtres sous lesquels se cachaient des effets souvent trop énergiques ou trop faibles. Cette sorte de remède ne figure plus guère désormais que dans le codex des empiriques et des maréchaux, ainsi que des autres ignorants.

Chémosis. — Inflammation de la membrane qui tapisse la face interne des paupières tant supérieure qu'inférieure. Quand le mal est porté à suprême degré, on dirait que l'œil n'est plus qu'un morceau de chair rouge s'échappant de l'orbite. Cette affection est de prime abord plus alarmante que réellement dangereuse. Les courants d'air, les corps étrangers, les contusions locales, les frottements d'un collier trop étroit, des débris de fourrage, des arêtes d'épis peuvent y donner lieu également.

Avec des ciseaux courbes très-friands, exciser quelques plis les plus saillants ; s'il ne s'en écoule pas une certaine abondance de sang, ouvrir la veine lacrymale, réitérer une ou deux fois ces opérations, lotionner ensuite à l'eau de bluet et de coquelicot ou de plantain ; plus tard, ajouter à ces décoctions, quand l'inflammation est amoindrie, un peu d'eau blanche ou de sulfate de zinc et à la fin de l'eau vineuse ou alcoolisée ; se donner bien de garde de couvrir les yeux avec un bandeau. Des œillères couvertes et adaptées aux montants du licol seraient beaucoup plus convenables. Rarement cette affection dure plus de cinq à six jours, plus rarement encore elle devient grave et nécessite d'autre médication. Jamais insufflation d'aucune substance pulvérulente.

Chien. — Chenil. — Malgré qu'il sache et partout puisse bien mieux que les autres se passer de son maître, le chien est de tous les animaux que l'homme a soumis à son empire, celui qui toujours et en tout lieu lui demeure le plus fidèlement attaché.

Malgré ses exquises qualités morales supérieures, le chien en général n'est pas pour nous l'objet de soins mieux entendus que nos autres serviteurs; son élevage, son logement, son régime, tout chez lui laisse également beaucoup à désirer. Si à la saison du rut on laissait au moins une fois par an les femelles subir l'approche des mâles, si à beaucoup de ces derniers on n'interdisait point aussi rigoureusement non plus la satisfaction de leurs appétits sexuels, la rage serait chez ces animaux aussi rare qu'elle y est fréquente. — Si aux lices on n'enlevait point tous leurs petits ou si par contre on ne leur en laissait point un trop grand nombre à nourrir, ces dernières seraient moins sujettes aux squirrhes des mamelles et autres affections consécutives de l'exagération ou de la suppression des fonctions organiques naturelles.—Si on laissait plus longtemps qu'on a usage de le faire les jeunes élèves sous leur mère, si au fur et à mesure que le lait de cette dernière leur devient insuffisant, on y suppléait par des soupes saines et substantielles en même temps que fortement épicées et plutôt faites à la viande qu'au laitage, si contre l'opinion erronée et générale, de temps en temps on leur donnait un peu de chair crue et si on les tenait sèchement et chaudement dans un local vastement aéré, l'affection gourmeuse vulgairement appelée *maladie des chiens* deviendrait plus rare et d'une bénignité égale à la gravité qui jusqu'ici l'a distinguée.

Pour être sain, un chenil à meute doit être à deux compartiments : l'un sec, chaud et muni de grands vasistas vitrés et solidement grillagés pour donner accès à la lumière ainsi qu'aux rayons du soleil et à volonté pour renouveler l'air de ce dortoir muni de bancs nus l'été et abondamment paillés l'hiver ; le second à ciel découvert ou cour proprement dite, consacré aux ébats des bêtes, doit au moins deux fois par jour être lavé et balayé ; y établir un filet d'eau courante au moyen d'un réservoir supérieur et d'un robinet de décharge continuelle dans un baquet toujours plein, serait une pratique recommandable ; le sol doit en être indispensablement pavé ; des arbres à tête touffue pour le garantir des rafales de pluie, de vent et surtout de l'excessive ardeur du soleil sont encore indispensables. Toutes les six ou huit semaines blanchir à grand renfort de bonne eau de chaux additionnée d'un peu d'essence de térébenthine les murs, les bancs et le sol du chenil, c'est assurer la santé et le bien être des bêtes et la disparition de leurs puces.

Les loges spéciales des chiens de particuliers doivent autant que possible se rapprocher des mêmes conditions ; leur orientement au levant l'été, l'hiver au midi, est le plus convenable.

Ceux de grandes meutes comme ceux de petite chasse, tous les chiens doivent faire au moins deux repas par jour ; c'est une erreur désastreuse pour leur tempérament et leur durée d'existence, de ne point donner à manger à ces bêtes chaque matin de grand exercice ; la physiologie, l'affection que l'homme doit à ses bêtes et le désir d'en avoir bon et long service, devraient bien engager tous les chasseurs à soumettre ces animaux à deux repas quotidiens, celui du matin de bien meilleure heure les jours de fatigue.

Les maladies qui affectent les chiens sont assez peu nombreuses, mais en revanche la plupart sont de la dernière gravité, ce qui ne saurait être attribué qu'à la mauvaise qualité habituelle et à la mauvaise administration de leur régime.

De tous les jeunes chiens qu'on laisse jusqu'à trois ou quatre mois avec leur mère, un certain nombre ne subit même pas la maladie, et la majorité de ceux qui en sont atteints endurent sans d'aussi grands dangers que les autres, ses phases toujours plus bénignes, comme si la chaleur et les lèchements de la lice avaient de salutaires propriétés spéciales, comme si les rapports directs entre la mère et ses petits avaient encore certaine influence malgré leur existence independante.

En donnant de temps en temps aux jeunes chiens
alternativement un peu de rue, un peu de sabine ou
de semen-contra associés à leurs aliments et de temps
en temps également une pincée d'aloès, on conjure
les ravages vermineux, on prévient les catarrhes
gourmeux, on évite la maladie. Partout on donne
trop de laitage aux jeunes chiens et pas assez de
viande crue; on ne les tient pas assez proprement,
on leur laisse trop user leur paille. Brosser vigoureusement par tout le corps une bonne fois par jour
les jeunes élèves, serait également une louable pratique.

Quand le mal débute, que la maladie comme on dit
prend son sujet, diète et lavements, puis immédiatement pendant deux ou trois jours sirop de capillaire,
sirop diacode et sirop de quinquina, de chaque quatre cuillerées par jour en quatre administrations
par chien de moyenne taille (augmenter ou diminuer
suivant la corpulence et la stature des sujets). Si la
toux se déclare, si l'appétit baisse, si les flancs battent, séton sous la poitrine et par dessus application
de cent à deux cents grammes de farine de moutarde délayée en pâte (après avoir bien humecté toute
la région à l'eau tiède pour favoriser l'action du sinapisme) ; une forte toile percée de deux trous et pourvue de liens en manière de brassière d'enfant, est

l'appareil le plus facile et le plus recommandable pour maintenir les agents médicamenteux et les garantir de la dent des malades. Réitérer une ou deux fois la moutarde, si la respiration ne se régularise point, continuer les doses de sirop, de temps en temps d'éterger les yeux et le nez, ainsi et sans plus, presque toujours le mal, en dépit de la gravité primitive de ses symptômes de début, passe comme une indisposition. — Le séton conseillé sur la nuque est une malpropre insignifiance, les purgatifs drastiques trop généralement usités ne servent le plus souvent qu'à augmenter le mal. — Quand, malgré le décours des symptômes, l'appétit ne revient pas ou se déprave, que la maigreur persiste ou augmente, quelques pincées de quinquina ou de gentiane dans un peu de vin miellé améliorent notablement la situation. Un bon régime à la viande crue donnée à petites fractions souvent répétées est préférable au lait qui favorise l'invasion helminthique à laquelle par leur nature les chiens sont déjà trop volontiers sujets.

Le tœnia ou ver solitaire, les ascarides et les crinons sont les trois sortes de ver les plus essentiellement particuliers à l'espèce canine. Avec un à quatre grammes, soit d'huile empyreumatique animale, soit d'huile empyreumatique végétale dite huile lourde, administrés tous les deux ou trois jours, volontiers on en fait prompte justice.

L'huile empyreumatique végétale, plus ou moins étendue d'huile ordinaire, est un antipsorique qui triomphe également de la gale, ainsi que du rouvieux de cet animal; en blanchissant de temps en temps les chenils ainsi que les niches à l'eau de chaux aiguisée d'essence de térébenthine, on conjure la récidive du mal et l'invasion des puces qui tourmentent jour et nuit les bêtes.

Les ulcères des pattes et de la racine des griffes cèdent comme par enchantement aussi à quelques applications d'huile empyreumatique végétale ou de goudron de bois.

Cheval. — Le cheval est la plus belle créature de Dieu, et le plus beau serviteur de l'homme; sa taille, ses formes, sa docilité qui n'a rien de servile, la gracieuse harmonie de ses mouvements, enfin les services sans nombre qu'il rend, de tous temps ont fixé sur lui les plus hautes attentions et lui méritent encore chaque jour les regrets de ceux qui ne peuvent le posséder.

Si on croit à la Genèse, les premiers hommes se multipliant tous les jours, furent bientôt contraints de former des colonies et de quitter les lieux qui désormais ne pouvaient plus suffire à leur existence.

C'est alors que le cheval primitif a commencé à perdre de sa beauté de création, qu'il a dégénéré en suivant son maître, qu'enfin en s'éloignant du berceau du monde il s'est éloigné de sa pureté originelle en descendant sous des climats plus froids et plus humides; de là les différentes races de chevaux en un mot.

Le caractère, la conformation et le tempérament du cheval primitif se sont donc avec le temps adaptés aux climats différents et aux localités diverses. — Il est vraiment fâcheux que chez nous on n'encourage presque exclusivement que l'élève du cheval de plus ou moins de sang au détriment du cheval plus commun, du vrai cheval natif ou créé, du cheval véritable avec de l'étoffe, du membre, en même temps que près de terre, et dont l'amélioration n'est point une détérioration générale le rendant impropre à la culture, à la guerre, ainsi qu'à tout service sérieux et utile au pays.

La France est le vrai pays du bon et beau cheval de trait; le Perche, le Bretagne, le Boulonnais en sont les principales pépinières que les Anglais et tous les autres peuples nous jalousent.

Au lieu d'en abâtardir les formes par des infusions inconsidérées de sang étranger et de vouloir faire des chevaux demi-fins, si dans nos contrées propices nous faisions du cheval plus distingué et si dans nos contrées plus grasses et plus plantureuses les éleveurs s'évertuaient à améliorer leurs grosses et fortes races hautement staturées, d'abord par de bonnes sélections et ensuite par un régime et une hygiène bien combinés, nos bêtes fines vaudraient celles de nos voisins et nos gros chevaux émerveilleraient encore davantage le monde entier dont ils fixent déjà si fort l'attention.

Malheureusement nos juments conçoivent trop jeunes, nos étalons saillissent trop et trop tôt aussi; ensuite nous nourrissons trop nos élèves au gros manger et pas assez à l'avoine. Un autre point encore, c'est que nos poulains travaillent trop tôt et trop fort et ne mangent ni assez, ni assez tôt du grain non plus.

Si nous cultivions moins de plantes industrielles, surtout si nous faisions plus de fourrages, plus de racines, si nous imitions plus sagement les Anglais, si comme eux nous avions des hache-pailles, des concasseurs, des dépulpeurs, en un mot si nous laissions aller moins de mangers fibreux au fumier, que de bœufs nous pourrions nourrir de plus, qui aideraient nos poulains à la charrue, aux charrois et qui augmenteraient la masse de nos fumiers d'étables, les premiers de tous les engrais!

Chez nous on ne tient pas assez compte non plus des vices pouvant passer des parents aux rejetons. La pousse, la fluxion périodique, le cornage, les formes, les éparvins entre autres tarent un grand nombre de nos reproducteurs des deux sexes : il est vraiment fâcheux qu'une aussi importante matière n'ait point des règlements spéciaux et sévères.

Dans ces temps derniers on a voulu faire du cheval usé un animal de boucherie : qu'on demande aux piqueurs de grandes meutes comment se portent leurs chiens exclusivement tenus à la viande de cheval même de bonne qualité, même cuite et convenablement assaisonnée ! Qu'on demande aux malheureux soldats réduits à la viande de cheval seulement pendant deux ou trois semaines, comment ils s'en sont trouvés ! La chair du lièvre, du chevreuil, du sanglier *forcés* pendant à peine cinq ou six heures est de mauvaise garde, malsaine et se digère mal, on ne saurait le nier : or, le cheval que depuis l'âge de dix-huit mois ou deux ans *on force* tous les jours durant huit ou dix heures et dont sans cesse le régime devient de moins en moins naturel, peut-il donner une chair bien savoureuse et surtout bien saine, après une indéniable fièvre de courbature datant de dix à quinze ans ?

Chroniques (Maladies). — Quand une maladie

n'a cédé qu'incomplétement aux efforts de la nature ou aux ressources de l'art, quand la fièvre consécutive à son existence ne s'est que plus ou moins incomplétement éteinte, que l'appétit n'a reparu que plus ou moins convenable et que les organes primitivement souffrants ne sont rentrés qu'à peu près en fonctions, en un mot quand l'animal n'est qu'incomplétement guéri, on dit que sa maladie a passé à l'état chronique. Les affections chroniques, pour la plupart, sont toujours graves, attendu que rarement elles finissent par guérir tout à fait, attendu qu'elles nuisent aux services des animaux et fort souvent les font périr petit à petit : ainsi les maladies de poitrine, d'intestins et de cerveau entre autres. Les maladies chroniques de la poitrine sont les plus communes et en même temps les plus graves ; c'est pourquoi la loi du 20 mai 1838 les a tout particulièrement notées et stipulées sous la dénomination de maladies anciennes de poitrine ou vieilles courbatures.

Chutes. — De tous les animaux domestiques, le cheval est le plus exposé à faire des chutes ; les divers harnais qui empêchent le jeu de ses membres, les mouvements particuliers et subits que son conducteur lui impose, les chemins secs, glissants, inégaux, la fatigue, etc., etc., sont autant de causes de pareil accident toujours plus ou moins grave. Sauf chez les limoniers qui tombent sous une lourde charge, rarement les chutes amènent de graves révolutions dans les diverses régions du tronc ou dans les fonctions des organes contenus dans le ventre ou dans la poitrine ; la tête, les boulets et surtout les genoux sont les parties les plus exposées à offense en pareil cas, celles qui en conservent plus volontiers des traces plus ou moins voyantes et sérieuses.

Les lotions émollientes, des embrocations de saindoux, de populeum laudanisé sont très-recommandables sur les plaies de la tête encore assez souvent suivies de tétanos ; les douches, les bains froids quand la saison le permet, les corps gras sont très-rationnels chez les chevaux couronnés. Quand l'articulation des genoux est ouverte, que de la synovie s'en écoule, repos absolu, douches, égyptiac introduit jusqu'au fond de la plaie ; après quelques jours, vésicatoires au pourtour du mal. Si une inflammation extraordinaire a lieu, si une fièvre traumatique intense se déclare, saignée, diète, barbottage, continuation de l'égyptiac, douches froides à filet continu au moyen d'un seau plein d'eau suspendu au-dessus du garrot du cheval et muni d'un robinet pourvu d'une ficelle aboutissant et maintenue sur la région

malade; on doit appeler un vétérinaire avant la nécessité d'emploi de tous ces moyens.

La chute d'une ou des deux paupières supérieures
est aussi difficile à guérir que rare; cette affection
indique toujours une paralysie locale dont généralement les vésicatoires, les sétons et autres moyens ne
savent pas facilement triompher toujours.

La chute de la verge chez le chien est le plus souvent occasionnée par les tiraillements effectués dans
les efforts violents auxquels se livrent un mâle et
une femelle accouplés et harcelés par les gamins.
Les bains, les lotions vineuses et le temps en triomphent le plus souvent. — Chez le cheval, c'est presque toujours la conséquence d'une saignée trop
abondante ou d'une paralysie locale. — Dans la première circonstance, au fur et à mesure que l'ani-
nimal refait du sang, peu à peu le pénis rentre; dans
la seconde, l'affection est toujours grave et souvent
rebelle à toute médication; un suspensoir, des lo·
tions toniques à la lie de vin, de la propreté, sont
les principaux moyens à invoquer en attendant avis
d'un traitement que la nature et les causes du mal
pourront inspirer à l'homme de l'art, qu'il importe
d'appeler tout d'abord.

La chute du rectum n'est pas très-rare chez le

cheval et notamment chez les poulains de second âge ; une forte constipation en est souvent la cause. Bien graisser à l'huile tiède ou au saindoux toute la tumeur, administrer de quart en quart d'heure un demi-lavement mucilagineux ; si une abondante défécation ne s'effectue pas d'elle-même, introduire doucement la main bien huilée dans la région postérieure du canal, en retirer avec précaution les crottins agglomérés, revenir plusieurs fois à la charge avec les mêmes précautions ; enfin les voies bien déblayées, procéder à la réduction de la tumeur préalablement bien nettoyée et graissée à nouveau. Quand elle offre trop de fermeté, que son volume ne saurait franchir le détroit du sphincter de l'anus, que la muqueuse est trop congestionnée, sans crainte et même avec tout avantage, on peut y pratiquer avec un bistouri ou simplement avec le tranchant d'une flamme quelques mouchetures ; puis quand la tumeur est redevenue suffisamment molle, à force de nouvelles lotions et d'un peu de temps, on parvient facilement à la réduire : diète sévère, barbottage clair et nourrissant, quelques lavements administrés prudemment avec une seringue *démunie de sa canule*, inspection fréquente de la région, même surveillance continuelle pendant les deux ou trois premières heures qui suivent la réduction, ainsi on triomphe volontiers de cette indisposition plus effrayante que réellement dangereuse.

La chute du vagin et de l'utérus, assez commune chez la vache et la brebis, plus rare chez la jument et encore assez fréquente chez la truie, offre bien plus de difficultés de réduction que celle du rectum et les conséquences en sont également beaucoup plus graves. Le moyen de conjurer pareils événements consiste à tenir les grandes femelles prêtes à mettre bas, ainsi que celles sortant de parturition, sur un sol plus élevé par derrière que par devant : une autre bonne précaution encore, c'est de conjurer la constipation par quelques lavements et par un régime très-délayant en même temps que par un peu d'exercice.

La réduction du vagin et surtout de la matrice en complet renversement exigent des connaissances toutes spéciales et des manipulations hors des habitudes de tout le monde ; ce cas fâcheux échéant, il importe de recourir sans plus tarder à un homme de l'art. En attendant, modérer les efforts de la bête par une saignée proportionnée à son âge, à son état et sa force, éviter les déchirures et meurtrissures de l'organe souffrant en le faisant soutenir par des hommes sur une toile douce, si la bête demeure debout, ou bien glisser un drap mouillé à l'eau tiède entre la masse herniée et la litière, si la femelle demeure couchée (ce qui est plus ordinaire), par là on diminue les mauvaises chances et on amoindrit les difficultés de réduction.

Clapiers. — Quand à la suite d'un coup, d'une meurtrissure, d'une violence ou autre cause quelconque, un organe solide et plus ou moins profondément recouvert de tissus sains ne peut éliminer au dehors la portion qui s'est détachée de son ensemble, la suppuration qui se forme au point malade, par son accumulation se fait jour peu à peu à travers les tissus voisins les plus perméables et tend à se frayer une issue au dehors. On donne le nom de clapier au trajet fistuleux qui de la périphérie de la région vient aboutir au point essentiellement malade.

Si le produit mortifié est situé peu profondément, si l'épaisseur vivante qui le couvre n'est traversée par aucun nerf, vaisseau ou tendon de quelque importance, la mise à découvert du mal est aussi facile que rationnelle; mais quand la couche organique sous laquelle gît le point nécrosé est d'épaisseur considérable, que des muscles importants ainsi que d'importantes ramifications vasculaires et nerveuses la constituent ou la traversent, gare aux ravages du bistouri manié par une main ignorante et inexperte. Les sétons, que dans la conjoncture l'empirisme applique n'importe où dans le but *de tirer l'humeur*, les drogues qu'il profusionne pour en arrêter le cours ne font rien à la situation, quand elles ne l'aggravent point.

Claudications. — **Boiteries**. — Le plus commun des cas pour lesquels on consulte le vétérinaire, celui dont le diagnostic est souvent assez embarrassant pour le praticien, sans contredit c'est la boiterie. Pourtant suivant que le siége en est dans le pied ou bien dans la région thoracique ou pelvienne du membre affecté, les signes ont un caractère assez différentiel : dans les boiteries de la région ongulée, l'animal cloche plus fort sur le pavé que sur la terre, plus fort nu pied que ferré ; quand le mal a son siége dans la région cubitale, humérale, rotulienne ou fémorale, au contraire les symptômes sont sensiblement plus accentués quand on fait trotter l'animal sur un sol stratifié d'une épaisse couche de paille : dans la première circonstance, les dures commotions ; dans la seconde, la nécessité d'un ample jeu des articulations supérieures, expliquent l'exagération des signes du mal. Quand le mal a son siége au boulet, au canon, au genou ou au jarret, la vue et le palper, plus l'habitude, ne tardent point à édifier l'observateur sur le siége et la nature de l'affection.

Règle générale, quelle que soit la présomption plus ou moins fondée que l'on ait primordialement, le cheval boitât-il de l'oreille, on doit toujours commencer par déferrer le pied du membre souffrant : sur cent boiteries, quatre-vingts ayant leur siége dans cette région.

Les bleimes, les formes, les seimes, les mollettes, les nerferures, les suros, les rhumatismes huméraux, les éparvins, les jardons, les courbes, les varices, vessigons et hydrartroses fémoro-tibio-rotuliennes, les myosites et névroses de la région fémorale demandant des connaissances physiologiques, pharmaceutiques et chirurgicales hors de la portée du public; sauf quand les phénomènes accusateurs sont peu accentués, après l'emploi du repos, de bains, de frictions calmantes ou révulsives, il est de l'intérêt des propriétaires de ne pas différer plus de quelques jours pour consulter l'expérience pratique d'un homme de l'art.

Sur cent boiteries, quatre-vingts ont leur siége dans le sabot, snr cent maréchaux ou empiriques consultés, quatre-vingts à première vue accuseront le mal de siéger dans l'épaule ou la hanche, comme si par instinct ils voulaient tout d'abord commencer par mettre à couvert et excuser les fautes de leur ignorance ou des tardifs succès de leur maladresse, si souvent fautives.

Clavelée. — Claveau. — Clavélisation. — La clavelée est une maladie du mouton tout à fait analogue à la petite vérole de l'homme ; on appelle claveau le virus renfermé dans les pustules claveleuses. — On entend par clavélisation l'opération qui consiste à inoculer du claveau ou virus claveleux de mouton malade à mouton sain.

La clavelée est une affection désastreuse par les morts qu'elle fait, par l'altération fondamentale qu'elle occasionne à la peau et par la détérioration consécutive de toutes les toisons à venir. Grâce à Dieu et à des circonstances qu'on pourrait expliquer, plus nous allons, moins cette terrible épizootie se montre fréquente ! Dans les cas néanmoins où elle vient à éclater, il est deux moyens principaux d'en modérer le progrès et d'en amoindrir les ravages : le premier consiste dans la séquestration des bêtes malades et le cantonnement des troupeaux suspects ; du reste des arrêts et ordonnances de police administrative à la première alarme sont promulgués par les préfets et notifiés à chaque mairie des circonscriptions menacées ; le second, c'est la clavélisation. Quoique simple, il est prudent qu'elle ne soit confiée qu'à un vétérinaire, attendu que les vétérinaires seuls savent choisir les sujets les plus propres à fournir le bon claveau, attendu qu'ils sont plus que le premier venu, seuls aptes à bien opérer et que des piqûres mal faites peuvent, ou avorter, ou occasionner des pustules de mauvaise nature.

Quand la clavelée a inopinément et subitement envahi un troupeau, la clavélisation est inutile; on a même dit qu'elle ne pouvait qu'aggraver les dangers du fléau. Tenir les bêtes dans une bergerie vaste proportionnellement au nombre d'animaux qu'elle renferme, bien aérée et soleillée en même temps que chaude, c'est dans la circonstance, la première indication à remplir. Si l'éruption paraît languir et menace de se porter sur les intestins ou les poumons, on s'efforce de l'appeler à la peau au moyen de poivre moulu, de gayac, de sassafras en poudre ajoutés aux boissons ou aux provendes. Au contraire, si elle est suractive, confluente avec fièvre intense et grande altération, on en modérera les progrès par de l'eau miellée et acidulée ajoutée à celle des baquets à boisson; le vinaigre, la crème de tartre brute, un peu de sel de nitre seront ici avantageusement invoqués encore. L'eau d'abreuvage sera en outre fortement chargée de farine d'orge à laquelle on ajoutera un peu de farine de lin, et à défaut de poudre de tourteau : les racines de carottes hachées fin, saupoudrêcs de son ou de recoupe ou d'orge moulue, le foin doux, en pareille circonstance, sont tout à fait de saison aussi. Aux bêtes hors d'état de rien prendre elles-mêmes, il importe d'administrer des panades, d'épaisses eaux blanches, si on veut en conjurer la ruineuse convalescence ou la mort certaine. A de certaines bêtes précieuses épuisées et en rétablissement lent, on s'est bien trouvé d'ingurgiter plusieurs fois par jour et durant des semaines de bonnes rations de bouillon de basse viande.

Clou de rue. — Cette offense du sabot, que son nom caractérise suffisamment, demande toujours prompte attention. Déferrer et parer immédiatement le pied *à fond*, assouplir *à* rosée toute la périphérie du mal et enrayer l'inflammation consécutive à grand renfort de cataplasmes et de bains *froids*, tels sont les premiers points de la conduite à tenir. Si le mal est peu profond, si le corps offensant n'a point pénétré dans l'articulation, si l'accident est de récente date, l'instillation immédiate de quelques gouttes d'essence de térébenthine, malgré qu'on en ait dit, souvent fait très-bien.

Mais si le corps étranger a pénétré à toute profondeur, si la boîterie est intense avec concomitance de fièvre traumatique, immédiatement il importe de livrer la bête à la savante hardiesse d'un vétérinaire.

Les chicots, les cailloux anguleux ou tranchants peuvent également occasionner des accidents graves aux pieds des chevaux ou des bœufs ; le traitement de ces sortes d'accidents a beaucoup d'analogie avec le traitement des clous de rue, de même les enclouures par les ouvriers ferreurs.

Règle générale, toutes les affections du sabot demandent prompte diligence de la part des propriétaires, active et habile hardiesse de la part des vétérinaires ; hormis avec leur brochoir, leur rogne-pied et leurs tircoises pour le déferrer, défense expresse aux maréchaux et à quiconque ne connaît point l'anatomie du pied d'y pratiquer la moindre opération, sous peine d'aggraver le mal et souvent de le rendre plus ou moins incurable !

Cochon. — Positivement, chez nous, cet animal, qui du reste est de tout climat, de toute latitude, de tout pays et à qui non-seulement tout va, mais encore auquel tout profite, positivement le cochon n'est pas assez communément élevé. D'une venue plus précoce qu'aucun autre quadrupède, le porc devrait dans chaque village former au moins un troupeau commun parcourant avec double profit les champs incultivés momentanément, où sans nuire aux moutons, il vivrait et qu'il purgerait en même temps qu'il y laisserait certain engrais. Combien les bois profiteraient du *hant* fréquent des porcs, dont le grouin houettant les jeunes ventes, enfouirait suffisamment de graines échappées à leur voracité et ferait drageonner les racines inutiles en les rompant; en même temps il détruirait les myriades de vermines nuisibles au vieux, ainsi qu'au jeune plant.

Au lieu *de s'exposer* à le consommer directement, que les malheureux feraient bien mieux de nourrir et d'engraisser des porcs avec la viande des chevaux usés ou sacrifiés ; en l'associant à diverses moutures, à des racines cuites, à des tubercules, à des légumes de rebut, ils feraient avec cette viande, *qui à juste titre répugnera toujours*, une chair aussi sûrement saine qu'appétissante. Il est vraiment fâcheux que des particuliers aisés et intelligents, que des compagnies sagement intéressées ne prennent point cette bonne initiative, ne donnent point cet utile exemple !

Les maladies les plus communes du cochon sont l'angine, les soies et le charbon. Quand son hygiène est bien entendue, cet animal est d'un si bon tempérament et du reste vit si peu de temps, que rarement il peut devenir malade. Le lait miellé en boisson et un bon sinapisme autour du cou le plus souvent font d'emblée avorter l'angine débutante, de plus bonne litière, toit chaud, sec et bien aéré. Si le mal s'aggrave, passer dans la gorge un pinceau imbibé d'une forte dissolution d'alun ou d'eau de rabel à deux ou trois reprises consécutives; si malgré tout, l'affection progresse, hardiment réitérer. — Quand le mal doit être funeste, le terme en arrive promptement. — Rigoureusement et immédiatement séparer la bête malade des autres; en cas de mort, immédiatement enfouir le cadavre, sans chercher à aucunement l'utiliser.

En traversant le point infundibulé avec une aiguille courbe munie d'un solide fil, en arrêtant ce dernier au moyen d'un bon nœud, en décernant le mal aussi avant que possible, enfin en arrachant avec précaution et hardiesse l'espèce de tube qui constitue *la soie*, on guérit ce mal comme par miracle; au bout de sept ou huit heures le malade boit, mange et est redevenu gai. — La séquestration, le bistouri et le fer rouge sont les seuls remèdes contre le charbon. Angine, soies, charbon, quand ces affections prennent un caractère enzootique ou épizootique, il importe de s'appliquer à en rechercher les causes et de se faire assister dans cette importante étude par un homme plus spécial.

Coliques. — Sous ce nom générique on entend toutes les douleurs abdominales manifestées par des mouvements plus ou moins désordonnés; on les ap-

pelle encore tranchées, expression faisant juste image :
en effet, dans les douleurs d'entrailles, il semble que
les boyaux soient coupés avec un instrument tranchant. Quoi qu'il en soit, les coliques ou tranchées,
suivant leur siége et leur essence matérielle ou physiologique se divisent en coliques venteuses, coliques
d'indigestion, coliques stercorales, coliques étranglées
(hernies inguinales), coliques inflammatoires, coliques nerveuses et coliques vermineuses. Un symptôme général dans toutes les espèces de coliques, consiste dans les mouvements plus ou moins tumultueux
des bêtes qui se couchent, se relèvent et se roulent
plus ou moins violemment.

Cependant, à force d'en avoir vu de toutes les
sortes et à force d'avoir comparé les divers symptômes fournis par les divers malades aux lésions trou-
vées aux autopsies, le vétérinaire observateur finit
par savoir discerner et le siége et l'essence de ce
mal tout à fait uniforme aux yeux de l'empirique dont
le remède est unique pour tous les cas et qui souvent
consiste en une prière superstitieuse.

a. — Les mangers verts ou humides donnent volontiers lieu aux coliques gazeuses. — L'animal qui en
est atteint se couche, se relève plus ou moins ; son
ventre se ballonne, devient sonore à la percussion ;
l'évacuation des matières solides et gazeuses est

nulle. Lavements demi-froids, breuvages éthérés, fréquents bouchonnements et promenade. Si le ventre
se météorise outre mesure, ponction du flanc droit
au trocart *par un vétérinaire*. Le calme ainsi rétabli,
saignée, barbottage, diète, lavements émollients,
repos jusqu'à guérison définitive.

b. — La gourmandise et l'excessive faim sont les
deux principales causes des coliques d'indigestion;
leur siège est principalement dans l'estomac ou panse.
L'animal qui en souffre se couche et se relève avec
plus de précaution, souvent il ne se relève qu'à demi
et seulement *du devant*, il garde un peu cette position
comme pour faire couler plus loin la masse alimentaire qui lui distend l'estomac, les breuvages abondants exagèrent les crises. Ici les infusions toniques
concentrées, un peu éthérées et administrées froides
en même temps que sous un petit volume, sont de
toute rationalité; leur réitération à petites doses est
aussi rationnelle que leur abondance pourrait être
nuisible; lavements inutiles; bouchonnements jamais
nuisibles; promenade au pas favorable. L'indigestion
stomacale est toujours sérieuse, pour ne pas dire excessivement grave.

c. — La colique stercorale est tout à fait dangereuse : elle consiste dans l'accumulation d'une certaine quantité de matière alimentaire dans le gros

intestin, où elle finit promptement par se tasser, se
durcir, se feutrer, se conglomérer en masse compacte.
Au début, l'animal ne témoigne que des douleurs sourdes avec intermittence; durant les accès ou crises,
il se met sur le dos et y reste quelques secondes,
même quelques minutes, puis il s'agite, se relève,
reste parfois un peu debout, mais la figure toujours
inquiète, puis tout à coup il plie son corps, contracte
sa queue et se recouche toujours avec précaution;
dans son ventre on entend des borborygmes. — Trente
à quarante grammes d'élixir de Lebas dans un litre
d'eau froide sont, pour commencer, une bonne recette
à suivre; ensuite deux à trois cents grammes de sulfate de soude dans deux ou trois litres d'eau mucilagineuse tiède administrés de demi-heure en demi-
heure sont également à recommander, en même temps
que des lavements d'heure en heure et de vigoureux
bouchonnements tout autour de la région abdomi-
minale, puis de la promenade quand les malades se
tourmentent trop violemment. Introduire doucement
le bras bien huilé dans le rectum, chercher à atteindre la tumeur qui fait obstacle et à l'amener au
bord du bassin, puis s'efforcer *précautionneusement* de
l'aplatir en divers sens pour tâcher de la rompre, est
une méthode souvent salutaire et jamais dangereuse
sous une main prudente. Pour éviter que l'anse intes-

tinale ne subisse un mouvement de tension sous l'influence de son poids durant les mouvements de rotation violente et plus ou moins complète exécutés par le malade, c'est une bonne précaution de lui appliquer sur le dos une haute selle de limon ou un bât bien sanglé qui ne lui permettent que des quarts . de version.

d. — Toutes les coliques étranglées autres que celles occasionnées par hernies inguinales ou ombilicales sont généralement mortelles. — Quels que soient les signes que donne une bête à coliques, quel que soit son sexe, on doit toujours commencer par examiner si elle n'a ni hernie ombilicale, ni éventration sous-cutanée; si c'est un mâle, entier surtout, immédiatement porter la main aux régions testiculaires. **Dans** le cas d'éventration comme d'exomphale, on sent au palper une tumeur dure et sensible; l'animal se **dé**fend contre les manipulations; quand une herniè inguinale est la cause de mouvements désordonnés, le cheval a un faciès grippé tout spécial; souvent il se campe comme s'il voulait uriner, le testicule du côté malade est dur et immobilement tendu vers l'anneau, tout en faisant plus forte saillie que l'autre; ce dernier est toujours remonté, sa peau plissée; gé-néralement tout le scrotum et la région circonvoisine **sont moites ou même très-humides de sueur froide.**

— Sans plus tarder, il importe *de conduire* le malade à un vétérinaire.

e. — Dans les coliques inflammatoires, l'animal est triste, se couche avec précaution, a le ventre sensible, les reins roides, les mouvements lents ; son œil est rouge et injecté, sa bouche sèche et chaude, elle a mauvaise odeur ; les excréments, plus volontiers mous que durs, sentent fort. — Saignées, cataplasmes sur les reins, lavements, breuvages mucilagineux laudanisés, bonne couverture, eau blanche tiède, bouchonnements sur les extrémités, repos absolu en attendant le plus tôt possible une médication spéciale.

f. — Les tranchées rouges ont une exacerbation de symptômes qui les distinguent de toutes les autres espèces : agitation sans trêve ni relâche, versions complètes et incessantes, yeux rouges et injectés, sueurs générales, mouvements sans instincts, désordonnés et presque furieux. — Le sang afflue sur tout l'intestin dont il distend les vaisseaux, la gangrène est imminente. — Fixer l'animal en lui *liant* les membres avec des cordes solides, le tenir couché comme pour lui faire subir une opération grave. — Saignée de six à dix litres *avec quelques interruptions,* trente à soixante grammes d'éther, six à huit grammes de laudanum en breuvage dans un litre d'eau froide, bouchonnements vigoureux ; dès qu'il semble se calmer, laisser relever le malade, le promener les cordes aux pieds, réitérer saignée et breuvages suivant les symptômes et avec les mêmes précautions qu'au début. — Frictions à l'essence de térébenthine aux extrémités, lavements émollients et légèrement laudanisés. — Quand le calme est revenu, cataplasmes sur les reins, lavements émollients, diète, barbottage. — Appeler un vétérinaire pour diriger le mieux et conjurer une entérite grave ou même mortelle qui pourrait terminer l'accident.

g. — Les coliques vermineuses ont également, pour quiconque sait les saisir, leurs caractères spéciaux : les animaux plus volontiers maigres que gras, à poil plutôt terreux, terne et rebiffé que lisse et bien imbriqué, souvent semblent écouter dans le lointain entre leurs crises ; ils jouent de la lippe et font des mouvements de queue comme si des mouches les tracassaient ; de plus, leurs crises sourdes sont intermittentes. Dans leur ventre plutôt mou que ballonné on entend des borborygmes. — Débuter par une bonne dose d'élixir de Lebas, par des lavements d'eau tiède et de vigoureux bouchonnements, puis de la promenade sitôt qu'elles se manifestent pour faire oublier les crises, c'est presque sûrement appeler un calme immédiat. Quand l'animal est redevenu tranquille et se remet à manger, le tenir quelques heures à la diète et au barbottage, puis lui administrer de vingt à soixante-dix grammes d'huile empyreumatique animale ou végétale dans une infusion aromatique ; réitérer deux ou trois fois à deux ou trois jours d'intervalle. En assaisonnant les provendes du matin avec une jouitée de seigle depuis la veille au soir trempé dans du vin ou du cidre et en y ajoutant une forte pinçée de sabine verte hachée bien menu au moment de l'administration, on complémente admirablement la cure.

Toutes les coliques étant toujours des cas très-sérieux, au lieu de s'en rapporter à lui-même, au lieu de promener jusqu'à épuisement la pauvre bête par vaux et par chemins, tout propriétaire bien avisé, après une heure, au plus une heure et demie de soins infructueux, agira pour le mieux de ses intérêts en couvrant plus ou moins son animal, suivant la saison, et en le conduisant immédiatement chez un vétérinaire.

Collier. — Pièce principale du harnais de l'animal de trait. Le collier doit parfaitement s'adapter aux épaules par sa largeur. Il doit avoir en longueur un excès d'au moins trois doigts ; en d'autres termes, quand le cheval tire de toutes ses forces, on doit facilement pouvoir introduire trois doigts entre le bord inférieur de l'encolure et le point de jonction des mamelles du collier. Les colliers à clef sont tout à fait préférables aux colliers d'une pièce fixe. — Les colliers trop courts sont causes de pousse, de cornage, d'apoplexies, de rétiveté et de moindre intensité de forces. Avec un collier bien fait, bien adapté, solide sans excès de matière, un cheval de trait comme de voiture est notablement plus fort, plus vite et plus solide qu'avec une bricole exclusivement bonne pour les chevaux blessés à divers points de l'encolure.

Colombier. — Si les colombiers étaient plus proprement tenus et plus commodes, les pigeons donneraient plus de profit et dureraient plus longtemps. Air, lumière, soleil, fréquents curages, nids souvent renouvelés, accès interdit aux bêtes nuisibles, un peu plus de nourriture durant la mauvaise saison, moyennant ces simples pratiques facilement applicables, on peut amener à beau profit tous les colombiers qui partout ne donnent rien, sinon même de la perte.

Constipation. — Que les substances alimentaires, que la constitution atmosphérique ou toute autre cause quelconque la détermine, la constipation chez les animaux est encore assez fréquente. En proportionnant les rations à l'âge, à la corpulence et au travail des animaux, en leur donnant du barbottage

durant un ou deux de leurs repas quotidiens, en assaisonnant leurs aliments d'un peu de sel en nature
ou en dissolution, en excitant les fonctions de leur
peau et leurs réactions sur le tube intestinal par de
meilleurs pansages, on conjurerait cette espèce d'indisposition qui peut, soit dégénérer, soit se convertir en réelle maladie.

Diète, barbottage avec quatre-vingts à cent grammes de sulfate de soude en plusieurs fois, lavements
salins, bouchonnements, couverture, promenade ou
léger travail, tel en est le traitement.

Contagion. — Contact d'un animal malade avec
un animal sain. Beaucoup de maladies ont la funeste
propriété de se transmettre par cette voie. La contagion peut avoir lieu immédiatement ou médiatement : la morve, le farcin, le charbon, le typhus sont
contagieux médiatement et immédiatement. Quel
que soit leur mode de transmission, toutes les maladies reconnues contagieuses demandent la plus méti-
culeuse circonspection. — La plupart des affections
contagieuses d'animal à animal pouvant également se
transmettre à l'homme, tant par intérêt privé que par
intérêt général, on ne saurait jamais être trop précau-
tionneux. Si les épizooties, qui dans les siècles pré-
cédents anéantissaient la population animale de certaines contrées, ont totalement disparu, ou ne pa-

raissent plus que rarement et à l'état sporadique, il faut l'attribuer aux mesures administratives des départements et aux progrès de la médecine des animaux qui a pris la place des recettes erronées de l'ignorance empirique et des pratiques superstitieuses du moyen âge.

Controuverture. — Quand par suite d'une cause quelconque, de la suppuration s'est accumulée dans une région organique ou s'y est développée et que, vu la position du foyer en un point trop déclive, l'élimination ne peut s'en effectuer, par une controuverture partant du bas-fond du dépôt et venant aboutir extérieurement à un point correspondant propice, instantanément on en rend la complète évacuation très-possible; seulement eu égard à la région à traverser avec l'instrument et à la nature, la disposition, ainsi que la délicatesse des organes qui la constituent, la plupart du temps les controuvertures ne doivent être effectuées que par quiconque est pourvu de sérieuses connaissances anatomiques, à moins que les couches organiques à traverser soient peu importantes et très-superficielles.

Contusion. — De tous nos animaux, le cheval est le plus sujet aux contusions de toutes les sortes : chutes, coups, harnais mal appropriés, heurts contre de puissants corps résistants : telles sont les causes de ces sortes de lésions appelées plaies contuses, c'est-à-dire offense des organes sous-cutanés sans endommagements de la peau. — Une saignée générale quand le mal affecte de grandes proportions, ne peut que faciliter la résolution, après en avoir préalablement enrayé le progrès; les astringents, les réfrigérants, les douches continues surtout, sont aussi recommandables que faciles. Un baquet muni d'un robinet lui-même pourvu d'une ficelle aboutissant et fixée sur la région offensée constitue tout l'appareil; les astringents en compresses souvent renouvelées sont fréquemment employés dans les contusions du garrot et du dos par la selle à monter ou la sellette de limon. — Quel qu'en soit le siége, il est sage de ne pratiquer qu'avec circonspection la ponction des tumeurs contuses : l'air ainsi introduit, parfois peut occasionner la gangrène; en d'autres circonstances, il convertit en foyer purulent une tumeur sur laquelle, après les réfrigérants et les astringents, l'onguent vésicatoire souvent aurait agi comme résolutif souverain : ainsi les maux de taupe, de garrot, de dos et de reins ou rognon, etc., etc.

Convalescence. — Ainsi on nomme l'enrayement définitif des symptômes morbides d'une affection et le commencement du retour des fonctions vers leur état normal. Si la gouverne d'une maladie mérite de minutieuses précautions, l'administration d'un animal en convalescence, même la plus confirmée, n'exige pas moins de circonspection ; que de rechutes, ou pour mieux dire que de maladies en revirement fâcheux ont occasionné une mort qu'on était loin d'attendre ! — Travail prématuré, refroidissement inconsidéré, régime trop tôt et trop copieusement rendu à un malade dont le désir dépasse la puissance organique ; ou bien diète trop sévère et trop longtemps prolongée dont la conséquence se traduit par l'anémie, la cachexie, une infection purulente, ou le passage de la maladie à l'état chronique, tous inconvénients ou mortels ou presque aussi graves que la mort et qu'une conduite strictement dictée par la physiologie conjure aussi sûrement que l'ignorance de l'empirisme souvent les occasionne.

Cor. — Induration progressive, d'abord indolente de la peau, se propageant peu à peu aux couches sous-jacentes et finissant, à force de la répétition de sa cause, par déterminer une inflammation tout à fait vive, qu'augmente la tumeur primitive en jouant le rôle de dur corps étranger. — Dans le principe fort peu grave, le cor peut à la fin prendre un caractère plus sérieux et avoir les conséquences du mal d'encolure, de garrot et autres redoutables affections du genre carie, fistule, clapier, etc., etc.

Un collier trop dur, trop étroit, portant inégalement, des efforts de traction de bas en haut trop intenses et incessants sont les causes les plus communes du cor à la base du cou; une sellette de limon
mal rembourrée et portant inégalement ou trop san-
glée, la mauvaise assiette du cavalier, la disposition
vicieuse des panneaux de sa selle, sont les principales causes aussi du cor au garrot, au dos, au rognon.

Au début, le mal est sans gravité : obvier à sa
cause, exciser une partie du durillon, graisser souvent le reste pour en favoriser la chute. Ainsi, tout
en travaillant, le malade se trouve guéri. Mais quand
on a négligé le début du mal, quand une inflammation suppurative s'est propagée aux organes sous-
jacents et les a intéressés, l'affection alors devient
mal de garrot, de taupe, en un mot se transforme en
clapier avec fistule, c'est-à-dire atteint le dernier
degré de gravité et réclame les plus minutieux soins.
(Voir *Clapier*. — *Fistule*. — *Carie*.)

Cornage. — Bruit particulier extraordinaire que
fait entendre le cheval en respirant, surtout quand
on précipite ses allures. Le cornage consiste dans
une lésion de la membrane qui tapisse la gorge ou
des cartilages qui la constituent, ou bien des nerfs
qui régissaient leurs fonctions; quelquefois une tumeur survenue dans le conduit de la trachée ou une

offense de cette dernière peuvent encore occasionner ce vice. L'habitude qu'ont la plupart des cultivateurs de trop serrer le sous-gorge du licol de leurs jeunes chevaux très-turbulents occasionne aussi plus de cas de cornage qu'on ne le croit.

Quand cette affection est due à une inflammation chronique de la membrane qui tapisse la gorge, parfois on parvient à la faire disparaître au moyen de gargarismes irritants pour rendre au mal son acuïté, puis en administrant des électuaires adoucissants et appliquant plusieurs sinapismes consécutifs sous la région comme en cas d'angine aiguë. Le cornage consécutif à une tumeur dans la trachée se guérit d'emblée par la trachéotomie sur le point malade; mais quand il dépend d'une névrose ou d'un vice de conformation de la région, il est de toute incurabilité. Dans tous les cas, il est prudent de consulter un homme de l'art pour s'édifier sur le cas et sa nature. Les chevaux outrés et irrémédiablement corneurs peuvent encore rendre de bons et longs services, quand on les trachéotomise.

Les chevaux à tête busquée, à mâchoires étroites, à tête plate, sont plus que les autres sujets à corner; Le cornage est très-volontiers transmissible par génération.

Coryza. — Appelé rhume de cerveau chez l'homme,

le coryza du cheval souvent offre un caractère particulier et qui, à juste titre, alarme les propriétaires. Quand cette inflammation ne se traduit que par de la rougeur à la membrane qui tapisse le nez, par du jetage d'abord clair, puis plus épais, que même elle se propage plus loin, que sans aggravation de caractère elle se complique de bronchite, elle disparaît promptement et sans beaucoup de soins : une petite saignée, le repos, du barbottage, un peu de diète, du miel, quelques fumigations émollientes, une écurie sèche et chaude, une bonne couverture de laine, en quelques jours font justice de cette indisposition occasionnée le plus souvent par du refroidissement.

Mais quand la partie inférieure de la tête devient gonflée, que la membrane du nez se marbre et prend une teinte violacée, que du jetage jaunâtre et parfois un peu sanguinolent coule des narines, que la respiration devient bruyante, que les ailes du nez se gonflent, que des élevures multiples ou par larges plaques se manifestent en divers points de la périphérie du corps, que les extrémités locomotives s'infiltrent, que le scrotum chez les mâles, les mamelles chez les juments se couvrent de poussière blanche '(qui n'est autre chose que du sel), enfin quand l'animal devient triste, perd l'appétit, bave, respire profondément et avec bruit, que son œil est larmoyant et que la couleur des conjonctives est pareille à celle du nez, le cas est des plus graves, le coryza s'est converti en mal de tête de contagion. Il importe de promptement et tout d'abord séparer le malade du reste de l'écurie et d'appeler sur-le-champ un vétérinaire.

Des sétons à l'encolure, sous le ventre, aux fesses, les toniques, les ferrugineux, les diurétiques, de vigoureux et fréquents bouchonnements, de bonnes et amples couvertures, un peu de promenade au soleil, pour régime tout ce que l'animal voudra manger et à rations aussi minimes que fractionnées. — Gargarismes acidulés, détersions souvent réitérées des orifices respiratoires, légères fumigations à la vapeur d'eau, tel est un aperçu de traitement que les symptômes et les circonstances peuvent faire modifier. — Chose remarquable, dans cette affection (indubitablement avec altération des liquides), très-volontiers les sétons au poitrail deviennent gangreneux.

Couper (Se). — Tailler (Se). — Vice occasionné chez certains chevaux par une mauvaise direction des membres, un agencement incorrect des rayons qui les constituent; une bonne ferrure seule peut remédier plus ou moins au mal.

Les chevaux dont les pinces des pieds de devant divergent ou convergent trop, sont sujets à se tailler soit au boulet, soit à la face interne des genoux, suivant la plus ou moins vive allure qu'on leur impose. — En tenant les fers un peu plus épais en dehors qu'en dedans, en en rétrécissant d'un tiers ou de moitié la branche interne, à partir de la première étampure en pince, en remplaçant les étampures de mamelles par d'autres à l'extrémité de la même branche étampée aussi en talon que possible, en arrondissant la corne correspondant au tronquement du fer, on amoindrit sensiblement le défaut et on conjure les écorchures qui font souffrir, quelquefois boiter et même parfois tomber les chevaux cagneux ou panards. Pour les pieds postérieurs, le principe est le même, les fers turcs, c'est-à-dire dont la branche interne sans clous est très-étroite, ne valent pas, tant s'en faut, le fer à branche étranglée au point offensant le boulet opposé. — Avec un fer étranglé et posé judicieusement, quand les régions n'ont pas été antérieurement trop offensées, rarement il est besoin de recourir au bourrelet, ni à la guêtre. La plupart des chevaux qui se taillent étant généralement des bêtes de vitesse, il est bon de les conduire durant quelque temps à train modéré.

Courbature. — Dans sa signification étymologique, courbature exprime l'état d'une bête épuisée par suite de course à renfort de coups ; elle consiste dans une sorte de harassement avec irritation générale de tous les organes et de tous les systèmes actifs de la locomotion principalement. Le cerveau, les intestins, mais par-dessus tous les autres centres organiques, la poitrine peut à tout jamais conserver des restes d'efforts soutenus et exagérés outre mesure.

Quelques petites saignées, de la promenade ou un très-léger service, de bons pansages, des bains généraux de très-courte durée, si la température de l'eau et de l'atmosphère ne s'y opposent, puis immédiatement de bonnes couvertures, une abondante litière, un régime délayant à la farine d'orge, au son gras, aux racines fraiches, à la bonne paille, constituent un ensemble de conditions aussi favorables que possible à la disparition des conséquences de la courbature. — On appelle vieille courbature, la demi-validité dans laquelle demeure un animal dont on a exagéré les efforts et dont la poitrine a conservé des lésions incurables capables même d'occasionner la mort du sujet, si on en veut tirer un service sérieux et actif. La loi du 20 mai 1832 en a fait un cas rédhibitoire avec 9 jours de garantie.

Courbe. — Tumeur osseuse siégeant à la partie supérieure de la face antérieure interne du jarret. Elle est plus commune chez le cheval, plus rare chez le mulet et surtout chez l'âne, on la rencontre parfois

aussi chez les bœufs de travail. Elle peut être con-
géniale et héréditaire par conséquent; elle est moins
grave que le jardon et surtout que l'éparvin; quand
on y remédie de bonne heure, rarement elle fait boiter. Le feu en raies ou en pointes et les fondants sont
les meilleurs remèdes à lui opposer. Outre ses causes
d'hérédité, elle peut aussi être la conséquence de
violents efforts.

Crampes. — Les crampes ou contractions musculaires involontaires et douloureuses telles qu'en
éprouvent certaines personnes sont fort rares chez
les animaux, selon le dire des observateurs et des
vétérinaires. Ce que généralement on appelle crampe
chez le cheval et le bœuf n'est en bonne réalité rien
autre chose qu'une luxation plus ou moins complète
et irrégulièrement intermittente de la rotule. Le cheval y est encore assez sujet, la vache en offre aussi
des cas assez fréquents; l'âne et le mulet, qui ont les
tissus plus fermes, y sont moins exposés; plus les
animaux ont d'espèce, plus les exemples en sont rares. Les jeunes sujets en sont plus volontiers atteints
que ceux plus âgés. Chose singulière, la gourme des
poulains très-souvent y donne lieu aussi.

Les luxations intermittentes de la rotule, en général, n'ont pas une bien sérieuse gravité, surtout chez
les jeunes animaux; des frictions irritantes méthodi-

quement appliquées, un peu de repos absolu quand le mal est outré, du ménagement quand les chemins sont glissants, un bon régime et des stalles qui interdisent les mouvements latéraux à l'écurie constituent le principal ensemble de la médication essentielle et accessoire à invoquer.

Les cas de crampes passées à l'état chronique sont une rareté extraordinaire, au dire des plus anciens vétérinaires et des meilleurs praticiens actuels.

Crapaud. — Nom hideux d'un mal dégoûtant, expression pittoresque par laquelle, en médecine vétérinaire, on désigne l'une des plus repoussantes affections du cheval. Le crapaud consiste dans un ulcère rongeant qui débute lentement par un ramollissement de la fourchette, se propage aux talons, à la sole, aux arcs-boutants et de proche en proche finit par envahir toute la face plantaire, les quartiers et le sabot tout entier, au point de mettre l'animal hors de service.

Si l'humidité et la négligence des pieds peuvent occasionner semblable affection, il n'en est pas moins vrai que certains sujets y sont, par leur nature constitutionnelle, notablement plus prédisposés que d'autres, certaines races surtout.

Quoi qu'il en soit, tant que l'animal est de quelque prix, tant que son pied conserve assez de corne pour porter un fer, si le propriétaire est *intelligent et roulant*, on peut entreprendre la cure d'un cheval avec bonne chance de succès. Bon régime au grain, travail quotidien à la culture ou au trait *au pas*, écurie saine et sèche, telles sont les conditions nécessaires de réussite. Les plus puissantes causes de mauvaise chance sont le mauvais régime et le repos absolu.

En dix à douze pansements, c'est-à-dire en dix à douze semaines, quand l'opération a été hardiment et habilement faite, généralement le rétablissement a lieu. En parant à vif sole, arcs-boutants et fourchette tous les quinze jours, tous les soirs en nettoyant les sabots et les arrosant d'essence de térébenthine, notamment dans leurs lacunes et le creux de la fourchette, infailliblement on conjure toute récidive. — Dire que la connaissance de l'anatomie et de la physiologie du pied est indispensable à la parfaite et durable guérison du crapaud, c'est déclarer que tout empirique est ici encore plus que partout inapte à mener les choses à bien.

Malgré le mérite des divers topiques préconisés, rarement avec le même remède un ignorant arrive à fin heureuse. L'état du mal et l'aspect de la plaie doivent inspirer au praticien éclairé son agent du jour, souvent différent pour tel ou tel point du même pied.

Exciser le mal à fond, donner aux parties leur volume, forme et dimension normales, panser à sec ; au bout de cinq jours enlever l'appareil, appliquer un nouveau pansement aux caustiques, tous les huit jours changer l'appareil et gouverner la plaie suivant son état, tous les jours une ou deux fois instiller entre la plaie et le pansement deux ou trois cuillerées d'essence de térébenthine, tenir l'animal proprement, le bien nourrir, le faire travailler selon ses puissances (qu'au bout de cinq ou six jours d'opération le traitement n'entrave plus guère), ainsi on triomphe d'une maladie toujours curable, quand l'état et la valeur des animaux en méritent la peine et quand surtout on a affaire à un propriétaire qui sait et veut s'y prêter, je le répète.

Crevasses. — Inflammation particulière superficielle de la peau avec tendance à se fissurer transversalement. Les crevasses peuvent devenir excessivement douloureuses, et quand l'inflammation qu'elles occasionnent envahit toute l'épaisseur du derme ou même se propage aux organes sous-jacents, il peut en résulter des désordres les plus graves ; la roideur des extrémités, leur gonflement, la rougeur de la peau, la chaleur et l'irritabilité en sont les premiers symptômes frappants.

La malpropreté, les boues caustiques, la dureté des eaux de certains courants, de certaines mares

sont autant de causes notables. Les chevaux élevés
sur pâturages marécageux y sont plus sujets que
ceux de haute plaine ou de montagne.

Dès que le mal apparaît, arrêter l'animal totalement ou tout au moins modérer son travail, lui ton-
dre *à longue souche* l'extrémité malade (sous les poils
coupés à rez-peau l'inflammation s'exacerbe), brosser
longuement et doucement jusqu'à chute de toute la
poussière libre, avec force huile pure ou saindoux
oindre toute la région, recommencer une ou deux
fois la première journée, le lendemain au moyen de
savon blanc et d'eau tiède nettoyer à fond, puis bien
rincer : les parties redevenues sèches, à nouveau les
graisser avec une nouvelle dose d'huile ou de saindoux rendue calmante au moyen de huit ou dix grammes de laudanum par demi-kilo. Promenade ou léger travail suivant l'état de l'animal et son genre de
service. Débuter en établissant un long séton sous
le ventre est une recommandable pratique dont toujours on ne se trouve que bien.

Quand le mal est enrayé et dompté, s'il y a quelque écoulement ichoreux, s'occuper de le tarir par
des applications légèrement astringentes, puis toniques; de légères dissolutions de sulfate de fer, de
l'huile pyrogénée végétale étendue de partie égale
d'eau ou d'huile douce font merveille. On applique

du même topique plus concentré sur les points ulcéreux.

Si les crevasses menacent de se compliquer de javarts tendineux, les bains émollients, les cataplasmes de même nature, une saignée générale, les diurétiques, les purgatifs salins à petite dose sont à recommander. Les javarts tendineux, aussi dangereux chez le cheval que le panaris chez l'homme, pouvant assez volontiers venir compliquer les crevasses, pour peu que l'on conçoive de crainte, il est sage et parfois très-économique d'en référer sans rétard à plus compétent que soi-même.

Croissant. — Ainsi on nomme une affection spéciale du sabot des monodactyles. Elle consiste dans un vice de direction de l'os du pied qui, au lieu de porter à plat et un peu obliquement sur la sole, vient y aboutir par son bord antérieur. A la suite de la fourbure et très-souvent après un amincissement excessif de la sole et l'application immédiate d'un fort fer trop chaud, il se manifeste le même résultat fâcheux.

Antérieurement, amincir la muraille à souplesse, en parer méthodiquement le pourtour inférieur, *ne toucher aucunement à la sole*, ni à la fourchette, ni aux arcs-boutants ; disposer un fer étroit, épais, ajusté à l'anglaise et très-couvert en voûte, le brocher à petits coups, le munir de deux ou trois pinçons si on a lieu de se défier de la solide consistance de la corne, tous les soirs bien graisser toute la périphérie du sabot et même la sole, ainsi on pallie le mal, ainsi on met les animaux en état de travailler, ainsi on parvient encore assez souvent à les guérir, quand ils ne sont point fondamentalement estropiés, depuis trop longtemps surtout.

Croisement. — Dans le but de perfectionner plus promptement une race que l'on possède, par une race que l'on juge bon d'avoir, on allie des mâles ou des femelles d'une race que l'on a avec des mâles ou des femelles d'une autre race dont on envie certaines qualités ; c'est à ce genre d'opération qu'on donne le nom de croisement. Mais le moyen le plus naturel de perfectionner son bétail consiste à étudier, à chercher et à accoupler ensemble les sujets les plus accomplis d'un cheptel ; de cette sorte, en quelques années on arrive toujours sûrement et souvent à meilleur résultat que par l'introduction de sang étranger. En mariant d'emblée des sujets de tempérament, de conformation, en un mot de nature trop disparate, on s'expose à des infécondations et à n'obtenir pour résultat que des sujets incohérents, mal suivis dans leur construction et ne valant ni l'un ni l'autre de leurs ascendants.

On a dit que le croisement par les mâles était plus économique et meilleur, attendu qu'il coûte moins d'acclimater et de soigner particulièrement un mâle étranger que le nombre de femelles étrangères qu'un mâle indigène peut féconder, attendu que les rejetons d'un mâle étranger plus délicat s'apatrient également mieux sous une mère du pays.

On a encore dit que la mère transmettait à tous ses rejetons ultérieurs un cachet de ressemblance avec le mâle qui l'avait primitivement fécondée : de là cette induction, que les femelles vierges sont préférables à celles qui ont déjà rapporté, pour donner un bon croisement.

On a encore dit que les mâles du midi faisaient mieux dans le nord, que les mâles du nord dans le midi.

Un moyen aussi simple et connu qu'infaillible pour améliorer les races d'animaux, c'est le régime alimentaire. Avec de sages et persévérantes sélections et avec un régime bien combiné, on arrive toujours et immanquablement à un bon résultat. — Qu'on donne des pois, des féverolles, du trèfle, de la luzerne, du sainfoin et une suffisante quantité d'avoine à des poulains de médiocres stature et corpulence, à la quatrième génération, leurs descendants auront doublé les dimensions initiales de la race primitive. A des boulonnais, à des cauchois, à des artésiens, si on donne pareillement du foin de hauts prés, un peu de bourgogne, beaucoup d'avoine et de la paille de blé incomplétement battue, on désempâtera leurs formes, on améliorera leurs proportions, on avivera leur tempérament et au bout de quelques années on les croira du Perche ou de la Beauce.

Si la France, avec les sommes qu'elle donne aux Anglais, travaillait à améliorer ses animaux par ses propres ressources, nous serions moins les objets de leurs malignes autant que justes dérisions et nous ne tarderions pas à devenir leurs concurrents sérieux.

En soumettant notre race bovine, charolaise, mancelle et augeronne à une consanguinité bien dirigée, il est plus que probable que nous finirions par arriver à du durham français comme Bakwel est arrivé lui-même à ses courtes cornes rien qu'avec les bêtes de son pays. Imitateurs du fermier de Dishley, cherchons, rien ne s'y oppose, cherchons à faire des moutons charnus et à abondante laine longue avec nos espèces picardes, et des leycesters avec nos cochons augerons. Soyons moins tributaires des Anglais et devenons un peu plus leurs imitateurs, tout en restant nous-mêmes !

D

Dartres. — Inflammation particulière, généralement peu vive sur divers points disséminés de la
peau. Se manifestant par plaques plus ou moins étendues, à forme volontiers arrondie et à bords circons-
crits, les dartres passent à juste titre pour contagieuses d'animal à animal et même à l'homme. —
La vache, le cheval et en troisième lieu le chien,
sont les animaux qui y sont le plus sujets. Si certains d'entre eux y sont peut-être plus prédisposés,
néanmoins on ne peut s'empêcher de reconnaître
et d'avouer que la malpropreté en est l'une des principales causes, qu'ensuite sous ce rapport se range
le mauvais régime.

Les dartres, sauf quand elles existent autour des
yeux, sont sans gravité et la cure en est toujours

aussi prompte que certaine. La fin de l'hiver est leur époque de prédilection.

Aération des étables, appropriement, blanchiment des murs à l'eau de chaux, bons et vigoureux pansages, régime au son, aux racines, aux bons fourrages arrosés d'un peu d'eau salée, barbottages légèrement nitrés, tels sont les moyens curatifs préparatoires et adjuvants; ensuite, soit avec une ou deux applications d'huile de cade chaude, soit avec une ou deux frictions à l'huile pyrogénée végétale, en quatre ou cinq jours, qu'elles soient sèches ou humides, ulcéreuses ou limitées, ces sortes d'affections s'éteignent comme par miracle. Si pourtant, par un hasard peu commun, elles paraissaient affecter un certain caractère rebelle, une, au plus deux onctions de vésicatoire de Lebas immédiatement mettraient un terme aux choses. — Les sétons, les saignées et autres *chevaux de bataille* de l'empirisme sont ici de la plus parfaite inutilité.

Les dartres qui se manifestent au pourtour des yeux ne sont plus graves que par la plus grande habileté qu'elles exigent dans l'application des remèdes en réalité tout à fait les mêmes. La main plus habituée du vétérinaire est le principal motif qui doive engager à invoquer son intervention.

Débridement. — Quand, à la suite d'une cause

quelconque, certains organes ou certains systèmes d'organes plus ou moins sensibles et recouverts de peau ou d'autres membranes sous-jacentes peu extensibles s'enflamment outre mesure et consécutivement menacent de se gangrener, il est rationnel, pour favoriser leur gonflement, d'inciser l'enveloppe qui les étreint ; c'est à ces incisions qu'on donne en chirurgie le nom de débridement. Quand, à force d'émollients, d'anodins, d'onctions adoucissantes et de tous les moyens tentés, la région enflammée devient de plus en plus douloureuse, que les douches froides n'ont aucunement su enrayer le mal, le débridement est indispensable.

Mais la connaissance anatomique de la région n'étant point le domaine de chacun et la situation exigeant une hardiesse énergique, c'est au bistouri *du vétérinaire* à intervenir. A la suite d'introduction de dents de fourche, de dents de herse dans la croupe et la cuisse ou bien dans les épaules, très-volontiers, quand on ne s'y prend point trop tard, la gangrène qui menace est arrêtée par de longues et profondes incisions, ainsi que par des douches froides entretenues à filet continu sur la région menacée; de même dans les javarts tendineux.

Dégoût. — Quand les animaux ont une certaine aversion pour les aliments, quand ils manquent d'appétit, on dit qu'ils sont dégoûtés. Si l'affection cause du dégoût est vive, aiguë comme on le dit, ils ont l'œil injecté, la bouche sèche, chaude et plus ou moins rose; en plus la soif est ardente; que si au contraire le manque d'appétit est dû à une irritation lente, peu accentuée, si l'indisposition n'est venue que petit à petit et avec irrégularité, les symptômes ont un tout autre caractère : la muqueuse de l'œil est d'un rouge pâle ou mieux jaunâtre; la bouche sèche et jaunâtre aussi est enduite de mucosités épaisses, peu abondantes et mal odorantes, la peau est plutôt froide que chaude, les poils ont un reflet terreux, les crins tiennent peu; dans l'un comme dans l'autre cas, les reins ne sont pas très-sensibles : dans le premier, les crottins sont plutôt mous que fermes, ils sentent fort; dans le second, ils sont très-fermes et souvent enduits de mucosités un peu semblables à du blanc d'œuf mal cuit.

Dans la première espèce de dégoût, dont la cause réelle est une véritable inflammation intestinale, le repos, la saignée, le barbottage, la diète, le régime vert si on est en été, les carottes si on est en hiver, une bonne couverture, un cataplasme émollient sur les reins, quelques lavements à l'eau tiède, puis un ou deux bons pansages par jour, sont les premières indications à remplir. Si un franc mieux tarde un tant soit peu à se manifester, le vétérinaire doit intervenir sous peine de fin grave.

Lorsque le dégoût est venu plus lentement, par gradation, que l'animal par intervalles se décide encore un peu à manger de certains aliments préférablement à d'autres, que son œil et sa bouche sont plutôt jaunes-pâles que rouges, le traitement doit être tout autre. — Se bien garder de saigner est un point important. Donner quelques petites doses de purgatifs salins est une recommandation utile; quelques lavements, régime appétissant et fractionné, puis légèrement condimenté au sel, pansages vigoureux, travail très-léger ou nul. Si un mieux avéré se fait attendre plus de cinq à six jours, traitement en règle et guidé par l'art.

En variant souvent et judicieusement le régime des animaux, on évite à leur appétit de se dédire, on conjure ces blasements qui dégénèrent si souvent et si volontiers en irritation chronique toujours fort longue à faire disparaître complétement.

Délivrance. — On appelle délivre l'amas de membranes charnues que rendent les femelles ou immédiatement ou quelques heures après le moment critique de la parturition. Quand cette expulsion tarde trop, ce qui est assez fréquent chez la vache surtout, on a l'habitude d'appendre à la portion flottante de l'arrière-faix un morceau de bois, une pierre, un sabot, enfin un corps quelconque dont le poids aide le travail en retard. Ce moyen, inutile chez la vache, peut être dangereux chez la jument, qu'il provoque à exécuter des efforts et dont consécutivement la matrice peut se renverser.

Quand une femelle qui sort de mettre bas demeure en toutes autres bonnes conditions ordinaires, qu'elle boit, mange et a du lait, qu'elle ne fait point ou que très-peu d'efforts expulsifs, il est prudent d'attendre huit ou dix heures pour la jument, deux ou trois jours pour la vache. Quand au bout de ce temps rien ne s'opère, quelques lavements émollients, quelques injections de même nature dans la matrice sont rationnelles durant trois ou quatre jours encore. Rarement la jument est plus d'un jour à délivrer ; au bout de trente-six ou quarante heures, si la nature n'a pas opéré, il importe de la seconder, la putréfaction des matières et leur résorption possible étant capable d'occasionner chez cette femelle de graves conséquences ; la main est le seul remède à invoquer, tout emménagogue est inutile et même peut occasionner certains désordres graves.

Le mode d'adhérence du délivre à la matrice étant tout autre chez la vache, de plus cette femelle étant infiniment moins irritable et les mauvaises résorptions moins à redouter, sans inconvénient on peut temporiser davantage. Par des lavements on peut essayer de calmer les efforts; au moyen de quelques injections il est rationnel de chercher à désunir les points d'attache du délivre aux parois de l'utérus. Pourtant, quand après cinq à huit jours rien n'avance, introduire dans l'antre utérin la main préalablement bien graissée à l'huile ou au saindoux et tâcher d'extraire les membranes fœtales, est une tentative recommandable et toujours sans la moindre conséquence mauvaise, lorsque l'opérateur est prudent. — Si après pareil délai les adhérences sont encore trop intimes, si de légères tractions doucement effectuées sur divers points n'amènent aucun résultat, comme il est matériellement impossible d'aller décoller tous les points d'adhérence, attendu qu'un grand nombre sont plus éloignés que le bras n'est long, avec tout avantage on peut et même on doit y suppléer par des moyens pharmaceutiques sûrs.

Rue en poudre . . . . 30 grammes.
Sabine en poudre 30   —
Ergot de seigle en poudre. . . 08   —

Faire macérer durant dix ou douze heures les poudres dans deux litres de vin ou de cidre, ajouter un demi-verre de liqueur d'absinthe et administrer en deux doses à cinq ou six heures d'intervalle; rarement le rejet des matières tarde plus de deux ou trois jours à s'effectuer plus ou moins complétement. — Bon et entier régime à rations multipliées.

Quand l'arrière-faix étant demeuré, la bête fait des efforts violents, ou bien qu'elle trépigne, qu'elle est triste, qu'elle mange mal, que du gouflement existe extérieurement et qu'on a lieu d'en supposer à l'intérieur de la matrice, en un mot quand il y a inflammation, il importe qu'un vétérinaire vienne immédiatement mettre ordre aux choses par une médication méthodique.

Dents. — Les maladies dentaires chez les animaux sont infiniment plus rares que dans l'espèce humaine. Extraordinaires chez la brebis et chez la vache, ces affections se rencontrent néanmoins encore assez fréquemment chez le cheval.

La chute difficile des molaires chez les sujets arrivant à l'âge adulte, leur usure inégale chez ceux d'âge fait et la carie de ces mêmes organes assez commune encore entre trois et six ans, sont les principaux cas dont l'existence fixe l'attention des propriétaires et réclame l'intervention du vétérinaire. De trois à quatre ans et demi, tous les chevaux perdent six molaires tant à la mâchoire du haut qu'à celle du bas (trois de chaque côté). Si à cette époque critique on observait attentivement les jeunes animaux dès qu'on les voit plus ou moins dépérir, et si on leur faisait inspecter la bouche, combien on les soulagerait et actuellement et pour l'avenir! Que de pauvres bêtes, après avoir longtemps souffert, finissent avec une ou plusieurs dents cariées, par cela seul que ces organes ont été entravés, même arrêtés dans leur éruption par une sorte de scellement à sec des dents caduques correspondantes entre leurs deux voisines! Même attention par l'usure inégale au fur et à mesure de l'âge.

L'œil observateur du maître, la pince, la râpe creuse, le rabot du vétérinaire sont les moyens préservatifs et curatifs de la plupart des affections dentaires chez les animaux.

Désinfection. — Quand la morve, le typhus, le charbon ou toute autre maladie contagieuse s'est manifestée sur un ou plusieurs animaux d'une écurie, étable ou bergerie, il importe d'aviser aux moyens d'en conjurer l'invasion sur ceux qui doivent l'occuper ensuite. On appelle désinfection l'opération qui consiste à détruire le virus ou germe du mal. L'eau bouillante, l'eau de chaux, l'eau chlorurée alternativement employées au moyen d'arrosoirs et de balais, les dégagements de chlore souvent répétés et longuement prolongés dans les habitacles qu'ont occupés les bêtes malades, sont des moyens aujourd'hui reconnus infaillibles pour purifier les bâtiments qu'autrefois on démolissait et les harnais qu'autrefois également on brûlait. Laisser durant quelques semaines les appartements inhabités après leur désinfection, est un louable complément de prudence.

Dévoiement. — Diarrhée. — Dyssenterie. — On dit qu'un animal a le dévoiement quand ses matières excrémentitielles sont beaucoup plus liquides que dans l'état normal et qu'il les rend plus fréquemment. La diarrhée est la même indisposition portée à un degré plus élevé et avec quelques tranchées. Dans le premier cas, les excréments sont pâteux, dans le second, ils sont liquides et mousseux; dans l'un, l'animal est encore assez maître de commander au besoin, dans l'autre, le besoin est plus puissant que la résistance. Des tranchées intenses, du ténesme sont les symptômes de dyssenterie accusés par le malade; des stries sanguinolentes sont les signes qui viennent affermir le diagnostic du médecin.

Le repos, la diète, les lavements, le barbottage additionné de six ou huit grammes de sulfate de fer en trois doses par jour, triomphent promptement d'un dévoiement simple et même de la diarrhée; chez les très-jeunes animaux un ou deux œufs battus avec un peu d'amidon et de blanc d'Espagne en ont toujours bonne et prompte raison, surtout quand quelques lavements à l'eau de mauves et de têtes de pavots viennent apporter leur salutaire concours. — Dans le cas de dyssenterie, une ou deux petites saignées répétées à dix ou douze heures d'intervalle, des lavements mucilagineux laudanisés, quelques bains de vapeur sous le ventre, de bons et chauds cataplasmes incessants sur le dos et les reins, de chaudes et amples couvertures en laine enveloppant tout le corps, une abondante litière noyant les membres jusqu'au ventre et de deux en deux heures gros comme un œuf d'opiat composé de miel, de poudre de réglisse et d'un peu de laudanum, tous ces moyens sagement combinés triomphent du mal aussi promptement et aussi sûrement qu'on peut l'espérer d'une médication rationnelle.

Après toute espèce de maladie, régime modéré; après les affections intestinales, aliments riches en même temps que de la plus facile digestion et à rations moins copieuses et plus multipliées.

Diabétes. — Pisserie. — Chez l'homme, le diabètes est le plus généralement un cas fort grave; chez nos grands animaux domestiques, quelquefois il a de sérieuses conséquences aussi, mais le plus souvent il ne constitue qu'une simple indisposition sans suite et sans durée.

Les causes du diabètes ne sont point fondamentalement connues, celles de la pisserie s'attribuent
très-communément à la mauvaise avoine donnée à
fortes rations : les avoines étrangères, celles de
Bretagne et notamment les blanches qui nous arrivent par mer, sont sujettes à donner la pisserie aux
chevaux.

Soumettre les animaux diabétiques à un régime
tonique, leur rationner la boisson, charger leur eau
d'un peu de rouilie, de quelques grammes de sulfate de fer méthodiquement dosés suivant l'augment ou le déclin des symptômes, leur administrer à
l'intérieur la gentiane, le tan en poudre incorporée
à de l'extrait de genièvre avec addition également
d'un peu de sulfate de fer, par là on peut enrayer et
dompter définitivement le mal.

Dans le cas de pisserie, remplacer l'avoine blanche
suspecte par de la bonne avoine noire, rationner
l'eau, asperger les aliments avec une légère dissolution de sel, modérer un peu le travail; aux sujets
chez qui l'affection résiste, faire prendre par jour
vingt-cinq à quatre-vingts centigrammes de camphre
dans une livre de miel en deux ou trois administrations, par ce moyen, rarement l'animal affecté laisse
au bout de huit ou dix jours voir le moindre signe
anormal.

Diète. — Quand un animal est sous une influence inflammatoire quelconque, on amoindrit son régime, vulgairement parlant, on le met à la diète. La privation totale d'aliments solides chez les herbivores ne doit jamais dépasser trente-six à quarante heures ; sauf dans les cas d'affections cérébrales, la diète absolue est une erreur qui tue beaucoup de malades.

Chez les animaux, le sang est à quantité déterminée : or une cause quelconque vient-elle plus ou moins subitement en amoindrir la masse, immédiatement l'organisme le reconstitue aux dépens de tous les liquides naturels ou morbides : qu'on tire à un cheval, à un bœuf les deux tiers de leur sang, ils ne tardent pas à éprouver une soif inaccoutumée et à uriner moins ; de même s'ils ont des plaies en abondante suppuration, cette matière ne tarde pas à se tarir. Quand un cheval est affecté de mal de garrot, de taupe, d'eaux aux jambes ou de tout autre écoulement, il est donc imprudent, sinon même dangereux de le saigner un peu abondamment.

Quand le sang vient à se porter sur les poumons, le foie, les intestins, et menace d'en rupturer les vaisseaux, en pratiquant immédiatement une forte saignée on favorise presque instantanément sa résorption et partant la résolution de la maladie. La diète agit absolument de la même manière que la saignée ;

en arrêtant la formation du chyle, elle diminue le volume du sang qui par tous moyens sans cesse cherche à maintenir son équilibre de quantité.

Chez les animaux peu exercés et continuellement en bon état, de temps en temps un peu de diète, loin d'être nuisible, est on ne peut plus salutaire ; les liquides en semi-stagnation au sein des organes où ils tendent à se vicier, sont ramenés au torrent circulatoire et revivifiés au foyer pulmonaire où tout le sang vient passer toutes les vingt-cinq ou trente secondes, au dire des physiologistes.

Ainsi s'expliquent les bons et les mauvais effets de la diète et de la saignée *judicieuses* ou *intempestives*.

Diurétiques. — Ainsi on appelle les médicaments qui excitent la formation et consécutivement l'émission de l'urine. Le principal médicament de cette classe, celui qui est le plus actif, le moins dangereux et le moins cher, c'est le nitrate de potasse, vulgairement dit salpêtre, sel de nitre.

Sans être humoriste, on ne peut s'empêcher de reconnaître que la nature élimine par différentes voies les molécules organiques usées ou devenues inutiles. Les organes urinaires et ceux de transpiration sont ses deux principaux agents. Veut-on tarir un écoulement, anéantir une inflammation, même supprimer une sécrétion anormale, en commençant par faire prendre par jour à la bête sur laquelle on veut agir trente à quatre-vingts grammes d'azotate de potasse dans sa boisson ou dans un véhicule quelconque, on arrive plus promptement et plus sûrement à ses fins que sans l'auxiliaire des diurétiques ; c'est ainsi qu'on débarrasse en quelques jours et sans danger une jument de son lait, qu'on fait disparaître le commencement des eaux aux jambes, etc., etc., le tout, bien entendu, secondé par des applications topiques appropriées.

E

Eaux aux jambes — Affection hideuse, dégoûtante, faisant assez peu souffrir les bêtes au début, mais finissant par les estropier, soit par le poids qu'acquièrent les extrémités malades, soit en y occasionnant des crapauds.

La malpropreté et une prédisposition naturelle de certains chevaux en sont les principales causes. On a dit que les chevaux à sang pauvre, que les flamands et les picards y étaient plus sujets que les arabes, les anglais et tous ceux dits de sang. Pourtant en Angleterre, on voit beaucoup de sujets de race supérieure affectés de *grease* avec végétations ou eaux aux jambes avec grappes coulantes.

Quoi qu'il en soit, dès l'apparition première de l'affection, commencer par bien nettoyer les parties affectées, en amoindrir l'irritation ou inflammation à force d'onctions adoucissantes alternées avec de vigoureux savonnages à vif, ensuite soumettre la bête durant quelques jours aux diurétiques, tout en en exigeant sa somme habituelle de travail : Le mal une fois plus ou moins enrayé, poursuivre le traitement en établissant un long séton sous la région abdominale, sinon pour attirer l'humeur, ainsi que disent les empiriques [dont toujours l'ignorance explique sans gêne tout d'emblée], du moins pour dériver, c'est-à-dire déplacer l'irritation, comme pensent plus sagement les physiologistes, puis en appliquant sur la partie affectée, soit une dissolution plus ou moins concentrée de sulfate de zinc, de fer ou de cuivre, soit de l'huile de cade ou de l'huile pyrogénée végétale, puis revenant alternativement aux onctions adoucissantes, aux lotions détersives, suivant le résultat obtenu, ainsi avec un peu de temps et de l'intelligence, toujours on arrive à bonne fin.

Quand des végétations dites grappes sont plus ou moins développées, que le mal est tout à fait à l'état d'invétération, après les mêmes soins préparatoires de début, l'instrument tranchant d'un habile vétérinaire est d'indispensable intervention. Le tan, l'huile pyrogénée, l'huile de cade, le sulfate de zinc, de fer, de cuivre, la lie de vin, tous ces agents méthodiquement combinés ou alternés rarement man-

quent d'amener les choses à terminaison heureuse,
quand surtout la direction intelligente d'un homme
spécial de temps en temps vient diriger le traitement. Règle générale, bon et substantiel régime,
pansages vigoureux et travail selon les puissances.
De toutes les circonstances les plus contraires, l'inertie et un régime pauvre sont les plus à redouter.
Aussi bien que les crapauds, les eaux aux jambes,
qui en sont les analogues, toujours peuvent se
guérir parfaitement, radicalement et sans grands
frais, quand les animaux ont encore quelque mérite
et certaine valeur surtout.

**Ébullition. — Échauboulure. — Éruption de
sang.** — Le printemps et l'automne sont les saisons
de ce genre d'affection; pourtant on en rencontre
aussi des cas pendant l'hiver chez les sujets surtout
qui passent du travail au repos, d'un régime plus
chiche à un régime plus copieux. — L'ébullition est
sans gravité par elle-même, mais son essence pourrait fort bien affecter un caractère tout à fait sérieux; en d'autres termes, si le sang qui la constitue,
par un effet métastatique se reportait subitement sur
le cerveau, sur les poumons, sur les reins ou les
intestins ou tel autre système organique important,
le cas prendrait un tout autre caractère de gravité.

La richesse et l'abondance de la masse sanguine

donnant toujours lieu à cette espèce d'affection, une grande induction hygiénique à tirer de cette connaissance, c'est de régler autant que possible et surtout de proportionner le régime et le travail des animaux, en un mot d'équilibrer physiologiquement les circonstances diverses d'assimilation et de déperdition.

Quand par suite d'ignorance, d'incurie ou de circonstances hors de toute prévision, une attaque d'ébullition vient soudain se manifester, suspendre le travail de l'animal, lui pratiquer une ou plusieurs saignées plus ou moins abondantes selon son âge, sa corpulence et la plus ou moins complète réplétion de ses organes digestifs; — le tenir à demi-diète, au barbottage nitré; ainsi et sans plus, en vingt-quatre à cinquante heures on ramène les choses à leur normalité. — Les vifs refroidissements subits, les averses, l'abandon des animaux dans un courant d'air, les bains froids que prescrivent certains maréchaux et guérisseurs peuvent souvent occasionner de fort graves affections métastatiques, c'est-à-dire faire reporter le sang intérieurement sur un ou plusieurs organes plus susceptibles que la peau. De bons bouchonnements, une chaude couverture, une abondante litière sont de recommandables auxiliaires de médication dans la circonstance.

Écart. — Nom pittoresque, expressif, mais souvent
très-improprement appliqué à des claudications qui
n'ont rien de commun avec les claudications d'é-
paule ou de hanche. Les guérisseurs dont le coup
d'œil est aussi peu juste que leur suffisance est
grande, les maréchaux, dont l'ignorance, six fois sur
huit, est démentie par des faits matériels, tous les
amateurs accusent presque autant d'écarts que de
cas de boiterie. — La marche à pied ferré et ensuite
nu sur le même sol, quelques mètres d'exercice au
trot sur un terrain uni et comparativement sur un
autre terrain hautement stratifié de paille, ont bientôt éclairé l'homme fondamentalement connaisseur. Que de frictions révulsives ! que de sétons ! de
trochisques ! de feux de divers genres sont appliqués
journellement sur des épaules saines, que des formes, des bleimes, des cercles, des fers trop chauffés,
trop ajustés, trop étroits, etc., etc., font condamner
de pauvres bêtes à d'atroces douleurs imméritées autant qu'inutiles et à des tares hideuses et indélébiles !

Le véritable écart, étymologiquement parlant, est
le résultat d'une chute à plat corps avec les deux
membres antérieurs écartés en croix : ce cas est fort
rare ; mais que d'autres accidents à effets plus ou
moins analogues ! un cheval de selle, de tilbury ou
de gros trait marche au bord d'une ornière, sur un

sol glissant, écart possible. — Un cheval de charrette se prend l'un des membres antérieurs dans les traits de son voisin qui part brusquement, écart très-possible. — Un cheval de cabriolet ou d'autre voiture va plus ou moins vite sur un terrain uni, tout à coup une saignée, un caillou imprime une commotion subite au véhicule qu'il traîne, écart encore! etc., etc. — Si toujours les muscles qui relient l'épaule au tronc ne sont point déchirés par l'écartement du membre adhérant à la poitrine, souvent du moins ils sont tiraillés, les articulations commotionnées, autre sorte d'écart.

Quant au traitement, peut-être est-il généralement *un peu trop maréchal*. Immédiatement, au bout de quelques jours, comme après quelques semaines, application de brutaux révulsifs. — Pourtant, une ou deux petites saignées générales, des frictions calmantes et anodines alternées avec des douches froides seraient un début plus rationnel, avec du repos absolu.

Un mélange à parties égales d'essence de térébenthine, d'eau-de-vie camphrée et d'ammoniaque en frictions durant dix à quinze minutes, ensuite quelque temps d'exercice jusqu'à transpiration, puis immédiatement des douches froides continuées durant vingt minutes et plus, produisent souvent aussi un prompt et parfait résultat.

Les frictions à l'essence de térébenthine, les sétons, les trochisques au sublimé, le feu à la Nanzio, c'est-à-dire au fer chauffé au rouge blanc appliqué sous la peau incisée et disséquée, n'ont leur raison d'essai qu'après les tentatives précédentes.

Qu'il soit encore boiteux plus ou moins, ou en bonne convalescence, ou radicalement guéri, il importe que le cheval affecté d'écart travaille un peu moins du membre malade ou venant de l'être, que du membre sain : or, donner au trait correspondant quelques mailles ou trous de plus est une sage méthode.

Echauffement. — Mot très-généralement adopté pour exprimer diverses indispositions tout à fait indéfinies. La température générale de tout le corps plus élevée que dans l'état habituel en est le signe. A proprement parler, l'échauffement n'est point une maladie, mais en quelque sorte un signe prodromique ou précurseur d'une affection plus positive et possible. Échauffement intestinal, échauffement pulmonaire, échauffement vésical, etc., etc., ces mots veulent dire irritation, menace d'inflammation des intestins, du poumon, de la vessie, etc., etc.

Une petite saignée, du repos, du barbottage, un

régime modéré dans sa quantité, un peu de son ou de farine d'orge à la place de moitié, d'un tiers ou d'un quart de la ration d'avoine, sont l'expression d'une sage conduite; par là, très-volontiers on met fin en deux ou trois jours à certaines indispositions mal dessinées qui n'attendaient que la moindre occasion pour se transformer immédiatement en maladie plus ou moins gravement prononcée. Si les empiriques et guérisseurs étaient plus clairvoyants et ne prenaient souvent pour simple échauffement des affections franchement caractérisées, s'ils ne laissaient échapper un temps précieux en donnant des soins trop peu énergiques dans cette occurrence, une fois par hasard leur conduite serait exempte de blâme; mais malheureusement la plupart confondant l'échauffement de poitrine avec l'échauffement d'intestins et pensant que la médecine des animaux ne peut et même ne doit toujours se faire qu'avec force médicaments, souvent par une médication incendiaire ils convertissent en maladie réelle ce qui n'était que légère indisposition.

Écuries. — Tel est le nom distinctif par lequel on désigne l'habitacle consacré aux chevaux. Dans les villes, l'orientement, les dimensions et l'aération des écuries malheureusement dépendent trop de l'emplacement disponible; à la campagne, le manque de connaissances et le faux goût des propriétaires se traduisent aussi par des vices non moins manifestes dans ce genre de construction. En casernes, les chevaux agglomérés dans un espace disproportionné à leur nombre, sont condamnés à respirer vingt heures par jour un air miasmatique, méphitique et usé qui leur occasionne la morve, le farcin, des maladies de poitrine ou les tue petit à petit et ainsi abrége leurs services avec leur vie.

Dans les quartiers de cavalerie, en outre, sous prétexte que les chevaux soient mieux et plus mollement couchés, conformément à un pernicieux usage que le temps ne détruit point, on fait servir pour litière, des pailles trop usées, ou mieux trop saturées d'urine et de jus de crottin, source d'ammoniaque, d'azote et autres gaz délétères aussi nuisibles que du vrai poison.

Dans les fermes et chez les petits cultivateurs, où les écuries ne sont vidées qu'une ou deux fois la semaine, si les mêmes phénomènes pernicieux n'ont point lieu, si la morve, autre que celle de contagion, ne se manifeste jamais, si les refroidissements sont les causes exclusives des maladies de poitrine qui, beaucoup plus rarement, s'y manifestent, si les écuries n'engendrent jamais ces sortes de fléaux qui, parfois, ravagent les escadrons de troupes, on ne doit l'attribuer qu'à l'abondante litière fraiche qui

concentre les exhalaisons du vieux fumier et au bon
air que douze ou quinze heures par jour respirent les
chevaux à la charrue, à la herse ou aux charrois divers qui en outre favoris nt leur transpiration cutanée.

L'orientement à l'est est le meilleur, celui d'ouest
vient ensuite ; au midi, la lumière et la chaleur en
été incommodent trop les animaux et favorisent trop
l'invasion des insectes ; l'air froid, les rafales du nord,
l'excessive rareté de la lumière et l'impossible arrivée
du moindre rayon solaire doivent interdire cette
exposition.

Quelle que soit la direction que les lieux enjoignent
de lui donner, toute écurie doit être haute et acces-
sible à un air sans cesse facilement renouvelable ; la
longueur de chaque stalle doit équivaloir à deux lon-
gueurs de cheval, sa largeur à une longueur, et la
hauteur de sol à plancher, à trois hauteurs ; au
moyen de fenêtres et de vasistas, en tout orientement, on doit à volonté pouvoir y donner accès à
l'air, au soleil et à la lumière. Le sol doit en être
ferme, uni et imperméable à l'urine ; une ou deux fois
par an en badigeonner l'intérieur avec un fort lait de
chaux additionné d'essence de térébenthine, c'est en
conjurer l'accès aux insectes divers. Les mangeoires
posées sur pleine maçonnerie sont préférables à

celles assises sur chevalets. Un râtelier perpendiculaire est tout mieux qu'un râtelier obliquement fixé.

Appendus au dehors sous un appentis qui les met à l'abri du soleil et de la pluie, les harnais ne pourrissent point et sont mieux que derrière les chevaux, où l'air ne peut les sécher. Une porte d'écurie n'est jamais trop large; c'est une bonne pratique de la construire de deux pièces superposées.

Sauf leurs dispositions spéciales, les vacheries doivent être construites et tenues avec les mêmes principes ainsi que les bergeries.

La cohabitation avec des animaux bien logés n'étant aucunement préjudiciable, un homme doit coucher dans toute écurie où les chevaux ne sont point en boxes, du moins, c'est prudent.

Egagropiles. — Pelottes de poils feutrés que les vaches, les veaux, les moutons et les chèvres portent souvent dans leurs intestins. Chez les bœufs, les vaches et les veaux, qui y sont plus sujets que les autres animaux, cette production parfois nuisible, doit sa formation à l'ignorance et au préjugé : dans les pays d'embouche comme d'élevage, il est de croyance accréditée que la brosse, l'étrille et le bouchon sont nuisibles à l'engraissement; certains fermiers vont même jusqu'à arroser de cendre ou de sable le dos de leurs bêtes. En léchant les régions en prurit, l'animal charge les pointes cornées de sa langue de bourgeons de poils qu'il avale, et qui, en se feutrant dans l'intestin, forment les égagropiles.

Si rarement ces pelottes occasionnent des accidents sensibles, le manque de soins de la peau néanmoins donne toujours lieu à d'autres conséquences notablement désavantageuses. Les démangeaisons qu'endure la bête d'embouche, les mouvements incessants auxquels elle se livre, l'intolérable prurit que le moindre de ses déplacements suscite, la troublent dans son repos et incontestablement l'empêchent de profiter. — Les jeunes veaux d'engrais auxquels on donne un vigoureux coup de bouchon par tout le corps après chacun de leurs repas, bien qu'on en dise, ne tombent pas moins blancs que les autres et profitent mieux, le fait est aussi prouvé qu'explicable.

Les conséquences pathologiques des concrétions calcaires et des agglomérations de gobbes de poils sont absolument identiques, quand elles viennent, les unes comme les autres, obstruer le canal alimentaire.

Efforts. — On donne ce nom à toutes les conséquences résultant des violences que s'imposent les animaux pour arriver à un but imposé ou simplement satisfaire leur bravoure : effort de boulet, — effort de tendon ou nerf, — effort de hanche, — effort de cordon

testiculaire, — effort herniaire, — effort intérieur
(anévrisme, — rupture vasculaire), sont autant
d'accidents plus ou moins graves, plus ou moins
difficilement curables, et nécessitant indispensablement l'intervention du vétérinaire. La hernie consécutive à de violents efforts se reconnait aux coliques
qu'elle occasionne. — Le cheval affecté d'une inflammation des testicules, et plus communément du cordon, ou même des deux organes à la fois, offre l'aspect d'un animal nouvellement castré : son flanc est
cordé, son ventre retroussé, sa colonne vertébrale
voûtée et inflexible; il marche difficilement, ne se
couche point et mange mal :—Saignée,— lavements,
cataplasmes émollients sur les reins, — barbottage,—
régime vert ou racines ha hées, suivant la saison,
telle est la recette à suivre en attendant le vétérinaire.

Si les efforts de boulet, de tendon, de hanche sont
sans conséquences capables de compromettre la vie
du sujet, ils n'en demandent pas moins l'application
immédiate de remèdes capables d'en paralyser les
progrès. Les bains froids, l'eau-de-vie camphrée, une
bonne saignée de pince sont à recommander en cas
d'effort de boulet et de tendon; en cas de tiraillements et déchirures dans les muscles cruraux, des
douches froides et longtemps continuées sur la hanche ont aussi leur avantage spécial. L'essence, l'am-

moniaque, dont les maréchaux font immédiatement un usage inconsidéré, sont irrationnels au début ; les calmants, les anodins sont plus de circonstance.

Electuaire. — Choix de substances médicinales diverses incorporées au miel, et que l'on administre aux animaux dans un but thérapeutique, suivant leur position sanitaire. Les plus usités aujourd'hui sont les électuaires de substances pectorales, toniques, vermifuges, stomachiques et calmantes.—Si le mode d'administration des médicaments sous forme d'électuaire, n'entraine pas les graves inconvénients de l'administration sous forme de breuvages, il ne laisse pas moins beaucoup à désirer. Sur cent propriétaires, à peine si on en rencontre deux sachant faire manger au plus le quart de ce qu'ils s'évertuent à administrer avec le bâton ou trop gros ou trop petit, et muni d'un chiffon, dont généralement on se sert partout. L'animal perd au moins les deux tiers de l'électuaire.

 Quand on est seul, attacher court le cheval au râtelier au moyen d'une deuxième longe fixée à la muserolle du licol, se placer à droite de l'animal, lui saisir doucement la langue avec les doigts de la main gauche, continuer à la lui tenir ferme avec le médius, l'annulaire et l'auriculaire, le forcer à ouvrir la bouche avec le pouce et l'index écartés aussi grandement que possible, de la droite charger d'électuaire la spatule ou bout de latte dont on a arrondi les angles, l'introduire jusque sur la partie fixe de la langue, prestement quitter cette dernière, avec la main droite devenue libre, serrer la lèvre supérieure et la lèvre inférieure à leur commissure, puis retirer doucement la spatule en l'essuyant ; ce dernier temps effectué, avec la main droite qui n'a pas quitté la spatule, rapprocher fortement les lèvres pour empêcher la bête de rejeter le bol, ainsi on fait avaler aux monodactyles les substances qui leur répugnent le plus et, sans qu'ils en perdent un atome. — Il est convenable de n'administrer un second bol qu'après la déglutition complète du premier.

Emanations. — Quand une certaine quantité de substances fermentescibles est agglomérée et plus ou moins saturée d'humidité dans un lieu chaud, ses divers éléments constitutifs ne tardent point à réagir les uns sur les autres et à entrer en combinaisons nouvelles. On donne le nom d'émanations aux produits volatils qui s'échappent de ce foyer de fermentation. Les balayures de rues des grandes villes, les vases tourbeuses de marais, les fumiers amoncelés devant les étables, les cadavres d'animaux abandonnés les uns sur les autres dans de vieilles carrières épuisées, sont autant de foyers d'émanations plus ou moins dangereuses à respirer. En divisant chaque couche de matières fermentescibles par une certaine quantité de plâtras concassés, de plâtre neuf, de sulfate de fer ou couperose verte, soit même d'acide sulfurique ou huile de vitriol que l'industrie aujourd'hui est en mesure de livrer à bon marché, on arrête les émanations, on en conjure les effets et on conserve l'essence fertilisante des matières en amoncellement.

Embryotomie. — Opération qui consiste à diviser dans le ventre de sa mère le petit que, pour diverses causes, on ne peut en extraire d'une seule pièce. Quand il n'est point de conformation monstrueuse, quand il n'est mort que depuis très-peu de temps et surtout quand il est encore vivant, rarement le fœtus doit être divisé, si la mère par devers elle n'offre pas non plus quelques vices de conformation. Malheureusement, les charlatans et les empiriques, pour qui une sage temporisation et une étude un peu réfléchie sont des usages inconnus, ne connaissent que violence et brutale expédition des choses; c'est pourquoi, sans hésiter ils hachent, coupent et tranchent.

Par les blessures que l'instrument peut faire à la mère, par les froissements nécessaires aux allées et venues du bras de l'opérateur, par les meurtrissures qu'occasionnent indispensablement les abouts osseux plus ou moins saillants, l'embryotomie est toujours chose grave, et qu'il ne faut invoquer qu'en dernier ressort ; on ne la doit donc permettre qu'à une main avérée habile. En entaillant simplement la peau longitudinalement, et en remplaçant les eaux fœtales par d'abondantes injections d'eau de lin dans la matrice, des praticiens sont parvenus, sans avoir jamais besoin d'en diviser un seul, à extraire d'un seul morceau des veaux morts depuis plusieurs jours et emphytémateux outre mesure. Un bistouri dont la la lame à coulisse mobile sort de son manche et y rentre à volonté est un instrument précieux dans cette occurrence.

Emménagogues. — Les médicaments de cette classe, eu égard aux vues différentes que l'on a en les employant, devraient avoir en médecine vétérinaire une autre dénomination qu'en médecine humaine : exciter l'antre utérin à se débarrasser de son produit de conception d'abord et plus tard des membranes du délivre ou arrière-faix, est le rôle de ces agents spéciaux. L'ergot de seigle, la rue et la sabine sont les trois substances les plus usitées.

Avec cinq à huit grammes d'ergot de seigle concassé et infusé une ou deux heures dans un litre de vin ou de fort cidre, on obtient de manifestes contractions. La rue et la sabine s'administrent dans les mêmes circonstances et à la dose de quatre-vingts à cent grammes. On a plus souvent recours aux emménagogues pour provoquer le rejet du délivre, que l'expulsion du fœtus ; les voies étant d'un vaste accès, il est préférable d'aborder le fœtus à la main et de multiplier les liens de traction, plutôt que d'administrer des médicaments qui ne sont point toujours fidèles [et que la pharmacie ne devrait jamais délivrer qu'à un homme de l'art].

Emollients, adoucissants. — Remèdes qui par une humidité tempérée et une douce chaleur tendent à ramollir les tissus gonflés et enflammés ainsi qu'à en relacher les fibres trop tendues. Les émollients agissent non-seulement de l'extérieur à l'intérieur, mais encore de l'intérieur au dehors, quand l'usage en est un peu prolongé ; absorbés par le sang ils circulent avec lui et étendent leur action à tous les organes dont ils diminuent le ton et l'activité. Dans les maladies de poitrine, dans les affections intestinales leurs effets sont aussi manifestes que quand on les emploie en topiques sur une région extérieure vivement enflammée ; la juste vogue des émollients a été de tous temps et à bon droit durera autant que la sage observation des hommes attentifs.

L'eau est le premier émollient de tous ; bien plus, elle sert de véhicule à tous les autres dont elle partage l'action en même temps qu'elle la favorise, en les dissolvant et les entraînant dans le torrent de la circulation.

La farine de lin, les mauves, la guimauve et toutes les plantes dites grasses agissent comme émollients par leur principe mucilagineux dont se charge l'eau et par la propriété qu'ont ces végétaux cuits et réduits en bouillie de maintenir constamment une certaine dose de chaleur et d'humidité en contact avec les tissus enflammés.

Le son, comme matière de cataplasme, offre deux inconvénients manifestes : d'abord il ne sait pas longtemps conserver l'eau dont on le sature, en second lieu il tourne promptement à la fermentation acide, surtout quand il en reste un peu d'ancien sur la partie malade où on en applique du nouveau. Les diverses joubarbes, la molène sont encore d'excellents émollients aussi usités que communs à la campagne. La morelle noire agit comme émolliente par son mucilage et à la fois comme narcotique par sa dose considérable de principe anodin. — De même que la graine de lin agit mieux réduite en farine, de même, pour peu que leurs tiges aient acquis de fermeté, les plantes émollientes donnent meilleur résultat quand, avant leur cuisson, on les écrase avec une batte ou un maillet; d'un autre côté, elles impressionnent moins douloureusement les parties malades sur lesquelles on les applique. Leurs racines contiennent plus de mucilage que leurs tiges et que leurs feuilles auxquelles on donne la préférence sans doute à cause de la douceur plus marquée de la pâte en laquelle elles se convertissent plus volontiers que le reste.

Le miel est le meilleur et le plus salutaire adoucissant intérieur ; la poudre de réglisse, celle de guimauve de tout temps ont été au grand ordre du jour en médecine vétérinaire et à très-juste titre. — La gomme n'a de reproche à recevoir que celui d'être un peu chère. — La farine d'orge nourrit et à la fois adoucit admirablement.

Emphysème. — Étymologiquement enflure de vent, soufflure : on en distingue deux sortes : l'emphysème consécutif à une blessure par laquelle a pénétré une plus ou moins grande quantité d'air atmosphérique et l'emphysème occasionné par des gaz putrides issus de la décomposition de tissus organiques mortifiés. Les plaies de la trachée artère intéressée dans toute son épaisseur avec et surtout sans déchirure de la peau, les déchirures de la peau dans le voisinage des grands centres de mouvements comme dans la région humérale surtout, donnent très-souvent lieu à la première sorte d'emphysème. Ici, le mal est généralement plus effrayant que dangereux. Mettre l'animal au repos absolu, pratiquer

de petites incisions de place en place sur la peau bour-
soufflée, par des pressions de main de temps en
temps répétées évacuer l'air introduit, tamponner
ou clore d'une manière quelconque l'ouverture principale, tenir le malade à ration modérée, par là, quand
des désorganisations graves ne compliquent point la
situation, en quelques jours tout rentre dans la normalité ; mais si du sang et divers liquides mêlés à
l'air sont tombés dans une région déclive, il importe
d'y voir attentivement ; une fermentation et une inflammation de mauvaise nature ne tarderaient point
à amener de fâcheuses conséquences, ici comme dans
tous les cas moindrement douteux, il est prudent de
consulter le vétérinaire sans différer.

Quand l'emphysème est consécutif au charbon, à
une plaie gangreneuse, à la décomposition putride
d'un fœtus mort depuis quelque temps dans le ventre
de sa mère, le cas n'offre guère de chances de succès
et l'opérateur qui se risque à tenter un traitement
doit prendre les plus grandes précautions pour lui-
même et ses aides ; il doit se bien graisser les mains,
se garder de respirer les gaz qu'il évacue et par-dessus tout s'abstenir de la moindre manipulation, pour
peu qu'il ait la plus petite plaie vive.

Empirique. — Si l'empirique et le charlatan se
conduisaient conformément au sens étymologique du

mot empirisme, on devrait les entourer d'une considération égale au mépris que la plupart d'entre eux
méritent. Le mot empirique veut dire homme agissant par expérience; malheureusement chez cette
classe de gens, l'effronterie tient lieu de science et la
suffisance efface toute idée d'observation, sauf très-
rares exceptions. Quand donc avec sa crédulité de
moyen âge le peuple cessera-t-il de tenir autant à être
trompé ! Quand donc la savante sagesse et la délicatesse exquise du médecin et du vétérinaire désinté-
ressés, partout à la campagne ne seront-elles plus obli-
gées de céder le pas au charlatan pliant sous le faix
des médicaments, ou au guérisseur *par secret* et *sans
drogues !!* En attendant qu'une bonne instruction pri-
maire donne au public rural comme à celui des villes
un salutaire baptême intellectuel, que les vétérinaires
comme les médecins, au lieu d'attendre vainement
une loi qui les protége, s'évertuent donc patiemment
à mettre en digne évidence leur supériorité que chaque jour rend moins contestable.

A ceux qui reprochent à l'homme de l'art le taux
plus haut de ses honoraires, si on adressait l'invita-
tion d'établir l'addition des frais occasionnés par
l'empirique et le charlatan, en dépenses de table, de
café, de temps sacrifié à les recevoir, de médicaments
et de visites incessantes, ils ne tarderaient point à

reconnaître combien leur est plus coûteuse l'économie qu'ils prétendent avoir avec l'empirisme!

Emplâtre. — De jour en jour ce mode de médication tombe de plus en plus; sous peu il ne figurera guère que dans le formulaire du maréchal et du charlatan. Outre le notable inconvénient de laisser presque toujours plus ou moins de tares, l'emplâtre a encore celui de n'avoir qu'une seule action que l'on ne peut ni au besoin, ni à volonté modifier, quoi qu'il arrive. L'unique avantage des emplâtres c'est d'immobiliser plus ou moins bien les parties sur lesquelles on les applique; la poix, les résines, la térébenthine en sont les principaux ingrédients constitutifs.

Empoisonnements, poison. — Le mot poison dérive d'un mot latin qui veut dire potion, et celui d'empoisonnement d'un verbe de la même langue qui signifie donner à boire, sans doute parce que les premiers empoisonneurs faisaient prendre leurs drogues homicides dans les boissons. Les poisons et les médicaments sont très-souvent une seule et même substance dont la dose seule différencie les effets; ainsi beaucoup de drogues végétales employées par le thérapeutiste et le criminel.

Il est certaines substances inoffensives isolément prises qui en se rencontrant soit à la surface du corps, soit à l'intérieur de l'intestin, deviennent presque immédiatement des poisons de la plus dangereuse classe : exemple, un chien galeux frictionné le matin avec de la pommade soufrée par son maitre et quatre ou cinq heures après par un maréchal avec de *la bien meilleure graisse* (de l'onguent mercuriel double); le lendemain la pauvre bête toute jaune, au grand ébahissement du maitre et de l'empirique, périssait empoisonnée par absorption de sulfure de mercure. Un autre animal du même chenil avait la maladie vulgairement appelée maladie des chiens : un garde lui administre du calomel ; une heure à peine après cette administration, passe un autre garde réputé *bien plus savant* qui prétend guérir sûrement l'animal avec une poignée de sel ingurgité dans un verre d'eau. Deux heures après cette nouvelle administration, le chien était mort d'empoisonnement par le sublimé. Les médicaments ne devraient jamais être délivrés qu'à personnes connues expérientes, ni jamais être administrés par le premier venu.

Encastelure. — Maladie exclusive des solipèdes tels que le cheval, l'âne et le mulet; elle consiste en un resserrement du sabot avec douleur à chaque mouvement de progression. Le cheval à pieds encastelés perd de sa solidité et de sa vitesse. Un seul sabot peut être encastelé, le cas n'est pas rare ; mais le plus souvent, surtout chez les bêtes racées, ils le sont tous deux à la fois. Ce resserrement se manifeste surtout aux pieds antérieurs, rarement ceux de derrière en sont atteints.

L'encastelure est attribuable à plusieurs causes principales. La plus flagrante consiste : 1º dans l'habitude qu'ont tous les maréchaux d'abattre à fond la fourchette, les arcs-boutants et la sole des chevaux à chaque ferrage; 2º dans la manie routinière d'ajuster leur fer jusqu'à l'extrémité de chaque éponge ; 3º dans l'usage encore très-vicieux de chauffer la corne pour l'assouplir ; 4º dans la nécessité de ligaturer fortement tout le pourtour du sabot pour donner leur solidité nécessaire aux pansements de seimes, javarts, bleimes, atteintes, etc., etc.

En parant tout simplement le sabot avec méthode, c'est-à-dire en lui laissant sa hauteur voulue, en respectant sa sole, ses arcs-boutants et sa fourchette, et en lui mettant un fer à pantoufle dont l'ajusture inverse met la muraille comme sur deux plans inclinés, de plus en tenant toujours la corne bien grasse pour lui donner de la souplesse, ainsi quand le mal n'est encore ni trop ancien, ni trop avancé, tout disparaît en assez peu de temps et sans interrompre le service de la bête.

Mais quand la boiterie est intense, que la fourchette est atrophiée, que les arcs-boutants ne sont plus qu'une ligne et le sole des talons qu'un point, enfin quand le malade marche comme sur des épines, le pronostic est excessivement grave. Parer et ferrer le pied comme en cas d'encastelure à son début, établir tant sur le quartier externe que sur l'interne du haut en bas deux ou trois rainures, sortes de seimes allant jusqu'à la corne blanche (un cautère plat chauffé à blanc, quand il est bien manié, est préférable à une rainette, l'opération est plus régulière et plus prompte) faire deux ou trois applications consécutives d'onguent vésicatoire sur la couronne, en un mot jusqu'à obtention d'un notable engorgement de la naissance du sabot, puis lâcher l'animal dans un herbage marécageux durant deux ou trois mois, de la sorte on rétablit bon nombre d'encastelés.

Les maréchaux ignorant l'agencement et le mécanisme des parties constituantes du sabot et même du pied tout entier, d'un autre côté le maniement du cautère ainsi que de la rainette leur étant assez étranger, la main et l'œil du vétérinaire seuls doivent nécessairement intervenir au premier pansement et au moins une ou deux fois ensuite.

La névrotomie ou section des nerfs qui communiquent au pied sa sensibilité, est une opération à résultats médiocres. L'écartement du pied au moyen d'une espèce d'étau ne vaut pas le simple fer à pantoufle dont les résultats sont aussi prompts, plus sûrs et mieux gradués.

Règle générale, quand on sort l'animal de la prairie, il importe de ne point laisser la corne se dessécher; l'onguent de pieds ou tout autre corps gras doivent lui être quotidiennement prodigués.

Enchevêtrure. — On appelle licol une forte courroie de cuir qui se fixe autour du cou du cheval au moyen d'une boucle; la longe qui en est le complément sert à attacher l'animal à sa mangeoire. Le chevêtre est un autre appareil destiné au même usage; il consiste en un assemblage plus compliqué de différentes bandes de solide cuir cousues les unes aux autres et que l'on adapte à la tête des animaux. L'enchevêtrure proprement dite exprime l'excoriation que se peuvent faire les bêtes qui, en se grattant, se passent le pied dans *leur chevêtre*; mais le plus souvent, c'est dans la longe que le pâturon demeure pris. L'enchevêtrure affecte volontiers un caractère très-grave à cause de l'indispensabilité des mouvements incessants de la région et de la nature des tissus intéressés. Beaucoup de chevaux souvent en demeurent estropiés, il n'est pas rare d'en voir mourir. Généralement la guérison se fait longtemps attendre.

Avec une bonne longe en cuir blanc, passée dans un anneau fixé à l'auge et arrêtée par un lourd billot de bois, rarement les chevaux s'enchevêtrent. Quand par hasard l'accident a lieu, ils se blessent moins avec une longe de cuir, qu'avec une longe de corde ou une chaîne de fer.

Quand l'enchevêtrure est peu profonde, que la peau n'est intéressée qu'à sa superficie, avec quelques jours de repos et quelques onctions graisseuses; le mal est bientôt oublié. Mais quand le cuir est coupé à toute profondeur et que les tendons sont plus ou moins découverts et offensés, le pronostic est très-grave. Immédiatement des applications anodines et par-dessus des cataplasmes de graine de lin renouvelés toutes les sept ou huit heures sont à invoquer avec des bains émolliens intermédiaires; déferrer le pied est une sage pratique; le repos le plus absolu est de toute rigueur. La saignée, la diète, les barbottages nitrés sont de recommandables auxiliaires.

Quand on a le bonheur que l'inflammation tende à s'enrayer, on remplace avec avantage les plumasseaux laudanisés dont primitivement on recouvrait la plaie, par un mélange de térébenthine et de jau-

nes d'œuf battus ensemble avec addition de quelques grammes de laudanum :

Térébenthine de Venise. . .	60 grammes.
Jaunes d'œuf.	3 —
Laudanum de Rousseau. . .	8 —

Telle est une formule usuelle et bonne.

Lorsque l'inflammation est tout à fait domptée, que les chairs bourgeonnent et repoussent, on se trouve bien de remplacer l'onguent digestif anodin par des plumasseaux de filasse chargés d'onguent égyptiac plus ou moins étendu de vinaigre. Le sillon une fois comblé, les lotions vineuses, vinaigrées, l'égyptiac alternés avec quelques onctions de saindoux et de temps en temps un bon lavage, achèvent la guéri-son ; un fer à forte mouche à sa branche interne et avec très-haut crampon à son éponge externe, sou-lage singulièrement l'animal dont il aide l'appui et active le rétablissement.

Encolure (Mal d'). — Les bourreliers sont, en ce qui les concerne, presque aussi dépourvus de prin-cipes que les maréchaux. Sur cent cors et maux d'en-colure, les dix-neuf vingtièmes à juste titre sont attri-buables à l'irrationnelle confection des harnais. En général, tous les colliers en haut se terminent à an-gle trop aigu, ce qui occasionne des cors, des pincements et par suite d'affreux maux d'encolure; en bas ils sont trop ronds et trop courts. En disposant un collier de telle sorte que durant les plus grands efforts exécutés par l'animal, il reste un libre espace d'au moins trois doigts entre ce harnais et le bord inférieur de la région trachélienne du cou, jamais il ne remonte, jamais il ne gêne la respiration du cheval qui se plonge bravement et sans hésiter sur ses traits.

Au début d'un mal d'encolure de médiocre intensité, des applications fréquemment répétées d'argile et de vinaigre ou de dissolution de sulfate de fer, souvent en arrêtent les progrès et le font disparaitre. Si l'inflammation est de médiocre intensité, malgré un certain développement d'enflure, une ou deux applications d'onguent vésicatoire généralement donnent bon résultat. — Bon régime, continuation du travail habituel, *avec une bricole.* Les sétons que les maréchaux, les empiriques et autres ignorants ne manquent jamais d'appliquer dans cette circonstance sont d'une absurde inutilité. — Si un foyer purulent, si des clapiers se sont formés, le bistouri du vétérinaire doit sur-le-champ savamment et hardiment agir et ouvrir des voies d'élimination à la suppuration, de libres voies d'accès à la liqueur de villatte, agent héroïque dans la circonstance.

Enflure. — A la suite d'une plaie quelconque, lorsque les tissus intéressés s'enflamment, que le sang y afflue et occasionne du gonflement, on dit qu'il y a enflure ; ainsi les incisions de la castration, ainsi les sétons, notamment au poitrail et sous le ventre. Chez les herbivores dans certains cas d'indigestion stomacale avec météorisation, vulgairement encore on dit qu'ils sont enflés.

L'enflure consécutive à certaines opérations, comme à divers accidents avec déchirure de la peau et des chairs superficielles, est un phénomène naturel ; le sang y surabonde pour apporter à la région lésée les matériaux de cicatrisation dont elle a besoin.

Mais pourtant quand l'inflammation dépasse certaines mesures, il importe d'en enrayer les progrès. Dans le cas d'extraordinaire engorgement scrotal consécutif à la castration, les mouchetures, les scarifications, les bains de vapeur, les embrocations anodines, sur l'œdème exagéré de plaies contuses ou avec déchirures, les douches froides à léger filet continu font merveille. La diète, le barbottage nitré, un peu de promenade au pas sont de recommandables adjuvants dans ces circonstances.

Enclouure. — Pénétration d'un clou à ferrer dans les parties vivantes du sabot. Pas un seul maréchal ne sachant la disposition relative de ses différentes parties constituantes, pas un seul n'ayant jamais anatomisé un pied de cheval, ni un onglon de bœuf, il est vraiment surprenant que ce genre d'accident n'arrive pas plus fréquemment encore.

Quand elle intéresse la chair du pied et même l'os, l'enclouure sérieusement prise sur-le-champ n'a jamais de conséquences graves; mais quand l'inflammation a eu le temps de parcourir ses phases, ou bien quand dans son exacerbation elle a pris un caractère gangreneux, le danger est immense, les conséquences incalculables; les bains, les cataplasmes anodins sont à profusionner en attendant immédiatement le vétérinaire, qu'en pareille circonstance on n'appelle jamais assez tôt.

Engraissement. — On engraisse certains animaux pour l'abattoir : ainsi les veaux, les vaches, les bœufs, les moutons, les porcs. Bien qu'on en ait dit, l'agriculteur aujourd'hui doit être industriel et commerçant en même temps que cultivateur, sous peine de non-réussite, sinon de ruine. De même que le fabricant de draps doit savoir acheter et ouvrager ses matières, ainsi qu'établir ses prix de revient et vendre ses produits, de même le fermier doit savoir aussi la valeur actuelle intrinsèque et relative de ses bestiaux, de ses denrées aux champs, de ses herbes, du cours des halles, ainsi que le chiffre de dépense affecté à chacune de ses industries, en un mot en connaître la balance et, quand le moment en est venu, savoir les vendre aussi en habile commerçant.

En culture, on ne calcule pas assez ses opérations : avant de vouloir engraisser, il importe de savoir si on le peut faire avec avantage. Dans l'affirmative, un autre point de haute importance, c'est d'opérer sagement, c'est-à-dire de toujours opérer avec le doit et l'avoir de chaque animal continuellement sous les yeux : bien, à bon marché et promptement, telle est une sage devise. — Afin de savoir s'ils marchent à perte ou à profit ou restent neutres, souvent *basculer* ses sujets.

Non-seulement les bêtes outrées grasses n'ont pas une viande aussi saine, ni aussi savoureuse que celles en bonnes conditions ordinaires, mais encore elles mettent en perte 1º l'engraisseur qui, avec ce qu'il sacrifie pour faire cinq sujets obèses, ferait six parfaites bêtes *bon ordinaire*; 2º le boucher qui, vendant le suif moins cher que la viande, aurait tiré plus d'argent d'un animal dont on n'aurait point, *à grands frais perdus*, converti un quart de viande en un cinquième de suif; 3º le consommateur qui, si prononcé que puisse être son goût pour le gras, est toujours obligé de perdre une partie de son morceau trop suifeux.

L'état des sujets, les conditions du régime et le logement sont trois points qu'il importe à l'engraisseur de bien envisager encore : une bête en bonne santé et châtrée engraisse mieux, plus vite et fait de la meilleure viande et du meilleur suif qu'une bête entière ; seulement l'opération doit être pratiquée *plusieurs mois avant la mise en engrais.*

Les fourrages hachés, les grains moulus, les uns comme les autres préalablement un peu fermentés ou tout au moins quelque peu cuits, font plus de profit à ration moindre, que des mêmes substances données en nature à ration supérieure. Dans une étable sèche, chaude et obscure, les animaux engraissent plus vite que dans un appartement à jour vif où l'air, la lumière et le bruit troublent leur sommeil.

C'est à tort qu'on regarde un bon pansage quotidien comme contraire à l'engraissement; c'est à plus grand tort encore qu'on inonde de sable ou de cendre le dos des bœufs et vaches en pouture. Le fumier fangeux dont la couche épaisse fermente continuellement donne un mauvais goût à la viande.

L'engraissage des chevaux qu'on se dispose à vendre est une opération désastreuse : l'éleveur y perd, la santé de l'animal y perd, par les risques plus fréquents auxquels un cheval gras est plus volon-

tiers exposé qu'un maigre, le marchand peut y perdre, par les risques qu'il court également et par le
temps qu'il doit nécessairement sacrifier pour changer en muscle la graisse soufflée de son nouvel animal, l'acheteur lui-même perd aussi.

Entérite. — C'est le nom qu'on donne à l'inflammation des intestins. Cette maladie est moins fréquente que les affections de poitrine. La tristesse, le
manque d'appétit, la roideur des reins, la sécheresse
de la bouche, une exagération de la soif, la sensibilité du ventre à la pression, les mouvements lents
et pénibles, les yeux injectés et larmoyants, le poil
terne, sec et chaud, les excréments ou très-fermes
et comme vernis, ou ramollis et malodorants, ce qui
est plus commun, tels sont les principaux signes du
cas en question.

L'eau froide comme boisson, l'immersion dans
l'eau froide, quand les animaux ont chaud surtout,
les pluies, les mauvais fourrages, les coups sur la
région abdominale en sont de notables causes.

Saignées, cataplasmes sur la région dorso-lombaire, bains de vapeur sous le ventre, lavements
émollients à l'intérieur, opiats laudanisés :

＋ Miel bon ordinaire. . .   1,500 grammes.
  Laudanum de Rousseau.   8   —

Poudre de réglisse quantité suffisante pour former une pâte molle comme de la pâte à pain; faire manger le tout en six ou huit administrations par jour.

Barbottage à la farine d'orge, racines crues à petites rations, très-peu de fourrage.

En cas de persistance du mal, sinapisme d'un kilogramme sous l'abdomen et en même temps réquisition d'un homme de l'art sans plus tarder.

Entropion. — Renversement en dedans soit des cils tout seuls, soit des cils et des paupières à la fois. Ce cas assez rare chez les poulains, plus rare encore chez les veaux, est assez commun chez les jeunes chiens. Avec une paire de ciseaux bien tranchants et à extrémités mousses pratiquer hardiment à chaque paupière *entropiée* trois incisions perpendiculaires de cinq ou six millièmes de longueur, graisser au saindoux les paupières une ou deux fois durant la première semaine, puis abandonner l'animal à lui-même, ainsi et sans plus, toujours la normalité ne tarde point à revenir.

Épanchement. — Quand la plèvre ou membrane qui tapisse la poitrine, quand la péritoine ou membrane qui tapisse le ventre s'enflamment plus ou moins vivement, ou la mort en est la suite, ce qui est le plus commun, ou l'affection se calme et de la séro-

sité s'accumule dans la poitrine ou dans l'abdomen ;
on dit alors qu'il y a épanchement. Quoi qu'on fasse,
rarement on parvient à guérir ces maladies arrivées
à pareil degré. La conclusion à tirer de semblables
faits, c'est de ne jamais s'en rapporter trop, ni trop
longtemps à soi-même, et de recourir immédiatement
à qui de raison dès le début de toute affection un
tant soit peu sérieuse.

La diète trop sévère et trop longtemps prolongée
à laquelle certains maréchaux et empiriques soumet-
tent les bêtes qu'on leur confie, les saignées trop répétées et trop abondantes qu'ils leur pratiquent, sont
encore des causes avérées d'épanchements.

Dans la pourriture de la vache et du mouton, l'eau
dont le sang est noyé vient également s'épancher
dans la poitrine et surtout dans le ventre.

Éparvin. — Tumeur osseuse, apparaissant à la
partie inférieure et interne du jarret chez le cheval
et le bœuf. Plus l'éparvin vient faire saillie antérieurement, plus il est grave. Les efforts violents et l'hérédité en sont les deux principales causes. La boiterie en est également le principal symptôme, en
même temps que la conséquence ordinaire. — Le feu
est son seul remède et un vétérinaire habile l'unique
opérateur à implorer.

Pourtant, surtout quand le mal débute, certains

praticiens emploient un moyen aussi simple que rationnel, et souvent heureux, pour arrêter et même faire disparaître sans tare aucune cette grave affection : durant une à deux semaines, tous les jours ou tous les deux jours ils frappent durant dix ou douze minutes, avec une baguette de coudrier vert, des petits coups répétés jusqu'à manifeste endolorissement de la région; cette opération très-physiologique du reste, en irritant le périoste ou enveloppe membraneuse immédiate de l'os, suscite le ramollissement de la substance morbide et sa résorption par les vaisseaux, dont en même temps elle favorise l'hypertrophie ainsi que la puissance résorbante : effet assez analogue à l'effet du feu.

Epilepsie. — Mal caduc. — Haut mal. — Cette terrible affection est plus fréquente dans l'espèce humaine que chez les animaux. Néanmoins les vétérinaires ne laissent pas que d'en rencontrer encore de fréquents exemples. De nos divers animaux domestiques, le chien y est peut-être le plus sujet, ensuite vient la vache, et en troisième lieu le cheval.

Quand le chien est pris d'un accès, tout à coup il s'arrête, tremble, chancelle, tombe, parfois se relève pour aller retomber plus loin. Durant toute sa crise il se raidit la tête et les membres, il respire bruyamment, il écume, des contractions saccadées agitent ses yeux qui pirouettent, puis après une ou deux minutes, rarement plus, le calme revient, des excréments s'échappent, puis l'animal hébété, chancelant, se relève, regarde, semble rechercher ses idées, puis, revenu à lui-même, il se secoue et rentre dans son état ordinaire. Quelquefois une seconde et même une troisième crise se succèdent à courts intervalles. Les accès n'ont pas d'époque fixe, seulement ils se rapprochent de plus en plus au fur et à mesure de l'ancienneté du mal.

Chez la vache, la tête éprouve des mouvements latéraux, elle a plus de tendance à s'incliner vers le sol qu'à s'élever en l'air, toute l'encolure éprouve des frémissements très-marqués, l'œil pirouette dans son orbite comme l'œil du chien, la bête bave aussi et souvent même elle tombe.

Le cheval épileptique en invasion d'accès tout à coup s'arrête s'il marche ou trotte, il semble fixer le sol comme s'il y voyait un objet qui l'effraye, ou bien il dresse la tête par saccades, mais le plus souvent il l'incline à droite ou à gauche, à la manière d'un dindon qui veut regarder en l'air; comme la vache, comme le chien, il chancelle et cherche à reprendre son équilibre. Les épileptiques en début rarement tombent; ceux qui en sont affectés depuis un certain temps rarement subissent un accès sans tomber. —

Chien, vache, cheval, tout animal qui vient d'éprouver une crise épileptique parait et est réellement fatigué.

L'épilepsie se distingue en épilepsie essentielle et en épilepsie vermineuse. La première est incurable; par le moyen des antelminthiques souvent on guérit la seconde. Ces deux espèces d'affections n'ont pas de symptômes distinctifs; le succès ou l'insuccès du traitement par les antivermineux est jusqu'ici leur seul caractère différentiel. De tous les êtres, le jeune chien et le jeune enfant sont les deux êtres les plus sujets à l'épilepsie helminthique.

Épistaxis. — Saignement de nez. — Cette affection est ou légère ou très-grave; le pronostic à porter dépend de l'état du sujet. Le cheval est de tous nos animaux domestiques celui chez qui on la rencontre le plus fréquemment.

Quand un animal jeune, vigoureux, plein de santé et d'embonpoint rend du sang par le nez, au moyen d'une saignée, de quelques jours de demi-diète et de barbottages acidulés simplement avec un verre de bon vinaigre par seau d'eau, les choses ne tardent pas à rentrer dans l'ordre. L'épistaxis suite de violents efforts est plus inquiétant; cependant, avec les mêmes moyens un peu plus énergiquement suivis on arrive encore volontiers à bonne fin. Une recommandation très-importante dans ce dernier cas, c'est de tenir l'animal au repos le plus absolu pendant au moins dix ou quinze jours, quand l'hémorragie a été abondante, afin de donner aux vaisseaux rupturés le temps de se cicatriser solidement: additionner au barbottage deux ou trois grammes de perchlorure de fer par jour serait conduite prudente.

Mais lorsque le malade a l'œil triste, le poil terne, que son propriétaire accuse chez lui une toux habituelle et faible, ainsi que le manque de fond d'haleine et peu de fermeté au travail, on peut concevoir les craintes les plus sérieuses; sûr, on a affaire à une ancienne maladie de poitrine avec désorganisation plus ou moins étendue dans le système pulmonaire. L'extrait de genièvre, la gentiane, la rouille de fer donnés en électuaires à fortes doses quotidiennes sont les agents à invoquer, avec addition de cinq à six grammes de perchlorure de fer dans le barbottage. La saignée sur pareil sujet doit être sacramentellement interdite; ou elle augmenterait le mal, ou elle tuerait le malade.

Chez tout cheval en épistaxis, quelle que soit sa condition, règle générale, il importe de scrupuleusement examiner l'état de la membrane du nez et de la ganache. L'épistaxis de la morve est la plus dangereuse de toutes. (Voyez MORVE.)

Éponge. — Tumeur parfois sensible, plus souvent indolente, qui se manifeste au coude du cheval. L'habitude qu'ont certains chevaux de se coucher en vache, c'est-à-dire les sabots engagés sous la partie tout à fait inférieure de l'épaule, en est la seule cause. On rencontre les éponges plus communément sur les sujets de certain âge que sur les jeunes poulains.

Pour obvier à cet état de choses, plus désagréable à l'œil que réellement préjudiciable aux services de l'animal, on a conseillé de tronquer l'extrémité de la branche interne du fer; un moyen moins fautif consiste à munir chaque soir le paturon d'un bourrelet très-exubérant, ou mieux encore d'une sorte de gorgerin garni de clous assez piquants; de tous les moyens préservatifs ce dernier est le plus infaillible, il force l'animal à se coucher avec plus de précaution.

Quant à la recette curative essentielle, elle est au bout de la main et du bistouri du vétérinaire. Les sétons des maréchaux, les onguents des empiriques et l'aveugle confiance que leur accordent les propriétaires ne servent jamais qu'à favoriser l'accroissement du mal.

Épuisement. — Lorsqu'un cheval a trop travaillé, surtout lorsqu'en même temps il n'a pas reçu une alimentation proportionnelle, lorsqu'une vache ou une brebis, ou toute autre femelle ont trop rapporté, ou fourni une considérable abondance de lait, et surtout quand en même temps ces bêtes n'ont pas été suffisamment nourries non plus, le sang, qui a fourni plus qu'il n'a reçu, à la fin est appauvri, les organes vitaux et locomoteurs sont incapables de remplir leur rôle, l'animal, ainsi qu'on le dit vulgairement, est épuisé.

La dénomination du mal en indique le traitement préservatif. Suivant que le marasme est poussé à un degré plus ou moins excessif, suivant que l'animal est plus ou moins âgé, le traitement, de son côté, offre plus ou moins de bonnes chances et demande plus ou moins de temps. D'abord il est urgent de commencer par mettre ordre à la cause essentielle, avec la précaution toutefois de ne point la faire cesser ni immédiatement, ni totalement. Tout en donnant aux bêtes *à bout* par excès de travail un régime analeptique, il importe de continuer à les exercer proportionnellement à leurs puissances renaissantes; il y aurait également du danger à donner des rations trop copieuses et trop substantielles aux sujets qui ont jeûné à excès. On doit nécessairement attendre que les portières soient convenablement revenues pour leur repermettre le mâle; pour les laitières, on peut sans inconvénient les traire ou les laisser teter. Une dose d'extrait de genièvre et de poudre de gentiane, avec addition d'un peu de sel matin et soir, est rationnelle pour les bêtes épuisées qui manquent d'appétit; de la bonne avoine, ou moulue ou trempée dans un liquide spiritueux, de bons fourrages servis à petites rations souvent réitérées, de l'eau blanchie à la farine d'orge et chargée de quelques grammes d'oxyde de fer, telle est la série des meilleurs moyens préparatoires et essentiels pour rétablir les animaux épuisés. La jeunesse, un bon tempérament, un logement convenable, de bons pansages, un propriétaire intelligent et voulant sont encore autant de conditions de succès : l'épuisement et l'anémie sont frère et sœur.

Étonnement de sabot. — Accident assez fréquent chez les mulets et surtout chez les chevaux, beaucoup plus rare chez les ânes; son nom indique l'essence de cette affection grave, sinon dangereuse, mais toujours à guérison lente. Les chocs violents contre un corps dur et résistant, tel qu'un butoir de porte, un pavé saillant ou tout autre obstacle contre lequel un animal violent, ahuri ou brutalisé vient heurter son pied, peuvent y donner lieu. — Le mal consiste dans une congestion des vaisseaux plantaires, et parfois dans un épanchement de sang entre la sole ou la muraille et la chair sous-cornée. — Le

repos absolu, une forte saignée en pince, des bains
et des cataplasmes froids, puis après quelques jours,
de légères promenades sur un terrain doux et humide, ou même le parcours en liberté dans une prairie marécageuse sont tout ce qu'on peut recommander de plus à propos dans la conjoncture. — Lorsque
les réfrigérants-émollients ont produit leur effet,
c'est-à-dire quand l'animal peut commencer à reprendre petit à petit son service; en faisant une bonne
application d'un corps gras et consistant sur toute la
légion cornée, on en active la pousse et on conjure
sa dessiccation, dont les conséquences sont toujours
très-facheuses.

Éventration. — Ce mot, qui veut dire sortie du
ventre, exprime l'état d'un animal dont les intestins,
après une chute sur un corps saillant et mousse, ou
après un coup quelconque, font irruption à travers les
parois du ventre déchirées sauf la peau, et constituent une tumeur plus ou moins considérable à la
région offensée; ce cas porte plus généralement le
nom de hernie ventrale; on nomme éventration proprement dite cet autre état plus dangereux dans
lequel la peau, ouverte en même temps que les parois du ventre, livre passage aux boyaux, qui trai-
nent ou tombent tout à fait par terre. — Bien que les
animaux n'en meurent point, les hernies ventrales

sont graves, attendu qu'elles sont susceptibles d'augmenter durant les efforts que nécessite le travail et qu'elles occasionnent très-volontiers des coliques. Le plus généralement les éventrations proprement dites sont mortelles.

Ici, réduire immédiatement les intestins si on peut, ou tout au moins les maintenir suspendus dans un drap bien doux, humecté et fixé sur les reins, pratiquer une abondante saignée à l'animal et recourir le plus promptement possible à un vétérinaire, telle est la conduite du propriétaire en cas d'éventration proprement dite. Malgré la gravité indissimulable du cas, nombre d'animaux qu'on pourrait citer en sont revenus sans infirmité consécutive et presque sans tares.

Exhalaisons. — Ainsi on nomme l'ensemble des émanations volatiles qui s'échappent des corps organiques en fermentation; tels les gaz plus ou moins composés et accusés par l'odorat au bord des marais, au voisinage des charniers, dans les champs où sont déposées les immondices de ville, tels les produits subtils qui s'échappent des fosses d'aisance. Les exhalaisons peuvent être plus ou moins inoffensives : les unes peuvent nuire instantanément, ainsi l'hydrogène sulfuré des latrines ; d'autres ne produisent leur effet que plus à la longue, comme les émanations paludéennes qui sont une source de fièvres, dont la Sologne et toutes les contrées mal égouttées ne fournissent malheureusement encore que trop d'exemples.

Quelle que soit leur intensité d'action, toutes les exhalaisons pouvant plus ou moins promptement nuire à l'organisme, il importe d'éloigner autant que possible les divers animaux du foyer qui les produit. Le desséchement des marais, l'enfouissement ou l'utilisation productive et immédiate des cadavres d'animaux, la désinfection des fosses d'aisance, la saturation des fumiers de cour au moyen d'acide sulfurique ou de ses dérivés les moins chers, au point de vue économique, aussi bien qu'au point de vue sanitaire, devraient partout devenir à l'ordre du jour.

Exomphale. — Tumeur molle, ayant son siége à la région ombilicale de certains jeunes sujets et consistant dans la chute d'une masse plus ou moins considérable d'intestins à travers la paroi inférieure du ventre incomplétement soudée au point d'insertion du cordon fœtal. Cette infirmité assez fréquente chez les jeunes poulains de race commune surtout, et surtout en pays marécageux, est beaucoup plus rare chez les veaux; on en trouve encore assez d'exemples chez les jeunes chiens. — Elle passe pour héréditaire. Outre son disgracieux aspect, l'exomphale plus généralement connue sous les noms de hernie ombilicale, *boude*, *boudine*, peut occasionner des accidents fort graves ; il importe donc d'y remédier. Les chances de guérison étant d'autant plus certaines que l'animal est plus jeune, il est sage de s'en occuper dès son apparition. Malgré que certains guérisseurs opèrent parfois l'exomphale avec succès, eu égard aux graves suites qui peuvent survenir, il est mieux de donner la préférence aux hommes spéciaux que leurs connaissances anatomiques et physiologiques mettent à même d'y parer plus sûrement.

Exostose. — Tumeur osseuse contre nature, qui parfois s'élève sur divers points de la surface des os. Certaines exostoses sont congéniales : ainsi les courbes, les éparvins, les suros, les formes (qui sont une transformation de cartilage en os). Les chocs, les violences, en un mot, toute offense étrangère quelconque peut y donner lieu.

Le feu est le remède souverain des exostoses; l'ignorance de l'empirisme souvent augmentant le mal, rarement le faisant bien disparaître et toujours tarant les animaux d'une façon aussi disgracieuse qu'ineffaçable à tout jamais, il est de l'intérêt de tout propriétaire sage de n'avoir foi qu'au cautère et à la main du vétérinaire. Ici comme en toute circonstance pathologique, moins le mal est ancien, plus on a chance de prompte et parfaite réussite ; le feu anglais, le feu français, le feu portugais, les liqueurs ignées Cabaret et Geneau, le liniment Boyer et toutes les spécialités si commodes à l'empirisme et si inconsidérement vantées par certains vétérinaires *peu opérateurs*, ne valent et ne vaudront jamais le feu au fer méthodiquement appliqué par une main habile.

Exutoire. — Au début de la médecine et jusqu'au moyen âge, ainsi que même plus tard, alors qu'une prétendue viciation des humeurs organiques passait pour l'essence de presque toutes les maladies, on n'entreprenait aucun traitement sans préalablement établir un exutoire pour donner issue *à l'humeur ou crue ou mise en coction*. Néanmoins, pour être faux dans son explication, intrinsèquement le principe de l'exutoire souvent n'en est pas moins sage dans son application. Si le cautère, si le séton, si le vésicatoire entretenus en un point quelconque du corps, en réalité ne servent point à l'élimination des humeurs viciées, du moins ils aident à déplacer le mal, à l'appeler d'un point plus délicat vers un autre qui l'est moins; ainsi les sétons et la moutarde appliqués sur les côtes en cas de maladie de poitrine, ainsi les sétons à l'encolure comme dérivatifs d'ophthalmies, etc., etc. Parce que

les empiriques et les maréchaux en font stupide pro-
fusion, ce ne doit point être pour le sage praticien
un motif de rejeter avec dérision et mépris l'usage
des exutoires. Le crapaud, les eaux aux jambes sont
notablement moins rebelles chez les sujets pourvus
d'un exutoire, que chez ceux auxquels on fait subir
un traitement avec exclusion de tout moyen dérivatif.

F

Farcin. — Maladie très-grave, dégénérant souvent en morve et exclusive au cheval, au mulet et à
l'âne, mais infiniment plus fréquente chez le premier
que chez les deux autres. Le farcin extérieurement
apparaît sous forme de cordes unies ou noueuses,
comme un chapelet ou par plaques et tumeurs plus
ou moins considérables. Le trajet des gros vaisseaux
est également le lieu d'élection favori du farcin. On
ne sera point étonné de cette particularité, quand on
saura que cette affection est une maladie des vaisseaux blancs dits lymphatiques, dont le trajet est
parallèle à celui des gros troncs veineux superficiels.

On a assigné nombre de causes au farcin ; ainsi la
mauvaise nourriture, les écuries mal tenues et mal-
saines, l'excès de travail ; pourtant que de chevaux

mal nourris, mal logés et épuisés de fatigue chez lesquels on ne le rencontre jamais, non plus que la morve généralement attribuée aux mêmes causes. Le farcin est d'autant plus grave que les animaux qui en sont atteints ont le tempérament plus lymphatique. Le plus dangereux de tous est le farcin consécutif à une plaie suppurante, telle que le mal de taupe, de garrot, d'encolure ou tout autre à vaste foyer. Quand à la morve vient s'adjoindre le farcin, on peut concevoir quelque espoir de salut ; mais si la morve apparaît chez un farcineux, on peut juger l'animal perdu sans ressources.

Bien que le farcin ne soit contagieux que par inoculation, eu égard à la tendance qu'ont les chevaux de lécher les plaies l'un de l'autre, il est sage de séparer immédiatement les bêtes malades de celles qui ne le sont pas ; d'un autre côté la manifestation soudainement possible de la morve consécutive pouvant avoir lieu, semblable conduite est de toute prudence.

Les saignées, les sétons qui dans tous les cas sont les grandes armes des maréchaux et des guérisseurs sont ici encore plus irrationnels qu'en toutes circonstances. Les flots de médicaments prescrits par les empiriques, en enrayant l'appétit et en ralentissant les fonctions digestives, ne sont pas moins nuisibles et partant à rejeter.

Un logement bien aéré, bien sain, un travail modéré, de bons pansages, un régime bien substantiel sont autant d'indispensables conditions pour arriver à guérison. Quant au traitement proprement dit, il est plus chirurgical que médical; le cautère et le bistouri du vétérinaire en sont les principaux agents. Comme le crapaud, le farcin guérit d'autant plus promptement et plus sûrement que les malades sont bien gouvernés et convenablement exercés tous les jours suivant l'étendue de leurs puissances.

Fécondation. — Chez toutes les femelles il existe une glande ovarienne, c'est-à-dire un organe dont la fonction est de produire l'ovule plus ou moins volumineux, que la liqueur séminale fournie par le mâle est destinée à féconder; chez certains sujets tels que la chèvre, quelquefois la brebis, surtout la truie, la lapine, etc., etc., plusieurs œufs se développent à la fois et se fécondent ensemble. Chez toute femelle en conditions normales, durant la formation de l'œuf, nul désir, nul appétit génésique, calme plat de toute sensation génitale, de tous instincts de reproduction; mais une fois l'ovule bien développé, tout s'éveille subitement, les désirs s'allument, les organes se gonflent, la voix, le regard, des mouvements particuliers, tout signale les ardents vœux de l'orgasme qui demande à être satisfait, la bête est en rut, en fièvre génitale, en chaleur comme on dit vulgairement. Tout le temps que l'œuf met à descendre de l'ovaire où il s'est développé, dans la matrice où il doit recevoir la vie proprement dite et tout le temps qu'il séjourne dans la cavité de ce dernier organe, les chaleurs persistent ; elles cessent aussitôt son expulsion au dehors avec la surabondance momentanée des mucosités que rendent toutes les femelles durant leur crise de rut.

De ce qui précède, il faut donc conclure : 1° que les chaleurs naturelles seules peuvent être suivies de fécondation ; 2o qu'il est rationnel de ne point livrer au mâle les femelles dès leurs premières manifestations génésiques, attendu que l'œuf n'a pas eu le temps de descendre encore, ni à leurs derniers moments, attendu qu'alors souvent il est déjà rejeté avec les mucosités ; 3o il faut encore inférer, que le viol ne saurait être suivi de fécondation ; 4° que les chaleurs instantanément suscitées par les provocations de l'étalon ou d'un boute-en-train, ne sont que de fausses chaleurs, et que dans de semblables circonstances une copulation même parfaitement consentie par la femelle et amplement exécutée par le mâle ne peut donner aucun résultat.

En tenant compte de ces principes, un étalonier avec un seul cheval obtiendra plus de fécondations sans épuiser son animal, qu'avec deux ou trois mâles fournissant chacun trois ou quatre saillies inconsidérement répétées tous les jours. Au bout de douze à quinze heures de rut, la brebis est très-fécondable, la vache et la jument sont soumises au mâle *à coup sûr après vingt-quatre ou trente-six heures.* Plus on leur laisse de temps pour faire connaissance préalable, moins on brutalise le mâle, moins on emploie de moyens de contrainte pour assujetir la femelle, en un mot, plus l'accouplement est libre et naturel, plus la fécondation est certaine.

Fèlure. — Après une chute sur un terrain dur ou sur la glace, mais plus fréquemment à la suite de ruades et surtout de coups de pied reçus, les chevaux offrent d'assez fréquents exemples de fèlures des os. Que de fois on a vu des animaux qui après avoir été rudement atteints par un camarade, après avoir témoigné une vive douleur et avoir oublié leur mal, au bout de plusieurs heures de travail régulier sur un sol uni, tout à coup à la suite d'une simple mémarche dans une ornière ou en se relevant après s'être roulés au retour du travail, sont demeurés le membre en l'air et flottant sans pouvoir faire un pas.

Les os de l'avant-bras et de la jambe proprement dite sont les plus exposés à cette espèce d'accident.

Quelle que soit la région offensée, quand un cheval a reçu un coup manifeste sur l'un des principaux os de l'un de ses membres, tant antérieurs que postérieurs, il est prudent de le rentrer à l'écurie, de le staller étroitement et durant au moins quinze jours de l'attacher de manière à l'empêcher de se coucher. S'il témoigne de la fatigue, on peut lui fournir certain repos, en lui passant sous le ventre une large sangle allant *sans tension* se fixer aux solives et en donnant à son arrière-main un bienfaisant point d'appui dans un reculement arrêté à l'auge au moyen de deux fortes longes. Un emplâtre de poix de bourgogne appliqué bien chaud sur la région suspecte, ou bien deux ou trois bonnes frictions avec de l'onguent vésicatoire, sont une pratique très-recommandable : elles donnent une salutaire roideur aux tissus ambiants, elles excitent les bêtes à prendre plus de précaution.

On reconnaît que positivement il y a eu fêlure, quand les animaux boitent plus ou moins en sortant de la stalle où ils ont subi leur quarantaine et quand on sent au palper un calus plus ou moins marqué sur le point offensé.

Ferrage. — La nécessité de ferrer les chevaux est née avec la civilisation et infailliblement elle a dû grandir avec elle ; malheureusement l'art du ferrage n'a pas progressé de pair avec la nécessité de sa pratique. Les fers romains et gallo-romains qu'on trouve dans certaines fouilles, malgré leur grossière fabrication, devaient moins gêner les pieds que nos fers actuels avec leur façon plus polie.

Dans les sabots bien conformés d'un cheval à membres sains, la muraille et la fourchette sont les deux principaux organes d'appui, les arcs-boutants et la sole n'y participent qu'au moment où les deux premiers sont à bout de fonction ; la fourchette, par la nature spongieuse et élastique de sa substance, les arcs-boutants par leur disposition qu'indique leur nom, et la sole par l'implantation perpendiculaire des filaments cornés qui la constituent, d'abord amortissent la rudesse des chocs de l'ongle sur les chemins durs, en même temps ils favorisent l'élasticité du sabot et conjurent l'impression trop douloureuse qu'éprouveraient les tissus délicats qu'il renferme. — Aux maréchaux qui abattent à la rosée la sole et les arcs-boutants des pieds qu'ils se disposent à ferrer, qui rasent la fourchette jusqu'au sang et qui finissent par appliquer un fer avec une ajusture poussée jusqu'en éponges, si on imposait une chaussure sur laquelle le pourtour de leur pied seul trouverait appui, ils ne tarderaient sans doute point à se rendre compte des atroces douleurs qu'ils occasionnent aux chevaux et bientôt ils convertiraient leur barbare routine en un art qu'on devrait bien leur apprendre. Qu'on devrait bien ouvrir des *forges écoles* et délivrer des brevets de maréchaux ferrants ! Combien nos pauvres chevaux de villes, ruinés tous à douze ou treize ans, vivraient plus longtemps, feraient meilleur service et seraient plus solides, s'ils étaient plus rationnellement ferrés ! Au lieu de s'efforcer par tous moyens de faire tomber en oubli la méthodique ferrure de Lafosse exhumée et savamment régénérée par le laborieux vétérinaire P. Charlier, que les maitres des premiers ateliers de Paris feraient bien mieux de chercher à la perfectionner, s'ils le peuvent, et à la vulgariser !

Abattre la fourchette, la sole et les arcs-boutants, donner au fer une a justure finissant aux éponges chauffer tout le pied à profondeur pour en amollir la corne et la rendre moins résistante au boutoir, enfin inconsidérément brocher des clous presque jusqu'aux talons, ainsi qu'on le fait dans les maréchaleries les plus réputées à Paris et en province, c'est appeler l'encastelure, les bleimes, les seimes, les maladies naviculaires et toutes leurs désastreuses conséquences (1).

(1) Tous les chevaux ne doivent pas être pareillement ferrés : relever la pince des chevaux de selle et de voiture légère, c'est leur donner de la solidité, la tenir plate aux chevaux de trait,

Feu. — On donne ce nom à une opération chirurgicale dont l'organisation de la peau des animaux rend l'usage aussi familier aux vétérinaires, que l'organisation plus sensible de la peau de l'homme doit engager les médecins à n'y recourir qu'avec circonspection. Un organe, une région sont-ils amaigris, atrophiés, comme disent les physiologistes, par le feu, on y rappelle la vitalité languissante; au contraire, un excès de vitalité y a-t-il amené une surabondance d'éléments, par le feu qui y développe momentanément une vascularité insolite, on en obtient aussi la résolution. Veut-on désorganiser, détruire plus ou moins complétement un produit anormal ou morbide, le feu est encore tout-puissant; il est également un révulsif le plus énergique. Par la rigidité qu'il donne à la peau qui revêt les tumeurs molles, il agit comme bandage compressif, tout en opérant la révulsion de l'inflammation subaiguë ou chronique dont elles peuvent être l'effet.

Mais si le feu est un agent héroïque lorsqu'il est appliqué par une main habile, il peut donner les plus fâcheux résultats, quand aucun principe, aucune règle n'en régissent l'emploi méthodique et ne le font intervenir qu'à propos : exemple, les pauvres

c'est augmenter leur force ; mettre des crampons aux pieds de derrière c'est conjurer les mollettes, les seines et le boulletage.

bêtes horriblement et à tout jamais tarées par le cautère du maréchal ignorant ou du téméraire empirique.

De toutes les opérations chirurgicales que subissent les animaux, le feu est l'une de celles qui demandent la plus grande circonspection pratique, attendu que les divers signes indiquant les différents degrés de la somme voulue de calorique à introduire, très-volontiers varient d'animal à animal, ainsi que de région à région chez un même sujet. Ces vérités pratiques et incontestables doivent suffire pour faire comprendre aux propriétaires sages, que le vétérinaire seul mérite leur confiance.

Quand le feu est réellement nécessaire, liniment Gemeau, liniment Boyer, feu français, rien ne sait le remplacer, le feu est le feu, et quand il est bien appliqué il ne tare guère plus, ni plus disgracieusement que les préparations cantharidées vendues par quelques pharmaciens, et dont généralement les effets ne sont que de durée très-éphémère.

Fève. — Ainsi les maréchaux et les guérisseurs appellent la turgescence du palais des chevaux en général, et surtout de ceux dont la dentition n'est point encore achevée. Au lieu de brutalement enlever une portion de la membrane qui garnit la base des incisives supérieures, au lieu d'aggraver l'irritation

en cautérisant cette région avec un fer grossier,
chauffé à blanc et inconsidérément appliqué, il est
beaucoup plus rationnel et moins dangereux de pratiquer une franche saignée, au moyen d'une incision
effectuée à la partie médiane du sixième cerceau pa-
latin; à cet effet, un bistouri habilement manié est encore sous tous rapports préférable à la corne de chevreuil ou de chamois des empiriques, dont la lourde
main parfois enfonce la voûte osseuse du palais, et
peut occasionner des désordres plus sérieux que l'indisposition qu'ils cherchent à guérir.

Fistule. — Trajet plus ou moins droit ou sinueux,
plus ou moins profond et aboutissant toujours sur un
point osseux, cartilagineux ou ligamenteux mortifié.
(Voir CARIE, MAL DE GARROT, MAL DE TAUPE.) Il est
encore un autre genre de fistules dont la nature et la
conséquence ont de la ressemblance avec la première,
mais dont le point de départ n'est point tout à fait
identique; ainsi les fistules salivaires, lacrymales,
ainsi les fistules à l'anus. Les deux premières ne
laissent pas que d'être assez communes chez les
grands herbivores; quant à la troisième, on ne la
rencontre guère que chez le chien.

Le traitement des diverses fistules demande des
connaissances en anatomie et en thérapeutique qui
le sortent du domaine public. Des injections de

propreté, des injections toniques au vin tiède, à l'eau tiède alcoolisée, sont ce que les propriétaires prudents peuvent au plus se permettre en attendant l'examen approfondi, la sonde et le bistouri de l'homme de l'art.

Fluxion périodique. Maladie grave, affectant exclusivement les monodactyles, très-commune chez le cheval, en certaine contrée du moins, plus rare chez l'âne et le mulet malgré l'identité de conditions. Elle se caractérise par une grande impressionnabilité de tout le globe oculaire, par un larmoiement abondant, par l'opacité de l'œil, puis par une espèce de gros nuage floconneux, couleur de rouille, qui peu à peu va s'amoindrissant et en huit ou dix jours disparaît totalement jusqu'à une nouvelle manifestation plus ou moins prochaine ou éloignée. La fluxion périodique le plus généralement se termine par la perte de la vue que traduisent soit l'atrophie générale de l'organe, soit une cataracte, soit une amaurose ou goutte sereine. Après le premier accès, l'œil reprend tout à fait son aspect normal et sa primitive franchise de fonctions; mais, au bout de six à huit mois, c'est-à-dire après de nombreuses attaques, ses dimensions normales s'amoindrissent, la paupière supérieure contractée dans son centre donne à l'orifice palpébral une forme triangulaire, la membrane

transparente, vulgairement appelée vitre verrine, affecte une couleur opaque vert bouteille, la vision devient obtuse et ne tarde pas à s'éteindre totalement
après deux ou trois nouvelles crises.

Les causes primitives essentielles de la fluxion périodique, selon toute vraisemblance, doivent être
attribuées à la nature du sol. Partout où la couche
végétale repose sur une nappe argileuse ou calcaire
imperméable à l'eau, l'ophthalmie est enzootique. Dans
la Comté, les Vosges, en Poitou, cette terrible affection est excessivement commune pour semblable
cause, on ne saurait le nier. Si à ces fâcheuses influences vient encore s'ajouter l'hérédité, le mal devient calamiteux. Au temps du roulage, dans le pays
de Langres, il n'était pas rare de rencontrer des attelées de cinq à huit chevaux aveugles avec un seul
borgne pour les conduire.

Quelle est l'essence intime du mal? la Science ne
l'a point encore dit. Quant à son traitement, de tout
ce que l'on a tenté jusqu'ici, thérapeutiquement parlant, tout n'a fait rien : saignée à la veine lacrymale,
topiques spéciaux, révulsifs, rien n'a encore positivement réussi, si ce n'est pourtant le changement
de climat : nombre de fois en effet, on a vu des sujets fluxionnaires exportés de vallée sur haut plateau

se refaire des yeux modèles après deux ou trois accès désespérants en marais.

Fluxion de poitrine. Terme généralement usité pour désigner, sans autre spécification, l'état inflammatoire des organes de la respiration renfermés dans la poitrine. Cette affection, toujours très-grave, le plus souvent consiste dans un afflux de sang dans les poumons; plus rarement la membrane qui tapisse la cavité pectorale est intéressée; dans le premier cas, la maladie s'appelle pneumonie et pleurésie dans le second; quand toute la masse pulmonaire et la membrane qui tapisse la cavité de la poitrine sont simultanément malades, on donne à ce cas double le nom de pleuro-pneumonie.

Les courses violentes, les efforts intenses et soutenus, les chocs éprouvés par les parois pectorales, mais par-dessus tout les grands refroidissements pendant que les animaux sont en sueur, à juste titre passent, aux yeux des praticiens, pour en être les causes les plus communes.

Quand la fluxion de poitrine a son siége exclusivement sur les poumons et qu'elle en est à son premier début, l'animal est triste, a les yeux injectés, les flancs agités; sa toux est mal accentuée avec ébrouement nul ou faible, appétit nul ou peu prononcé; bouche sans salive, peau sèche et chaude.

Dans la pleurésie proprement dite ou inflammation sans participation des poumons, le flanc est retroussé, cordé, comme on dit vulgairement; l'animal, qui se meut tout d'une pièce, geint quand on le force à marcher, à tourner surtout; la percussion sur les côtes est très-douloureuse, et chaque coup appliqué occasionne un plaignement plus ou moins accentué.

Si la membrane pectorale, qu'on appelle plèvre, et les poumons sont l'un et l'autre simultanément malades, l'ensemble des symptômes est des plus manifestes.

Si la pneumonie est grave, la pleurésie l'est encore davantage; mais par-dessus tout, pour peu qu'elle ne ne soit point prise immédiatement et dès son début très-énergiquement combattue, la pleuro-pneumonie négligée a des suites déplorables; ou elle tue le malade, ou elle passe à l'état chronique, résultat presque aussi fâcheux.

Au moyen de la diète, de barbottages farineux, de miel à haute dose souvent répétée, de bonnes couvertures et d'une ou plusieurs saignées de trois à six litres chacune répétées de quatre en quatre heures durant la première demi-journée, souvent on anéantit le mal ou du moins on l'enraye en attendant un vétérinaire pour régir méthodiquement le traitement ultérieur.

Même traitement en cas de pleurésie, seulement les émissions sanguines seront moins copieuses ; ici de larges saignées pourraient favoriser épanchement de liquides surabondants et par suite difficiles à faire résorber.

Quand on a affaire à une inflammation double, c'est-à-dire des poumons et de la plèvre à la fois, il importe d'attaquer très-énergiquement le mal.

En divisant les chevaux en quatre classes : chasseurs, — artilleurs, — cuirassiers et camionneurs, et en indiquant en moyenne la quantité de cinq à huit litres de sang à extraire aux premiers, *en plusieurs fois*, durant leurs trente premières heures de fluxion de poitrine, de sept à neuf litres aux seconds, de neuf à onze aux cuirassiers et de dix à douze aux sujets de première taille et corpulence, suivant l'intensité du mal, on n'enfreindrait point les principes d'une sérieuse rationalité pratique.

Les données que peuvent fournir le pouls et l'auscultation, exigeant une habitude spéciale et une étude en dehors de la science publique, à dessein ces deux grandes sources de lumière n'ont point ici été indiquées, les vétérinaires seuls pouvant en tirer parti. Ce dictionnaire n'ayant d'autre but que d'enseigner aux propriétaires à donner à leurs bestiaux malades les premiers s ins en cas d'urgence, il n'est donc nullement question non plus ni d'aucune formule de médication interne, ni de médication révulsive ou externe. Trop de motifs, du reste, viennent trop souvent modifier les formules pour qu'il soit prudemment possible d'indiquer des substances spéciales et des doses positives.

Forger. — Quand avec les fers de ses pieds de derrière un cheval en marchant atteint les fers de ses pieds de devant, on dit qu'il forge. Les uns forgent en éponges, les autres en voûte. Outre que le bruit qui en résulte est désagréable, il arrive assez souvent encore que le cheval qui forge peut se déferrer. Bien qu'on ait dit que ce vice commun aux poulains disparaissait avec le temps, pour quiconque observe bien, tout jeune cheval qui forge souvent continue à forger toujours plus ou moins à l'âge adulte. Les chevaux mous, faibles de reins, à jarrets coudés, à paturons longs et à talons bas, y sont principalement sujets; également ceux dont la croupe est démesurément avalée comme chez les Comtois.

Raccourcir et échaufriner les éponges des fers de devant, les encastrer dans une entaille aussi profonde que possible pratiquée dans la muraille des talons, relever deux pinçons latéraux aux fers de derrière, munir leur éponge externe d'un fort et épais crampon, donner à l'interne beaucoup moins de largeur et une épaisseur double avec forte mouche, telle est l'unique recette pour amoindrir semblable défaut autant que possible.

Formes. — Mot peu scientifique, mais fort pittoresque exprimant une des plus graves infirmités dont les pieds antérieurs des chevaux sont trop souvent le siége. Les formes consistent dans l'ossification des cartilages latéraux. Quand ces appendices élastiques dont la nature a pourvu les pieds des monodactyles sont offensés par des contusions, des piqûres ou de toute autre façon, l'inflammation qui s'ensuit en détermine soit la carie, soit l'induration ; le plus souvent cette affection grave reconnaît aussi pour cause la congénialité ou pour mieux dire l'hérédité.

Respecter la fourchette, la sole des quartiers et les arcs-boutants, se garder de donner la moindre ajusture aux branches du fer ; étamper ce dernier le plus en avant possible, deux ou trois fois la semaine et surtout le soir, bien graisser le sabot et principalement ses côtés, ainsi on arrête les progrès du mal, ainsi on conjure la boiterie.

Ce cas échéant, le feu en pointes savamment appliquées, un fer à planche avec réserve à la branche correspondante au mal et une réserve également entaillée dans la corne du quartier à soulager, de plus, quotidiennement une ou deux bonnes applications de corps gras sur toute la muraille, sont les principaux articles de la meilleure formule à prescrire et à suivre. En râpant à chaque ferrage le quartier malade, on agit avec une rationalité dont l'onguent de pied doit infailliblement augmenter les bons effets encore.

Fourbure. — Ce mot de la vieille médecine vétérinaire, primitivement sans doute, voulait dire marche pareille à celle d'un homme qui a *fort bu*, d'un homme ivre. Quelle qu'en soit l'étymologie, cette affection consiste en un afflux excessif de sang dans le réseau de vaisseaux divers qui constituent ce qu'on appelle la chair du pied. Cette maladie toujours très-grave, est comme toutes les autres, d'autant plus difficile à guérir qu'elle date de plus longtemps.

Les courses violentes, les marches excessivement longues, les routes dures, une ferrure trop lourde, des fers trop ajustés, essayés trop chauds, les sabots trop rognés et parés trop près, des transpirations excessives, un régime trop substantiel, un sang trop riche, le manque d'exercice sont entre autres de fréquentes causes de fourbure. Une purgation drastique trop entretenue en rendant le sang trop plastique, c'est-à-dire en éliminant de ce liquide une excessive quantité de sa proportion d'eau, souvent occasionne encore cette affection.

L'animal pris de fourbure témoigne d'atroces souffrances quand on le force à marcher ; à chacun des
premiers pas qu'on le contraint de faire, il geint et
semble poser ses pieds sur des charbons ardents ; peu
à peu il finit par s'échauffer et reprendre une certaine
franchise qui ne tarde pas à se dédire après le moindre arrêt. A l'écurie il est immobile sur ses membres
comme un tréteau sur ses quatre pieux. Son flanc
est cordé, des tremblements manifestes s'observent
aux régions cubitales et rotuliennes, les reins sont
roides, les excréments exhalent une odeur d'excréments de porc et sont généralement très-mous. La
bouche est sèche, la peau est chaude, les yeux injectés ; l'appétit est faible, mais par contre, la soif est
intense, inextinguible même.

La saignée, plus ou moins abondante et plus ou
moins répétée suivant la persistance des symptômes
et leur intensité, les bains froids, un léger exercice
sur un terrain doux constituent la première série des
soins que réclame un cheval fourbu (dont immédiatement on a dû commencer par lever et rasseoir les fers
avec des clous simplement rabattus). Entre le temps
de la promenade et des bains de mare ou de rivière,
des cataplasmes de vase le plus souvent possible ra-
fraîchis par immersion alternative de chaque pied
dans un seau d'eau froide, sont de toute rationalité.

Quand on le peut, lâcher en liberté les chevaux four-
bus dans un marais fangeux où la faim les force à
circuler, c'est travailler à la guérison la plus sûre et
la plus prompte possible.

Le libre parcours en herbage frais et humide per-
mis jour et nuit, jusqu'à retour de parfaite normalité des mouvements, est le meilleur et le plus sûr
moyen à invoquer pour conjurer le passage de la
fourbure à l'état chronique avec ses tristes conséquences.

Malgré leur vraisemblante irrationalité dans la
conjoncture, des frictions à l'essence de térébenthine
sur les membres malades sont une bonne pratique
à recommander.

Barbottage acidulé à discrétion, régime peu nutritif, fourrage vert, racines, paille.

Durant le premier mois qui suit le rétablissement,
travail modéré, gouverne circonspecte du malade,
de peur de récidive très-facile à apparaître.

Fourchet. — Chez la brebis et la chèvre, quand
on examine attentivement, on observe à la partie supérieure de l'espace interdigité, une sorte de petit
canal dont l'orifice est muni de poils qui en défendent
l'entrée aux corps étrangers. On donne le nom de
fourchet à l'inflammation de cette espèce de cul-de-
sac dont les usages ne sont pas encore bien définis.

Certains bergers confondent cette affection avec le piétain dont en réalité la nature et les conséquences sont tout à fait dissemblables.

La propreté, quelques injections alcalines détersives, parfois le débridement du canal malade triomphent promptement de cette affection aussi rare que peu dangereuse.

Les pâtres donnent improprement le nom de fourchet à une sorte d'ulcère douloureux qui se manifeste assez fréquemment aussi au fond de l'espace interdigité de leurs bêtes. Cette affection est plus généralement connue sous le nom de limace.

Un bon nettoyage, si la douleur est très-intense de bons cataplasmes émollients renouvelés toutes les douze heures pendant deux ou trois jours, repos à l'étable sur une litière épaisse et bien sèche, puis un bon bain et une stricte détersion de la plaie; ensuite toucher la plaie une ou deux fois *en tout*, soit avec de la liqueur de villate, soit avec de l'eau verte que M. Lefèvre, pharmacien à Illiers, près Chartres, a composée pour le piétain du mouton : ainsi en cinq ou six jours tout le mal disparaît.

Fracture. — De tous les accidents que peuvent subir les animaux, surtout nos grands herbivores, les fractures constituent généralement les plus graves, principalement quand les organes locomoteurs en

sont le siége. En dépit de l'opinion vulgairement admise partout, les os de la vache et du cheval se cicatrisent aussi bien que ceux de l'homme, du mouton, du
chien et du chat; mais c'est dans la plus ou moins
grande impossibilité de bien maintenir les abouts en
immobiles rapports que gît la difficulté. — Néanmoins,
quand les sujets ont de la valeur, on peut avec certaines chances de succès tenter la réduction et la
guérison des fractures de l'avant-bras et des canons,
tant antérieures que postérieures. Chez les chiens de
prix, les fractures de l'humérus, ainsi que celles du
fémur et de son col, aujourd'hui se guérissent très-
volontiers et sans traces de remède en même temps
que sans vestige de mal. Grâce au progrès de la chirurgie vétérinaire, il n'est pas rare de rencontrer des
limiers de prix, des mâtins et autres sujets de cet
ordre, qui, après avoir passé sous des roues ou avoir
eu les membres littéralement rompus, sont redevenus
souples, agiles et gracieux comme des bêtes intactes.

Fumigation. — Mode de traitement des maladies
du système respiratoire autrefois beaucoup plus en
vogue qu'aujourd'hui, et qui même de jour en jour,
peut-être fort à tort, perd de son usualité dans la
thérapeuthique vétérinaire.

Les fumigations consistent à faire respirer aux
animaux divers principes salutaires contenus dans

certaines plantes spécialement recommandées : ainsi les fumigations à l'eau de mauves dans le coryza aigu, les fumigations de vapeur de vinaigre dans l'épistaxis, de décoctions de bois et plus volontiers de baies de genièvre en cas de coryza et de bronchite chroniques, etc., etc.

Si les fumigations ont perdu de leur faveur première, il faut moins l'attribuer au manque de vertus qu'on a fini par leur reconnaître, qu'aux résultats souvent fâcheux dont l'ignorance des maréchaux et l'impéritie des propriétaires souvent étaient la vraie cause. Que de chevaux en simple début de gourme bénigne, auxquels on a fait contracter les plus graves fluxions de poitrine à force de fumigations outrées soit au bois soit aux baies de genièvre projetées dans un fourneau ardent au fond d'un sac trop hermétiquement clos partout!

Règle générale, quelle que soit la nature de la fumigation, il importe que les animaux à la fois respirent toujours beaucoup d'air naturel, en même temps que la vapeur médicale.

Furoncles. — Javarts cutanés. Tumeurs inflammatoires qui se développent dans la substance de la peau, et de là assez souvent dans le tissu cellulaire sous-cutané. Les furoncles, plus communs chez les hommes que chez les animaux, ont toujours une forme conique; leur volume varie de la grosseur du bout du doigt à celle d'un petit œuf. Ils font beaucoup souffrir les animaux; le plus souvent ils se terminent par suppuration, quelquefois par gangrène; il peut arriver encore que l'inflammation se propage plus loin et se communique aux articulations voisines, aux ligaments, aux tendons; semblables complications sont toujours de la dernière gravité. En années humides, dans certains cantons à chemins boueux, on a vu des épizooties furonculeuses faire autant de victimes que de malades.

La malpropreté et le manque de soins en sont les principales causes.

Au début, nettoyer à vif et à grand renfort d'eau tiède légèrement savonneuse toute la région en inflammation, pratiquer prudemment une ou deux bonnes incisions à toute profondeur de peau sur chaque point affecté, immédiatement après, mettre le membre dans un bain d'eau tiède pure on émollient pour favoriser l'écoulement du sang, seconder les bons effets de cette première et rationnelle médication au moyen de bons cataplasmes rendus anodins avec addition de morelle noire ou d'un peu de laudanum, de la sorte bien souvent on fait avorter le mal. Dans le but non *d'y appeler l'humeur*, comme disent les empiriques, mais bien de déplacer l'inflammation, un ou deux longs sétons au poitrail, ou mieux sous le ventre sont d'une rationalité recommandable ici. Barbottage nitré, repos absolu, légère promenade, diète, bons pansages, tels sont encore autant de points complémentaires dignes de l'attention d'un sage praticien.

G

Gale. -- Maladie spéciale de la peau. Tous les animaux y sont sujets. Ce n'est point une humeur, comme on le croyait anciennement, mais bien un insecte parasitaire qui en constitue l'essence ; cet insecte porte le nom d'acare. Chaque espèce d'animal a son acare particulier. Cependant l'acare du mouton peut venir s'impatroniser chez le cheval, celui du cheval chez l'homme auquel, très-volontiers le chat peut aussi communiquer le sien.

Chez les animaux la gale se manifeste principalement au cou, aux épaules, à la tête, puis à la face interne des cuisses. Quand on abandonne les galeux à eux-mêmes, tout leur corps ne tarde pas à être infesté ; alors la peau prend l'aspect de la peau d'éléphant.

La malpropreté, le contact des animaux sains avec ceux qui sont galeux, comme aussi les harnais de ces derniers, et la fréquentation de leur écurie sont les principales causes de la gale. — Le voisinage des poulaillers, des pigeonniers par les insectes parasitaires qui y grouillent et qui se décident volontiers à faire élection de domicile à la base des poils du cheval, très-souvent aussi occasionne une espèce d'affection psorique assez fréquente.

Au temps où la gale était considérée comme une manifestation des humeurs viciées, en médecine vétérinaire surtout, les recettes étaient aussi nombreuses que les artistes. Aujourd'hui qu'on est mieux édifié sur l'essence intime de cette affection, les diverses substances insecticides sont les seules que désormais invoque le vétérinaire éclairé. Les infusions de tabac, n'étaient la résorption de la nicotine et ses funestes conséquences, seraient un excellent remède; celles de staphisaigre, qui offrent moins de danger, sont souveraines encore, ainsi que l'euphorbe sous pareille forme; mais de tous les agents, les plus héroïques en la circonstance sont les empyreumes : ainsi l'huile de cade plus ou moins étendue d'huile ordinaire ou d'alcool, l'huile empyreumatique animale et par-dessus tout l'huile lourde ou huile de goudron, résultat de la distillation du bois dont Philippe Lebon a le premier tiré le mithylène et l'acide acétique, sans grand préjudice à la richesse de son carbone. Avec un litre d'huile de goudron étendu d'un litre de basse eau-de-vie ou d'alcool employés en trois ou quatre applications à deux ou trois jours d'intervalle, on peut à très-bon marché radicalement guérir le cheval le plus hideusement galeux. Dégarnir le plus fort du poil, préparer la peau au moyen d'onctions huileuses ou graisseuses et d'un bon lavage à l'eau alcaline, tels sont des moyens préparatoires assurant infaillible réussite. En cas de gale générale, il importe, sous peine des plus graves accidents, de ne point enduire d'un seul coup toute la peau d'un animal avec le corps gras destiné à son assouplissement; les remèdes préparatoires, ainsi que les remèdes curatifs ne doivent pas être appliqués moins qu'en quatre fois non plus.

Bien qu'aujourd'hui il soit positivement acquis à la science que la gale n'est point une humeur viciée infectant l'organisme, on se trouve parfaitement bien néanmoins, d'en commencer le traitement par l'application d'un long séton au poitrail ou sous le ventre, et en mettant le malade à l'usage du sel de nitre de temps en temps repris et interrompu.

L'écurie, les harnais d'un animal galeux, doivent, de leur côté aussi, fixer très-sérieusement l'attention du propriétaire. L'eau bouillante et l'eau de chaux additionnée d'un trentième d'essence de térébenthine ou d'huile pyrogénée végétale sont les meilleures désinfectants d'une écurie. Une bonne application de graisse ou de cirage après l'échaudement des harnais conjure toute récidive ainsi que toute contagion possible.

Gangrène. — Quand dans des tissus vivants comme la peau et les chairs, une excitation quelconque y appelle afflux de sang, on dit qu'il y a irritation. Si la cause continuant, le sang finit par y affluer avec excès, et si son élimination ne s'effectue point en égale proportion, en un mot s'il séjourne dans les organes, la région affectée gonfle, durcit, prend de la température, l'irritation se convertit en inflammation ; les choses poursuivant encore leur marche, l'inflammation consécutive à l'irritation se transforme alors en gangrène : de là désordres de plus en plus formidables, et très-souvent mortels, quoi qu'on fasse et bien qu'on s'y prenne de toutes façons.

L'eau froide en douches à filet continu sur les parties en irritation, les mouchetures, les scarifications sur les régions enflammées, avec continuation des douches, les incisions hardies dans toute la profondeur des tumeurs gangrenées, la cautérisation au fer chauffé à blanc, à l'intérieur le vin de quinquina, l'acétate d'ammoniaque, le premier à la dose de trois ou quatre verres, le second, à la dose de quarante à cinquante grammes par jour; dans ces trois cas boissons acidulées au vinaigre et diète sont tout ce qu'il y a de plus rationnel à faire. Sorte de charbon, la gangrène demande sans plus tarder l'intervention du vétérinaire qui seul, avec ses connaissances anatomiques, est à même d'opérer sûrement et de combattre méthodiquement les phases du mal.

Gargarismes. — Expression imitative désignant un mode de médication spéciale à la bouche; les gargarismes probablement sont une des plus anciennes recettes médicales, dont l'eau primitivement a dû faire les frais: plus tard le jus exprimé, ensuite les décoctions de certaines plantes, sont venus en aider l'action sans doute.

Les gargarismes de cochléaria font grand bien aux chiens affectés de scorbut; l'eau miellée et additionnée de trois à quatre grammes d'alun calciné par litre, donne un résultat aussi prompt que parfait dans la cocotte de la vache et dans le muguet des agneaux. Les gargarismes miellés et acidulés, aidés de la saignée au palais, conviennent beaucoup aux sujets en dentition pénible. Des injections d'eau miellée et vinaigrée dont les animaux avalent une bonne partie font également merveille aussi chez les jeunes poulains affectés de mal de gorge, surtout de pharyngite.

Garot (Mal de). Autrefois cette affection était d'une gravité si alarmante qu'on jugeait comme à peu près perdu tout animal qui en était atteint. Mais aujourd'hui, grâce à l'anatomie et aux études qu'en ont faites les bons praticiens, le mal de garot se guérit beaucoup plus promptement et presque toujours infailliblement, quand la négligence des propriétaires et les ignorants tâtonnements de l'empirisme n'en ont point démesurément augmenté les proportions.

Les frottements, que partout les chevaux galeux cherchent à effectuer pour se soulager, et la mauvaise disposition de la selle ou de la sellette, en sont les causes les plus fréquentes.

Au début une minutieuse propreté et des applications astringentes mettent promptement ordre aux choses, quand le mal ne consiste encore qu'en une tumeur molle ou ferme *sans plaie* : ainsi un mélange d'argile et de vinaigre, ainsi du blanc d'Espagne délayé dans une forte solution de sulfate de fer, ainsi même douze, quinze ou vingt heures de douches froides continues. Plus tard, quand l'inflammation est enrayée, un emplâtre au goudron

et à l'onguent vésicatoire enlève très-souvent le reste
du mal.

Mais quand il y a plaies, fistules, carie, suppuration, au lieu de livrer aveuglément l'animal à l'empirique inexpert, qui avec des sétons et des drogues
ignoramment appliquées à l'extérieur promet de
tarir le mal, ou bien au maréchal inconsidéré dont le
cautère témérairement enfoncé dans les tissus aggrave l'état fâcheux des choses, il est plus sage de
le confier à un sage vétérinaire dont les connaissances anatomiques sont une garantie de succès plus
prompt. Excisions prudentes , débridements rai-
sonnés, controuvertures méthodiques, tels sont les
moyens de l'homme de l'art.

Gastro-entérite. — Inflammation de l'estomac et
des intestins. Cette maladie est aux animaux ce que
la fièvre, dite muqueuse, est aux hommes. Quand la
gastro-entérite se manifeste spontanément chez un
cheval, une vache ou toute autre bête, et qu'elle est
convenablement prise à son début, rarement la terminaison en est fâcheuse. Mais quand elle envahit un
canton, un département, toute une province, en un
mot, quand elle est épizootique, quoi qu'on fasse elle
est généralement désastreuse : exemple, la gastro-
entérite de 1825 qui a coûté tant de chevaux et de

vaches à la France encore mal remise de ses tourmentes politiques. Ces épizooties ne peuvent être attribuées qu'à de puissantes causes accidentelles agissant sur une plus ou moins grande circonscription; les grandes pluies, les excessives sécheresses qui agissent sur les bestiaux par l'intermédiaire des fourrages en sont les principales causes. Le danger en est d'autant plus grand que la cause souvent agit sans cesse et qu'il est difficile de s'y soustraire.

La gastro-entérite sporadique est encore assez fréquente ; elle est généralement attribuable aussi à la mauvaise qualité des aliments ; la mauvaise eau peut également l'occasionner. La fatigue, les refroidissements souvent n'y sont point étrangers non plus.

Le cheval pris de gastro-entérite cesse de manger ou ne mange plus que très-peu, ses yeux sont larmoyants et d'un rouge jaunâtre, sa bouche est sèche, sa peau chaude, son poil sans brillant. Les reins restent inflexibles sous le pincement de la main; le scrotum chez les chevaux entiers est saupoudré de poussière salée, tout le corps paraît roide, chaque pas coûte à l'animal qui paraît abattu.

Petites saignées, plus ou moins répétées, lavements, cataplasmes sur le dos et les reins, barbottage

à la farine d'orge, quelques racines sucrées par jour
en plusieurs administrations :

    Miel . . . . 1 kil.
    Crème de tartre soluble . . . . 90 gram.
    Azotate de potasse . . . . 30 —
    Laudanum. . . . . 4 —

si l'inflammation paraît intense ; dose d'un tiers ou
de moitié plus forte si elle semble vouloir prendre
un caractère suraigu. Dans ce cas également saignées plus copieuses. Si, après quinze ou trente
heures d'invasion, le mal reste stationnaire ou semble
s'aggraver, sans plus tarder appeler un homme de
l'art.

Souvent cette affection débute avec les symptômes
d'une affection chronique : indolence, apathie, demi-
appétit, excréments fermes et coiffés, bâillements
fréquents, une certaine gaieté par moments succé-
dant à plus d'abattement.

Ici s'abstenir de saigner. — Cataplasmes, lavements, barbottage, opiat suivant en six ou huit administrations durant les vingt à trente premières
heures.

    Extrait de genièvre. . . . . . 300 gram.
    Poudre de gentiane . . . . 90 —
    Sulfate de soude . . . . . . 100 —
    Crème de tartre brute . . . 60 —
    Azotate de potasse . . . . . 30 —

régime diététique à petites rations, racines sucrées, eau blanchie à la farine d'orge, bons et fréquents pansages deux ou trois fois répétés par jour. Bonne couverture.

Gestation. — On désigne ainsi l'état d'une femelle qui, ayant été soumise au mâle, porte en elle un petit qu'elle doit mettre bas à une époque déterminée suivant son espèce.

La gestation demande beaucoup d'attention de la part de l'éleveur, et pour la bête elle-même et pour le rejeton qu'elle porte. En France, les étalons généralement ne travaillent pas assez et les poulinières, celles *de trait surtout*, travaillent trop. Les descendants d'étalons qui passent leur vie à ne rien faire, ne doivent pas, dit-on, valoir ceux issus de pères travailleurs; un fait certain, c'est que ces derniers sont moins prolifiques. Une bête dont on exige un service excessif dure moins longtemps, et tout vraisemblablement son poulain doit se ressentir des déperditions excessives qu'on impose à la mère. Un autre fait avéré et notable, malgré tout, c'est que les juments en trop bon état donnent de moins forts produits que celles en simple bonne condition.

Quoi qu'il en soit, tant pour la mère que pour le petit, il importe que le régime de la jument soit sain et richement substantiel. Les Anglais, nos maîtres en élevage de toute espèce de bétail et de chevaux principalement, disent qu'il faut entraîner le poulain dès le ventre de sa mère. En effet, qu'on prenne deux juments pareilles, fécondées par le même cheval, qu'on nourrisse l'une aux pois, aux féverolles, au trèfle, à la luzerne, en même temps qu'avec une petite ration d'avoine, qu'on donne à l'autre du foin de haut pré, un peu de bourgogne, un peu de son et beaucoup d'avoine, le travail ayant été pareil, sûrement on obtiendra deux élèves de forme et de corpulence très-dissemblables, surtout si après la mise bas on continue à chaque mère son régime de gestation.

Glandes. — Glandage. — De tous temps la terrible maladie des chevaux connue sous le nom de morve a fixé au plus haut point toutes les attentions; après le jetage, les glandes de la région sous-maxillaire en ont été l'expression en quelque sorte barométrique. Le moindre maquignon, le plus notable connaisseur, l'amateur le plus ignorant, tout le monde en abordant un cheval constate l'état de sa région sous-maxillaire. L'adhérence de la glande à la peau qui la recouvre, et surtout à l'os contre lequel elle repose est de tout à fait mauvais augure. Avec une glande adhérente et un poil terne, un cheval donne plus de crainte que quand il jette *même mal* et qu'il n'est pas glandé.

H

Harnais. — Si on ferrait mieux les chevaux, ils auraient plus de durée et plus de solidité. Si on les harnachait mieux ils se fatigueraient moins vite et ils fourniraient une somme de force notablement plus considérable et plus durable. Le chevêtre, la bride, le collier, la bricole, les traits, la sellette, la selle, le reculement ou avaloire et la croupière sont les pièces essentielles du harnachement des chevaux et des bœufs (que dans beaucoup de localités on met encore inconsidérément au joug.)

Au chevêtre, improprement appelé licol partout, le principal reproche à adresser, c'est d'avoir généralement une sous-gorge trop étroite et trop serrée. Beaucoup de chevaux ne deviennent corneurs que par ce motif; sous la pression de la sous-gorge, le

larynx, vulgairement appelé sifflet, s'atrophie, se dé-
forme et perd de son calibre, toutes causes essentielles et matérielles du mal en question.

Chez tous les cultivateurs de la classe ordinaire et
même chez ceux de plus d'importance, la bride
pêche par son mors qui est trop dur, trop peu matériel et basculant trop brutalement dans la bouche
des chevaux dont il perd la sensibilité des barres.

Quand on observe les attelées de nos fermes, on est
frappé des vices de chaque partie constituante des
colliers; quelques-uns sont trop larges, beaucoup sont
trop longs, mais beaucoup plus encore sont d'une
étroitesse et d'une justesse telles, qu'on est surpris de
ne pas voir plus de chevaux braves tireurs tomber
d'apoplexie cérébrale; d'un autre côté, que de sujets mal francs et surtout que de poussifs par cause
de mauvais harnachement! Le corps de nos colliers
forme un angle trop aigu supérieurement, inférieurement il est trop rond et conséquemment comprime
trop le bord inférieur de l'encolure contre lequel il
remonte quand l'animal par franchise ou par crainte
se plonge bravement sur ses traits.

La bricole probablement a précédé le collier comme
harnais de tirage; mais, depuis des siècles, le temps
et l'observation lui ont valu la justice qu'elle mérite,
savoir d'être reléguée au dernier rang; la bricole qui

embarrasse continuellement et à la fois les deux épaules du cheval attelé, amoindrit infailliblement sa solidité; d'un autre côté, l'appui que toute la partie antérieure du tronc vient prendre dans le collier, triple sinon plus la somme de force mal secondée par la bricole qui ne porte que sur la partie inférieure des deux épaules, dont en outre elle paralyse la liberté de mouvements.

Le joug, harnais tout à fait primitif du bœuf, n'a qu'un seul avantage, celui de rendre les bêtes infiniment plus dociles; mais quelle gêne pour les malheureux attelages, que de force perdue! Combien avec un collier deux bœufs tirent plus lourd et marchent plus vite qu'avec le joug.

Malgré leur poids plus lourd, les traits de fer sont préférables à ceux en cuir qui coûtent fort cher, à ceux de corde que la pluie roidit et détériore vite.

Les selles à monter sont aujourd'hui trop faibles de panneau, le siége lui-même en est trop étriqué. Quelle belle, gracieuse et bonne assise donnaient leurs anciennes selles plus étoffées à nos pères qui étaient d'aussi beaux et solides cavaliers que nous sommes de chétifs jockeys.

Les panneaux des sellettes de limon doivent être fermement rembourrés avec du crin bien uniformément tassé. Durant le plus fort appui de la charge sur le dos du limonier, son garrot et son arête dorsale doivent être grandement isolés de l'arçon.

De toutes les parties de l'équipement de nos chevaux, actuellement le reculement est celle qui laisse le moins à désirer. Il est vraiment à regretter que partout on ait de la tendance à vouloir s'en passer, pourtant l'avaloire est au cheval de brancard ce que le levier du gouvernail est au timonier d'un navire.

Hématurie. — Pissement de sang. — Affection assez commune dans l'espèce bovine et chez les jeunes muletons dans certaines contrées, notamment en Poitou. Les vaches qui fréquentent les bois sont à chaque printemps nouveau assez sujettes à l'hématurie ; quand on y remédie immédiatement, les suites en sont peu graves et la normalité ne tarde pas à se rétablir. Mais lorsque le mal est de certaine date, que les bêtes sont ou pleines ou en pauvre condition, la situation est fort critique.

Avec une poignée de marrube blanc, une poignée d'achillée ou herbe à mille feuilles et une poignée de plantain, le tout haché, pilé et macéré durant huit ou dix heures dans deux litres de fort cidre ou de vin blanc que l'on fait avaler aux malades (marc et jus) à deux fois et à sept ou huit heures d'intervalle, presque toujours on triomphe du mal en deux ou trois jours. Avec six à huit grammes de sulfate de fer ou couperose verte administrés dans deux ou trois litres de décoction de mauves et d'oseille on arrive à pareil et aussi prompt résultat encore.

Si l'affection est due à une inflammation des reins ou à toute autre cause, le traitement doit s'adapter à la nature du mal. Si on variait le régime des mères, si on les changeait de temps à autres d'herbages, si on leur donnait par semaine deux ou trois rations de graine de lin cuite avec un peu de son, si on leur pratiquait, à celles du moins en trop bon état, une saignée proportionnelle à leur embonpoint, si on donnait à l'élève malade ou suspect de bientôt le devenir, un peu d'eau fortement mucilagineuse bien miellée, probablement on amoindrirait les ravages de cette maladie si redoutée des mulassiers poitevins et angevins.

Hémorrhagie. Perte de sang causée par la rupture, la déchirure ou l'érosion d'un ou plusieurs vaisseaux. Beaucoup d'hémorrhagies s'arrêtent d'elles-mêmes, d'autres cèdent plus ou moins volontiers à l'action quelque peu prolongée des douches froides; il en est certaines, surtout quand les conduits sanguins offensés ont un certain calibre, qui réclament des soins et des manipulations d'un ordre spécial : ainsi la piqûre de l'artère carotide par la flamme, de l'artère du palais par le maréchal brûlant ignoramment - et maladroitement le lampas ou fève, ainsi l'ouverture de l'artère testiculaire à la levée des casseaux : l'application de poudre d'agaric, de toiles d'araignées, des douches à la seringue ou à l'arrosoir, des compresses froides, des tamponnements sont les hémostatiques les plus naturels et les plus habituellement mis en usage en attendant l'arrivée du vétérinaire et ses sutures et ses ligatures, si elles deviennent urgentes. Le perchlorure de fer, peut-être un peu trop chaudement prôné ces années passés comme agent héroïque, demande une certaine circonspection dans son emploi; s'il favorise promptement la formation d'un caillot obturateur, il occasionne aussi la gangrène très-volontiers.

Hémorrhoïdes. — Mélanoses. Affection exclusive des chevaux pommelés et blancs; ces sortes de tumeurs apparaissent principalement au pourtour des orifices naturels : la bouche, l'anus, la vulve et le fourreau, en sont le siége le plus ordinaire; à la fin, quand l'animal en est infesté, les parotides, les mamelles et toutes les parties du corps peuvent en devenir le siége. Cette affection à marche quelquefois très-lente, souvent fort rapide et à terminaison dégoûtante, est tout à fait incurable, de plus, elle est héréditaire :

aussi à tout titre importe-t-il d'interdire la reproduction à tous les êtres qui en sont entachés.

Hépatite. Inflammation du foie avec réaction très-fréquente sur les intestins et encore assez communément sur le cerveau. L'hépatite est d'autant plus fréquente et plus grave qu'on avance vers le midi; dans les contrées septentrionales elle est presque inconnue.

Les grandes chaleurs, les fortes transpirations qui enlèvent au sang une grande partie de son eau, les grains, les fourrages substantiels qui rendent ce liquide trop plastique doivent en être les principales causes.

L'animal pris d'hépatite est triste, il chancele comme celui qui va être atteint de vertige, son œil est d'un rouge jaune. Souvent il grimace et bâille, assez souvent aussi il se regarde et même parfois il cherche à se mordre le flanc droit. Son ventre est contracté, sa colonne vertébrale peu flexible; tout son hypocondre droit est très-sensible à la pression et son urine très-jaune.

Extraire cinq à huit litres de sang en trois ou quatre reprises et à trois ou quatre heures d'intervalle, administrer des lavements mucilagineux tièdes, s'il y a réaction au cerveau, établir sur la tête un petit courant d'eau froide, à l'intérieur administrer :

Sulfate de soude. . . . . . .   200 gr.
Crème de tartre soluble. . . . .   60 »
Miel de Bretagne (qui est purgatif). 1,000 »

Poudre de réglisse quantité suffisante pour convertir le tout en une pâte molle comme la pâte à pain, en faire sept ou huit fois à une heure d'intervalle.

Barbottage à la farine d'orge avec addition d'un peu de miel et de vinaigre, si l'animal en veut bien. Plus l'animal boit, plus on peut concevoir d'espoir. Si le mieux se fait attendre, frictions irritantes aux membres, sinapisme sur la région malade; avant sérieuse impatronisation du mal, invoquer des lumières supérieures. Les phases marchent vite, des désordres funestes ne tardent pas à arriver.

Héréditaire. Bonnes comme mauvaises, tant physiques que morales, beaucoup de qualités sont transmissibles d'ascendant à descendant, et cette transmission est d'autant plus certaine ou probable, que ces qualités bonnes ou mauvaises sont plus anciennes dans la famille des reproducteurs qu'elles distinguent.

D'abord pour les étalons on ne tient pas assez à leurs titres de savoir-faire, chacun dans leur spécialité devrait avoir fourni ses preuves; du bouquet, du brillant, certaine taille, on n'en cherche pas davantage : pieds défectueux, éparvins, jardons, cornage, pousse, formes, on n'en tient que fort peu de compte.

Pour les juments on est encore infiniment moins regardant. Conformation générale défectueuse, mauvaise tête, garrot, dos et croupe laissant tout à désirer, épaules sans ligne, avant-bras sans muscles, genoux tarés et mal conformés *nativement*, phalanges et sabots indignement constitués et proportionnés, jarrets mal établis, flancs de vache, côtes mal cerclées, tout n'est tenu en aucune considération.

Au temps passé, quand régnaient certaines épizooties, à l'entrée des champs de foire étaient postés des hommes spécialement chargés de l'inspection sanitaire des bestiaux qui y étaient acconduits; qu'on devrait bien en faire autant à la porte de tous les haras et dépôts d'étalons, ou mieux qu'on devrait bien imposer à tout propriétaire, détenteur ou gardien d'animaux reproducteurs, l'obligation d'exiger, pour chaque femelle présentée, un certificat d'admission délivré par un comité spécial *chargé pareillement* d'autoriser les mâles exclusivement aptes à bien reproduire.

En fait de vaches, avec des filles, petites-filles et arrière-descendantes de bonnes laitières accouplées avec des taureaux d'aussi recommandable généalo-

gie, à coup presque sûr on obtient toujours des génisses qui ne démentent point leur origine. *Chien
chasse de race; laitière fait laitière.*

Hernies. — Descente. — On appelle ainsi le déplacement d'une portion d'intestins et sa chute dans
une cavité qui ne lui est point destinée : ainsi la hernie testiculaire, la hernie ombilicale et la hernie ventrale à la suite d'une offense sur un point des parois
abdominales. A quelque classe qu'elle appartienne,
la hernie est toujours une affection grave à laquelle
il importe de remédier sérieusement et le plus tôt
possible.

La hernie inguinale à l'état chronique se reconnaît au volume anormal du sac testiculaire : d'atroces
coliques et un faciès de cheval qui sort d'être châtré
la décèlent quand elle vient de se déclarer spontanément. Dans l'un comme dans l'autre cas, la castration *habilement pratiquée* est le plus sûr et même le
seul moyen de guérison radicale. — La hernie ombilicale est très-curable, même à un âge avancé : cependant chez les jeunes sujets on opère avec beaucoup plus de chances de succès. Même à leur début,
les hernies ventrales sont irrémédiables assez généralement.

Hydrocèle. — Épanchement d'eau dans le sac testiculaire. Chez les animaux, rarement cet hydrocèle

constitue une maladie locale ; presque toujours il n'est qu'un diverticulum où vient se rendre la surabondance du liquide anormal épanché dans le ventre. Quand l'état général du sujet est rassurant, l'hydrocèle n'est pas de haute gravité, la castration en est le sûr remède. Seulement le vétérinaire, auquel seul tout propriétaire sagement intéressé doit s'en rapporter, devra lui-même opérer avec minutieuse circonspection, le détroit de communication entre le ventre et la gaine vaginale étant dans la circonstance toujours ramolli et extraordinairement dilaté, l'intestin pourrait fort bien venir faire éruption et dangereusement compliquer le cas primitif.

Humeur. — Vieux mot encore partout à l'ordre du jour pour exprimer un mythe que la médecine nouvelle ou mieux la jeune science physiologique n'a encore pu reléguer parmi les désuétudes surannées. « *L'humeur se porte sur tel organe, le sang de tel animal est tout chargé d'humeur, l'humeur veut prendre son cours, dans toute maladie premièrement il faut donner cours à l'humeur, si l'humeur s'arrête cette bête est perdue, telle personne est perdue d'humeur, il faut la purger*, etc.; » telles sont entre cent autres les billevesées que le médecin et le vétérinaire entendent quotidiennement et contre lesquelles, sous peine de retrait de confiance, il leur est presque interdit de lutter ainsi que contre *les maux de saints* et les guérisons *par secret.*

Suivant certaines circonstances de régime ou de santé, le sang peut contenir plus ou moins d'eau, c'est un fait avéré par la science; mais quant à l'élément morbide, vulgairement appelé *humeur*, ses partisans devraient bien en parler moins, chercher davantage à le voir et surtout à le signaler aux incrédules.

Hydropisie. — Maladie causée par un amas d'eau dans une ou plusieurs parties du corps. L'hydropisie consécutive à un excessif appauvrissement du sang par suite d'alimentation trop aqueuse et trop peu riche en éléments assimilables, s'appelle cachexie, pourriture, — à la suite d'une inflammation aiguë de la membrane qui les tapisse, la poitrine, le ventre, peuvent également devenir hydropiques. Si la cachexie est de la dernière gravité, les hydropisies pleurales et péritonéales ne sont pas plus rassurantes, leurs causes étant le plus souvent tout à fait irrémédiables. Souvent elles sont la conséquence d'une maladie que l'incurie du propriétaire ou l'ignorance de l'empirique ont laissée passer à l'état chronique et que désormais ni la science, ni le temps ne savent guérir.

Hygiène. — L'hygiène est la science qui enseigne l'art de gouverner et d'entretenir les animaux domestiques en santé. Leur logement, leur nourriture, leur travail sont de son ressort. La conservation, l'amélioration et même la multiplication de leurs races constituent la **zootechnie**. Si tous les propriétaires et cultivateurs observaient mieux les règles de l'hygiène, leurs bestiaux leur produiraient davantage, souvent leur coûteraient moins, dureraient bien plus longtemps et par-dessus tout seraient exposés à infiniment moins de maladies et de tares qui, en fin de compte, toujours donnent perte notable. Que de maladies ne sont dues qu'à la malpropreté, au manque d'air, à la mauvaise administration des aliments et aux troubles apportés à la digestion dont, ni le petit particulier, ni le fermier de haute importance, ne connaissent pas plus le mécanisme que les phénomènes physiologiques consécutifs. Quand donc un traité d'hygiène, d'économie rurale et de comptabilité agricole feront-ils partie des classiques d'écoles de campagne !

I

Ictère. — Jaunisse. — Ainsi on nomme une affection assez commune chez le cheval, fort rare chez
la vache et presque toujours mortelle chez le chien.
Peut-être serait-il très-difficile d'indiquer et d'énu-
mérer les causes de l'ictère. Tout ce qui peut réagir
sur le foie, sur le tube intestinal et ses annexes, sans
doute, peut en être soupçonné. — Le régime et surtout
certains aliments semblent déterminer assez volontiers cette indisposition dont rarement les suites sont
graves chez les solipèdes; la lupuline, généralement
connue sous le nom de minette, la suscite, dit-on,
fréquemment chez le cheval; la feuillée du peuplier
a la même propriété sur le mouton.

Sauf qu'il est plus apathique, plus froid dans ses
habitudes, le cheval à ictère simple ne parait pas
généralement très-extraordinaire, surtout au début.

Demi-diète , aliments arrosés d'eau salée , racines assaisonnées de son et de sel, barbottages acidulés avec un peu de vinaigre , telle est la première partie du traitement.

Sulfate de soude . . . . 200 gram.
Crème de tartre brute . . . 100 —
Azotate de potasse. . . . . 90 —
Poudre de gentiane . . . . 100 —

extrait de genièvre q. s. pour former avec les substances ci-dessus une pâte mollement consistante comme de la pâte à pain, — mélanger et en administrer quatre ou cinq fois par jour gros comme un œuf de poule; par là le plus souvent on triomphe en quelques jours de l'indisposition presque sans interruption de travail. Quelques lavements simples, si l'animal est constipé; par jour, un ou deux bons pansages, une couverture de laine et une bonne litière sont de recommandables auxiliaires.

Chez la vache, les mêmes agents administrés en breuvages donnent d'aussi prompts et d'aussi bons résultats que chez le cheval.

Mais chez le chien, quoi qu'on fasse, le mal est presque toujours incurable. Les acidulés, les purgatifs salins, jusqu'à demi-diarrhée, un bon sinapisme deux ou trois fois réitéré sur le côté droit ont parfois amené guérison pourtant.

Quand la feuillée de peuplier donne la jaunisse au mouton, en substituant un autre aliment à ce fourrage, on met fin au mal immédiatement.

Immobilité. — Maladie à type continu avec exacerbations plus ou moins fréquentes, exclusivement particulière au cheval et dont on ne connaît guère plus l'essence que les causes; néanmoins il est tout probable que le siége en est au cerveau.

Le cheval immobile a un faciès tout spécial, une expression tout à fait idiote; il regarde les objets divers sans conscience de ce qu'ils sont, il semble marcher sans confiance, sans assurance, comme un animal qui n'y voit qu'à demi; quand il mange, il mâche lentement et machinalement, de temps en temps il s'arrête et paraît écouter un bruit lointain ou ruminer une pensée, souvent même il suspend la mastication d'une bouchée pendante entre la commissure de ses lèvres. Mais c'est dans ses mouvements de locomotion que s'observent les phénomènes les plus flagrants de l'immobilité. Quand on veut sortir un cheval immobile de son écurie, sitôt qu'on lui tire un peu sur la longe, il dresse la tête et même souvent il geint; si la place qu'il occupe est assez étendue, après plus ou moins d'hésitations, il se décide à se tourner, mais il le fait gauchement et tout d'une pièce ; s'il est en stalle étroite, il est très-difficile de l'en sortir, sinon même tout à fait impossible ; si on persiste, si on le brutalise le moins du monde, il geint très-fort, il montre un œil vitreux et grand, puis soudain se cabre à se renverser. Dehors, rien ne semble fixer son attention, il se tient sur ses quatre membres comme sur un tréteau ; lui croise-t-on les membres antérieurs, il conserve cette attitude fort longtemps ; l'été il est peu sensible aux mouches. L'action de reculer est pour lui d'une difficulté extrême quand elle n'est point toutefois une impossibilité absolue. Le cheval immobile se couche généralement peu, il préfère manger à l'auge ou par terre qu'au râtelier.

On a dit que l'immobilité est une affection incurable ; les purgatifs, les révulsifs, les anodins, les excitants généraux et spéciaux, en effet tout a en vain été essayé. Néanmoins il n'est pas rare de voir des sujets immobiles se guérir d'eux-mêmes petit à petit et même assez promptement. L'épilepsie et surtout l'immobilité auxquelles les chevaux du nord semblent principalement sujets, très-souvent s'en vont comme elles sont venues. La vie libre en herbage est de tous les remèdes le meilleur et le plus économique traitement.

L'immobilité est un vice rédhibitoire avec neuf jours de garantie.

Imperforation, — Atrésie. — Quelques jeunes animaux naissent avec l'anus imperforé ; ce phénomène est encore assez commun chez les agneaux et les veaux, il est plus rare chez les poulains. Durant les vingt à trente premières heures de sa vie, le jeune animal imperforé n'offre rien d'extraordinaire ; il tête, il est gai, il dort, enfin rien ne décèle trop son vice ; mais bientôt on le voit se camper de plus en plus fréquemment, faire des efforts expulsifs et malgré tout ne rien rendre ; il devient tristé, ne cherche plus le trayon, son ventre grossit et si on n'y prête attention, sa frêle existence ne tarde pas à finir. Rarement le jeune laiteron dure plus de quatre ou cinq jours, si on ne remédie à son état

En soulevant la queue du jeune animal imperforé, à la place d'un anneau froncé et exubérant on voit le plus souvent une saillie tendue, rose et plus ou moins molle comme une pointe d'abcès.

Sitôt qu'on y applique le doigt, la petite bête redouble d'efforts et se vousse la colonne vertébrale en geignant ; de son côté la tumeur augmente de volume.

Moyennant une opération immédiatement et méthodiquement pratiquée, le cas n'est pas des plus graves. L'incision pure et simple ou même cruciale effectuée par l'empirique, l'ouverture faite par le maréchal au moyen d'un cautère chauffé à blanc ne savent bien réparer l'erreur de la nature. Exciser *à rez sphincter* toute la membrane cutanée qui ferme l'orifice anal, en activer et favoriser la cicatrisation circulaire tout en permettant aux fonctions défécatives de s'effectuer librement, sont autant d'actes à l'aide desquels un vétérinaire seul peut ramener les choses à leur exacte normalité.

Importation. — Par manque de connaissances zootechniques, en France nous faisons, au profit de l'Angleterre surtout, des sacrifices généralement trop inconsidérés, sinon plus. Vraiment nous semblons ignorer que, pour être arrivés en chevaux fins à l'égal de nos voisins d'outre-Manche, nous ne leur avons pas seulement emprunté des reproducteurs, mais encore que nous avons suivi leurs méthodes d'élevage. Malgré ces faits patents, avec leurs durhams, leurs dishleys, leurs newleycesters *et nos vieilles méthodes* aujourd'hui, nous voudrions arriver, quelles que soient nos localités, à avoir d'emblée des vaches, des moutons et des porcs aux qualités anglaises dès le premier ou deuxième sang et sans plus de sacrifices ni de principes que par le passé!

Si on ne peut pas importer le climat du pays des

bêtes que l'on convoite, du moins doit-on importer les méthodes des éleveurs qui les ont produites. D'un autre côté, qu'on sache bien qu'en Angleterre, pas plus qu'en Suisse, les animaux parfaits qu'on rencontre ne sont autre chose que des animaux perfectionnés à force d'études et de temps, que leur création n'est attribuable qu'à une suite de sages sélections, qu'à un régime bien combiné, en un mot qu'à un ensemble de circonstances qui ont fait plus que le pays où nous allons le chercher à frais ruineux et ridicules. Si, connaissant mieux notre riche sol et notre bon climat, nos cultivateurs se contentaient d'aller étudier les bonnes méthodes de nos voisins, si au lieu d'animaux qui toujours et immédiatement commencent par s'y dédire, ils importaient dans leurs écuries, étables, bergeries, porcheries et poulaillers, les bons principes zootechniques des contrées plus avancées, en moins de dix ans avec le beau et bon germe de nos diverses races, ils arriveraient à exciter la jalousie de ceux qu'ils jalousent et au profit desquels ils se ruinent sans résultats durables chez eux.

Impuissance. — Sauf chez la plupart des mulets et sans qu'on sache trop pourquoi, l'impuissance est rare chez les animaux en conditions ordinaires et normales. Si beaucoup de mâles n'engendrent pas, si nombre de femelles quoique multiplement saillies demeurent infécondées, on doit plus s'en prendre aux circonstances de l'accouplement, qu'à un déni de nature. Le mot impuissance veut dire impossibilité au mâle de se reproduire; on appelle stérile la femelle qui ne peut point concevoir. Si parfois ces vices sont natifs chez quelques animaux domestiques, ils doivent probablement dépendre de certaines circonstances de servitude; on a vu des mâles, impuissants ainsi que des femelles stériles tant qu'on les accouplait à la main, immédiatement reproduire sitôt qu'on les avait préparés par quelques semaines de liberté et qu'on leur permettait la monte libre.

On a vu encore des mâles de haute valeur sortir de leur impuissance par l'ablation d'un testicule (le plus faible quand ils sont d'un volume inégal).

Indigestion. — Sitôt ingérés dans l'estomac, les aliments commencent par s'y dénaturer tant sous l'influence active des divers liquides sécrétés par cet organe, que sous l'action de la salive qui les a imprégnés déjà avant leur déglutition. Si les premiers liquides qui doivent humecter les bols alimentaires avant leur déglutition sont en proportion insuffisante, si par une cause quelconque les autres liquides appelés sucs gastriques viennent également à faire défaut, indispensablement l'opération physiologique appelée digestion se ralentit, se suspend ou s'arrête plus ou moins incomplétement, en d'autres termes une indigestion a lieu de toute indispensabilité. Suivant que la cause du désordre influence la masse alimentaire dans la cavité stomacale, ou en un point quelconque des intestins, l'indigestion est stomacale ou intestinale.

Les causes de l'indigestion sont excessivement nombreuses et variées : la voracité de certains sujets naturellement insatiables, les longues privations qui ensuite portent les animaux à dévorer des rations outrées sans presque les mâcher et surtout sans les imprégner de salive, la mauvaise qualité des aliments, un travail excessif, un accident majeur ou une opération douloureuse pratiquée inconsidérément sitôt après le repas, l'eau insalubre ou trop froide ou prise en trop grande quantité, etc., etc., telles sont les principales.

Les symptômes de l'indigestion sont les mêmes que ceux qui décèlent les coliques en général; l'animal se couche, se relève, se plaint, se roule et a le ventre plus ou moins développé; pour commencer il fiente fort peu. — Si l'indigestion a son siége dans l'estomac, le malade se couche avec plus de précaution, s'agite moins brutalement, il affecte le décubitus sternal, c'est-à-dire les deux membres antérieurs allongés et la tête haute comme un animal qui se dispose à se relever. Le plus souvent c'est dans les gros boyaux qu'a lieu l'indigestion intestinale proprement dite ; ici le cheval, plus exagéré dans le désordre de ses mouvements, éprouve quelques intermittences que ne lui laisse jamais l'indigestion stomacale : le ventre est plus volumineux et le mal ne se manifeste pas aussi immédiatement après le repas que dans l'indigestion stomacale ; ici l'administration d'abondants breuvages exagère notablement la douleur, signe dont il importe de prendre sérieuse note tant au point de vue du diagnostic, que de la conduite à tenir dans le traitement.

Quels que soient le siége de l'indigestion et la nature des aliments qui en sont l'essence, un médicament recommandable, c'est l'élixir de Lebas ; à la dose de cinq à quinze cuillerées à soupe dans deux tiers de litre de thé froid ou simplement d'eau froide, le plus souvent cet agent, dont la composition est demeurée la propriété de son auteur, donne les plus prompts et les plus satisfaisants résultats ; en cas ordinaire rarement on est obligé d'avoir recours à deux doses. Si, après une seconde administration, du mieux ne se manifeste, ou le diagnostic a manqué de justesse ou l'indigestion a lieu avec considérable surcharge d'aliment ; or il importe d'aviser à d'autres moyens.

Dans ce cas bien avéré :

Sulfate de soude. . .	100 gram.		
Aloès.	15 »		Mélanger en agitant fortement.
Huile de ricin. . .	60 »		
Vin, cidre ou bière . .	2 litres.		

administrer séance tenante avec sage précaution. Lavements de demi-heure en demi-heure, couverture, promenade au pas, bons bouchonnements par tout le corps.

Si au bout de trois ou quatre heures au plus, du mieux positif ne se manifeste, si l'animal semble se ballonner, la ponction de l'intestin distendu par du gaz peut devenir nécessaire, une médication tout à fait sérieuse est urgente, sans plus différer il importe d'appeler un vétérinaire.

Chez la vache, l'indigestion, quoiqu'effet des mêmes causes, se manifeste par des symptômes assez différents. Tantôt l'animal gonflé outre mesure augmente encore de volume à vue d'œil, il est inquiet, piétine, se plaint, bave, a le regard fixe, tient le cou allongé, tousse parfois, il fiente et urine souvent.

Qu'il y ait ou non indigestion avec surcharge d'aliments, en un mot quelle qu'en soit la cause, le péril est menaçant ; sans perdre une minute il importe d'y remédier à l'instant : au moyen d'un petit verre d'ammoniaque administré dans deux litres d'eau froide souvent on arrive à un résultat miraculeux; si du mieux tarde à se manifester, en venir à une seconde dose; en cas de persistance et encore plus en cas d'augment des symptômes, aussitôt et hardiment au moyen d'un trocart faire la ponction du flanc gauche et à défaut avec un couteau pointu.

A l'automne, quand les dernières herbes sont mélangées de feuilles mortes et durant l'hiver chez les propriétaires qui ne donnent point de racines à leurs bêtes *abreuvées une seule fois par jour*, les indigestions sont assez fréquentes. Feutrés, tassés en compacte agglomération dans le rumen, réduits en gâteaux, comme cuits dans le feuillet, les aliments, malgré les efforts de l'animal, ne peuvent se diviser pour remonter la gouttière œsophagienne et aller se faire ruminer; ceux du feuillet pris comme du plâtre en scellement ne peuvent également quitter les lames de cet organe pour se rendre vers la caillette et l'intestin grêle, enfin, littéralement le canal alimentaire est obstrué, suivant la pittoresque expression vulgaire, il est bouché.

Sulfate de soude.	200 grammes
Crème de tartre brute. . . .	100 —
Poudre de gentiane.	90 —
Miel commun	500 —

Faire dissoudre et mélanger dans huit à dix litres de petit cidre tiède ou de bière faible et administrer de deux en deux heures par deux litres à la fois. Un peu de bon foin arrosé d'eau salée et donné à très-petite ration excite les diverses sécrétions, il engage les malades à ruminer. Lavements simples administrés d'heure en heure, couverture, bouchonnements fréquents, promenades, tels sont autant de recommandables moyens auxiliaires.

Chez les propriétaires qui ont la bonne habitude de soumettre leurs bestiaux à l'usage de trente à quarante cinq grammes de sel par bête et par jour, non-seulement les animaux sont bien plus rarement indisposés, mais encore ils sont toujours en meilleur état et donnent notablement plus de profit.

Infection. — Expression par laquelle on désigne le mode de propagation d'une affection par l'air contenant des principes viciés, des émanations putrides animales, des exhalaisons échappées du corps de certains malades, etc., etc. Le sang et toute l'économie peuvent également être infectés par l'absorption d'une suppuration de mauvaise nature renfermée dans un foyer d'où on néglige de l'éliminer au fur et à mesure de sa sécrétion ; les enveloppes fœtales ou délivre qu'on laisse insoucieusement se putréfier dans la matrice des vaches nouvellement vêlées peuvent encore donner lieu à semblables résultats fâcheux.

Tenir les animaux sains, à l'abri des émanations pernicieuses, favoriser l'écoulement des sécrétions putrescibles, s'occuper sérieusement de la délivrance des femelles avortées, soumettre toutes les bêtes exposées à quelqu'influence infectieuse que ce puisse être, d'abord à un ample et substantiel régime, ensuite à une médication antiputride, telles sont les indications les plus rationnelles que l'on puisse prescrire pour conjurer tout inconvénient fâcheux.

Infusion. — Les principes médicinaux que contiennent diverses plantes sont de deux sortes : les uns sont fixes, les autres volatils; les mêmes tiges, les mêmes racines souvent contiennent à la fois les uns et les autres, mais le plus souvent on ne demande à tel végétal que son essence subtile, à tel autre que sa décoction plus matérielle. Le thé, les plantes aromatiques pour livrer leur essence salutaire ne demandent qu'une immersion pure et simple durant quelques moments dans de l'eau à la température de quatre-vingt à cent degrés et en vase clos. Le bois de quinquina, le bois de réglisse, la racine de mauves et de guimauves, etc., exigent une ébullition d'une heure et plus pour se décider à rendre leurs sucs. Or, les premiers, tenus à une haute température longuement prolongée dans un liquide bouillant, n'auraient plus qu'une action presque neutre.

Injection. Action qui consiste à faire pénétrer un médicament liquide au fond d'une plaie, dans le trajet d'une fistule ou dans une cavité malade quelconque. La seringue est l'engin le plus généralement usité pour cette sorte d'opération. Les injections de liqueur de villatte donnent presque toujours un bon résultat dans es fistules aboutissant à une carie peu étendue; es injections d'eau de mauve et de têtes de pavots font grand bien dans les inflammations aiguës de la matrice, celles de décoction de tan aident le tarissement des écoulements purulents du même organe.

Mais si les diverses injections peuvent, dans beaucoup de circonstances, améliorer des situations fâcheuses, il importe qu'une science spéciale et une pratique judicieuse en prescrivent l'essence médicamenteuse.

J

Javart. Si les hippiâtres antérieurs à Bourgelat eussent été des savants hellénistes, on pourrait peut-être dire qu'ils ont dérivé le mot javart d'un verbe grec qui signifie *ramollir, liquéfier*. Quoi qu'il en soit, un trait commun à chacune des maladies appelées javarts, c'est l'existence d'une portion de tissus dégénérés dont la présence provoque et entretient des phénomènes morbides et dont les efforts de la nature tendent à favoriser l'expulsion. C'est ainsi, a dit Renault, que le javart cutané consiste dans la gangrène d'une portion du tissu cellulaire dermique qui tend à s'échapper au dehors et qu'on désigne sous le nom de bourbillon; c'est ainsi que dans le javart tendineux qui a tant de rapport avec le panaris de l'homme, il arrive souvent qu'une portion du tissu cellulaire sous-cutané ou du tendon s'exfolie et est rejetée au dehors; c'est ainsi enfin, que dans le javart cartilagineux, la portion de cartilage frappée de carie doit nécessairement être éliminée, c'est sa condition de guérison.

Le javart cutané rarement aboutit à graves conséquences; quelques cataplasmes, du ménagement, de la propreté, des lotions vineuses le conduisent promptement à bonne fin. Le javart tendineux est fort grave, le javart cartilagineux encore davantage. Dans ces circonstances, le vétérinaire seul est juge sinon toujours maître aussi heureux qu'il le voudrait; en d'autres termes, le traitement ne répond pas toujours aux efforts les mieux combinés, les plus savamment théoriques et même pratiques, surtout quand l'art est invoqué beaucoup après le début, ce qui arrive trop souvent pour le salut des malades et l'intérêt des propriétaires.

Jetage. Matière que les animaux rendent par les narines soit dans la maladie appelée gourme, soit dans la morve; le jetage qui caractérise cette dernière et dangereuse affection a un aspect tout particulier; il est généralement verdâtre et il adhère aux ailes du nez, tandis que celui de la gourme est toujours plus ou moins jaune ou blanc, et surtout qu'il n'est jamais mêlé de sang, comme il arrive souvent au premier.

Jardon. Tumeur dure qui se développe à la partie postérieure et un peu inférieure du jarret. Le jardon est une affection grave à laquelle il importe de remédier dès son début; quand on attend trop tard, elle donne lieu à une boiterie intense et presque toujours incurable. Le jardon est souvent congénial; dans les jarrets faibles, chez certains animaux violents, il est fréquemment aussi la suite d'efforts trop intenses et prolongés.

Les bains froids, quand la boiterie est excessive, et les anodins de concert avec le repos jusqu'à amoindrissement de la douleur première, puis le feu en raies ou en pointes, secondé par l'onguent vésicatoire, mercuriel et la pommade d'iodure de potassium mélangés et employés en frictions, constituent les plus sûrs et les meilleurs remèdes à invoquer dans la circonstance.

K

Kyste. Tumeur plus ou moins volumineuse, toujours molle et se manifestant tantôt sous la peau de
certaines régions, tantôt sous la muqueuse de diverses cavités naturelles. La substance contenue dans les
kystes est souvent liquide comme de l'eau, tantôt elle
ressemble à du blanc d'œuf, d'autres fois elle est de
consistance analogue à du miel; quant à sa couleur,
elle varie du blanc limpide au jaune.

Les kystes albumineux sont assez fréquents dans
la bouche, surtout à la face interne des lèvres du
cheval et chez les vaches à l'entrée du vagin; les
kystes mélicérés se manifestent volontiers au voisinage des naseaux du cheval. Les boulets tant antérieurs que postérieurs du même animal sont le siége
de prédilection de certaines tumeurs séreuses que le

feu généralement semble augmenter plutôt qu'amoindrir.

L'excision de la majeure partie de le membrane qui constitue la tumeur buccale et quelques lotions vineuses ou vinaigrées le jour et le lendemain de l'opération, le plus souvent en font justice infaillible en très-peu de temps; même traitement, même résultat pour le kyste du vagin. Le kyste mélicéré de l'orifice nasal chez les chevaux s'opère par large incision. Quand la matière en est entièrement éliminée et que la cavité vide est bien nettoyée, en en cautérisant légèrement la membrane au moyen d'un pinceau de linge ou de filasse imbibée d'eau de Rabel étendue d'eau-de-vie, on en conjure la récidive.

Le plus rebelle et le plus sérieux de tous les kystes, sans contredit c'est celui des boulets. Le moyen curatif le plus sûr et le plus prompt, c'est la ponction au trocart et l'injection de teinture d'iode étendue d'un quart ou de moitié eau légèrement tiède. Cette opération, convenablement faite par un habile vétérinaire, ne laisse aucune trace et n'exige que quatre à six jours de repos au plus.

L

Ladrerie. Maladie exclusive du porc et du sanglier, se traduisant par de nombreuses vésicules blanchâtres, véritables insectes parasitaires, que les entomologistes appellent cysticerques ladriques. Cette maladie incurable, qui finit toujours par la mort du sujet, si on le laisse vivre, rend sa viande d'aspect dégoûtant et même malsaine. C'est à cause de la ladrerie très-fréquente en Orient, que la loi de Moïse interdisait aux Israélites l'usage de la chair de porc soupçonnée de pouvoir donner la lèpre à l'homme. La cause primitive de la ladrerie consiste principalement dans les mauvais soins donnés aux cochons; une puissante cause secondaire de cette affection, c'est l'hérédité dont on ne saurait douter. Quant à sa contagion, on en a beaucoup parlé, mais on n'en a jamais cité d'exemples bien positifs, pourtant il est probable qu'elle peut être héréditaire et même transmissible par les voies digestives.

Chez le sujet vivant, la ladrerie se reconnaît à des granulations blanches et transparentes, faciles à voir et à sentir sous la langue de l'animal infesté. Une stabulation convenable, un régime sain, un choix scrupuleux de reproducteurs bien purs, en un mot, une bonne hygiène et une prudente éducation sont les meilleures mesures à opposer à cette affection qui aux temps bibliques était devenue un vrai fléau parmi le peuple juif.

Lait. — Durant la vie fœtale, c'est-à-dire tant que le petit est dans le ventre de sa mère, une certaine quantité du sang de cette dernière se porte vers sa matrice pour nourrir le fruit de sa conception; du moment où ce dernier se détache et quitte son séjour primitif, le sang qui se dirigeait sur l'utérus prend une nouvelle direction et se rend aux mamelles pour faire du lait et ainsi sous une autre forme continuer à nourrir le jeune sujet.

Chez les femelles à l'état de nature, le lait, qui dans le principe constitue le régime primitif du nourrisson est d'abord très-abondant; il diminue ensuite au fur et à mesure que le jeune animal s'habitue et se met au régime de sa mère; de là induction à tirer, que pour faire de bons sujets, il importe de ne les sevrer que graduellement et tard, sous peine de n'avoir que des sujets manqués.

Le lait étant le produit du sang et le sang étant lui-même le produit des aliments, il est de toute évidence que la qualité et la quantité de ce liquide dépendent de l'alimentation.

De même que le lait tient du régime pour sa richesse de composition, de même sa salubrité dépend de la santé de la femelle qui le donne ; c'est ainsi qu'une bête à plaies suppurantes, à mauvais poumons surtout, peut convertir en élève maladif un jeune nourrisson né sain d'une mère saine, c'est ainsi que pareillement en donnant à une nourrice bien saine le petit d'une bête de mauvais tempérament ou de santé défectueuse, on en peut faire un élève meilleur qu'en le laissant au lait de sa mère. A ce point de vue, le lait de la vache entachée de phthisie tuberculeuse ou pommelière, peut fort bien contribuer à la phthisie pulmonaire de l'espèce humaine.

Le lait d'une femelle qui vient de mettre bas est plus purgatif que nutritif; c'est encore là une sagesse de la nature; les premiers excréments du petit étant de consistance poisseuse, il importe d'en déblayer les intestins. C'est sans doute pour suppléer au premier lait de la mère absente que beaucoup de nourrisseurs de veaux de lait salent les rations de leurs jeunes élèves et les leur étendent d'eau pendant les cinq ou six premiers jours. C'est une pratique rationnelle que devraient bien suivre les éleveuses d'enfants, dites *nourrices sèches, nourrices au petit pot*. Pour la même raison encore, on devrait se garder de confier de tout jeunes enfants à des femmes à vieux lait, ou du moins ne le faire qu'avec certaines précautions formulées par un sage médecin.

A sa sortie de la mamelle, le lait est doux et sucré; mais il ne tarde pas à devenir acide. Il contient du beurre, du sucre, du caséum, divers sels et de l'eau. La proportion de ces éléments constitutifs varie suivant les femelles, suivant le régime et suivant diverses circonstances éventuelles.

Ce qu'on appelle *lait rouge*, *lait bleu*, est une conséquence très-souvent de la stabulation, plus souvent du régime et assez fréquemment encore de certaines dispositions du sujet; la vache est la seule femelle chez laquelle ces altérations se rencontrent. La poudre de gentiane à la dose de soixante à quatre-vingts grammes par jour administrés dans trois ou quatre litres d'eau salée, plus un régime vert et varié en été, aux racines crues en hiver, notamment aux carottes jaunes, le plus souvent ramènent le lait à prompte normalité. — Les diverses renoncules tant sèches que vertes passent pour contribuer à ces détériorations du lait.

Il est d'observation que les vaches traites à heure régulière et toujours par la même main, donnent plus de lait que celles traites irrégulièrement et par le premier venu. On a remarqué encore que le premier lait trait est moins crêmeux que celui obtenu à la fin de la mulction. Le lait des bêtes salement tenues sent la bouse.

Lavements. — Malgré le ridicule que depuis Molière on n'a cessé de jeter sur cette espèce de médication, ainsi que sur l'instrument classique dont elle nécessite l'usage, les lavements ont de tous temps été, sont encore aujourd'hui et seront toujours une des plus salutaires pratiques de la médecine. Peut-être les prodigue-t-on aux animaux affectés de coliques, quelle qu'en soit la nature; comme ils ne pénètrent guère à plus d'un mètre vingt-cinq dans le rectum, il est irrationnel de les trop multiplier. Les lavements froids que parfois on prescrit comme purgatifs et même comme hémostatiques, ne doivent jamais être d'une température moindre de douze à quatorze degrés au-dessus de zéro, sous peine d'exposer les animaux à entérite et à péritonite Les lavements chauds ne doivent point non plus excéder vingt à vingt-cinq degrés. En les administrant avec douce lenteur, on en favorise la pénétration aussi loin que possible et on en conjure le rejet immédiat.

Les lavements simples conviennent en cas de constipation rectale, ainsi que d'accumulation de matières excrémentitielles dans les dernières portions des voies digestives. L'eau tiède, l'eau de son ou de savon en constituent l'essence la plus ordinaire pour les animaux.

Les lavements émollients sont d'une sage pratique dans l'irritation et surtout dans l'inflammation du tube intestinal, ainsi que des organes circonvoisins, tels que la vessie, la matrice, les cordons testiculaires, les reins. Ici la graine de lin, la guimauve, les mauves en font ordinairement la base thérapeutique.

Quand les mêmes organes sont sous l'influence d'une inflammation franchement déclarée, en ajoutant aux herbes émollientes ou à l'eau destinée à l'ébullition de la graine de lin, sept à huit têtes de pavots ou du laudanum à la dose de deux ou trois grammes, on les rend calmants. Quand les lavements contiennent certains ingrédients actifs et de prix, il est bon de commencer par vider le rectum en fouillant le malade et en lui administrant préalablement une ou deux seringuées d'eau tiède pure.

En cas de fièvre cérébrale, que les anciens maréchaux appelaient *vertigo* dans toutes les circonstances où l'on veut déplacer une affection ayant son siége sur un organe plus important, on a recours aux lavements irritants comme dérivatifs; le sel de cuisine, le sulfate de soude, la décoction de tabac à fumer (dix grammes par deux litres d'eau), six à huit grammes d'essence de térébenthine sont les principaux agents d'association en pareille circonstance. Au moyen de cinquante ou soixante grammes de feuilles de séné infusées durant un quart d'heure à vingt minutes dans un litre d'eau tiède, on obtient de notables effets purgatifs aussi.

Avec cinq à six grammes d'huile empyreumatique animale ou d'huile pyrogénée végétale et une demi-seringue d'eau tiède, on détruit infailliblement et presque instantanément tous les divers entozoaires en résidence dans le rectum.

Les lavements nutritifs ne sont que fort peu usités en médecine vétérinaire, les dernières voies digestives étant fort peu absorbantes chez les grands herbivores.

Quand on administre un lavement à un animal, on doit toujours tenir la seringue parallèle à l'axe de son corps et prendre un point d'appui exclusivement sur la main qui tient la base de la canule ; en poussant l'instrument sur l'anus, si l'animal se tourne brusquement on peut lui perforer le rectum, accident toujours mortel et dont malheureusement il ne manque pas d'exemples.

Liniments. — Ainsi on nomme une série de médicaments destinés à être employés en frictions de diverse nature. Malgré que le mot liniment dérive d'un mot latin qui veut dire adoucissement, bon nombre de substances de cette classe ne sont rien moins qu'adoucissantes. Les liniments sont généralement liquides ou oléagineux.

Quand un organe ou une région organique est le siége d'une douleur ou d'une inflammation suraiguë, l'huile d'olives et le laudanum, cette dernière substance au vingt-cinq ou trentième de la dose totale, constituent un excellent liniment narcotique.

Un liniment révulsif très-usité pour les animaux, consiste en cent grammes d'huile commune et trente d'ammoniaque liquide; il donne généralement bon effet dans les boiteries d'épaule et de hanche, d'abord enrayées par les calmants et tirant à leur fin.

Un excellent liniment antipsorique pour toute espèce d'animal consiste en deux parties d'huile commune et une partie d'huile pyrogénée végétale; une précaution importante, c'est de n'oindre les régions affectées que les unes après les autres, si on ne veut exposer le malade à un essoufflement grave et fréquemment mortel (auquel une bonne lotion savon-

neuse promptement exécutée est le seul remède à opposer.)

L'huile pyrogénée végétale et l'essence de térébenthine à parties égales sont pareillement un excellent liniment siccatif pour les eaux aux jambes;
dans cette circonstance, il est très-sage de préalablement établir un long séton au poitrail, ou sous le
ventre ou à la partie supérieure du membre affecté,
si on veut enlever le mal sûrement et sans danger
consécutif.

Lotions. — Douches. — Par le mot lotions on
entend des arrosages répétés que l'on pratique sur un
point du corps soit avec un tampon de linge, de filasse ou une éponge. Les lotions sont ou froides, ou
tièdes, ou astringentes, ou calmantes, suivant la nature des cas.

Quand à la suite d'une contusion, d'une déchirure
vasculaire ou de toute violence ou offense acciden-
telle, un épanchement sanguin s'effectue, si même
une tumeur inflammatoire se déclare, des lotions
froides effectuées sans interruption donnent les meilleurs résultats et même fort souvent conjurent de
graves désordres consécutifs : exemple, les trombus,
les tumeurs sanguines, les meurtrissures avec ou
sans déchirure de la peau. Dans ces circonstances un
filet continu d'eau froide ou douche tombant sur la

partie offensée, est préférable aux lotions. Fixer l'animal dans une stalle étroite, suspendre au-dessus de la région à arroser un seau pourvu d'un robinet et d'une ficelle aboutissant et maintenue sur le mal, tel est un simple et excellent système à l'aide duquel aujourd'hui ou conjure autant de gangrènes, autant d'affections presque aussi funestes, en un mot autant de résultats fâcheux, qu'autrefois on comptait d'accidents de nature pouvant y donner lieu.

Les lotions n'ont d'action qu'autant qu'on les emploie avec persévérance.

Les lotions anodines sont favorables aux tumeurs inflammatoires très-sensibles, celles astringentes conviennent parfaitement en cas d'épanchements encore sans inflammation consécutive; le sulfate de fer en est généralement l'agent le plus usité et le plus recommandable; il n'a jamais les inconvénients de l'acétate de plomb qui peut empoisonner.

La benzine étendue d'eau au cinquième ou au sixième, l'huile pyrogénée végétale et l'eau dans les mêmes proportions, la graine de staphisaigre à la dose de trente grammes par deux litres de vinaigre affaibli constituent la base d'excellentes lotions pour la destruction des poux dont les jeunes poulains et les jeunes veaux sont si volontiers affectés durant leur premier et leur deuxième hiver.

Les lotions précédées et accompagnées de douces et longues frictions sont en tout préférables aux lotions simples, attendu qu'une bonne partie de l'élément actif est absorbée et que toujours l'épiderme en est saturé et en conserve plus ou moins durant un certain temps.

Lombago. — Parmi les animaux domestiques, le cheval et la vache y sont principalement sujets ; on en pourrait citer quelques exemples aussi chez le chien. Cette affection consiste dans une douleur de la région lombaire ; elle se reconnaît à la difficulté de marcher, de tourner et surtout de reculer. Les animaux pris de lombago, au lieu d'être mous de reins comme ceux dits éreintés, au contraire sont roides comme des tétaniques ; de plus, la région malade est ferme, sensible au toucher et chaude, l'animal urine sans oser se camper, il rend ses excréments solides sans vousser sa colonne vertébrale et ce n'est que l'extrême besoin qui l'y décide ou mieux l'y contraint ; le plus souvent dans le lombago la constipation est extrême.

Comme causes, on peut citer les violents efforts qu'on impose aux chevaux et aux bœufs de travail, l'appui d'une charge excessive sur le dos des limoniers, la rapidité des côtes à descendre, les glissades sur le verglas, sur la terre détrempée ; les bêtes qui ruent, qui se cabrent y sont également plus exposées que les autres, les chûtes sous une lourde charge, les coups sur la région lombaire sont encore de fréquentes causes de cette indisposition; les refroidissements, les averses de giboulées souvent l'occasionnent aussi.

Repos absolu, lavements, cataplasmes, saignée, régime délayant, frictions anodines camphrées, couvertures, bons pansages répétés deux ou trois fois par jour, légères promenades, telle est la série des moyens thérapeutiques à invoquer dans la circonstance. Le lombago généralement est sans gravité; au bout de sept à huit jours le plus ordinairement l'animal peut reprendre son service quand *il n'est pas limonier.*

Lumière. — Son action physiologique. — Généralement on ne tient pas assez compte des effets salutaires de la lumière solaire sur les animaux. L'air saturé de lumière est plus sain à respirer; au grand air et à la pleine lumière sont attribuables la rude santé et la robusticité de tous les êtres qui vivent aux champs. Malgré ce fait patent et reconnu, partout à la ville comme à la campagne les écuries et les étables sentent plus le cachot que la saine hygiène, l'air et la lumière y font partout défaut.

La lumière a la propriété de stimuler toutes les fonctions organiques. Dans l'obscurité la digestion,

la respiration, ainsi que la circulation, s'effectue avec
lenteur, les excrétions surtout, c'est-à-dire le rejet
des éléments organiques usés languit et ne s'effectue
qu'incomplétement. Malgré que la pratique en soit
recommandée par tous les économistes, tenir en
obscurité absolue les animaux à l'engrais, c'est travailler à faire de la viande un peu plus abondante
peut-être, mais sûrement moins savoureuse et surtout moins saine; exemple, les bœufs d'herbage et
ceux d'embouche, au dire des consommateurs *même
les moins gourmets.*

Luxation. — Viol des rapports normaux entre les
extrémités osseuses destinées à jouer les unes sur les
autres. Malgré les efforts violents que nous leur imposons, les animaux domestiques sont rarement affectés de luxations, si ce n'est le chien. Chez le cheval et la vache la luxation la plus fréquente est celle
de la rotule; elle peut être parfois complète, mais
pourtant rarement il arrive que tous ses rapports
soient entièrement interrompus. On a cité des luxations de la pointe de l'épaule, mais ce sont des faits
presque exceptionnels; celles de l'articulation de la
cuisse sont des impossibilités. Parfois, dit-on, le boulet peut se luxer aussi : le fait est plus possible; bien
qu'il soit une rareté, l'anatomie autorise à y croire.
Malgré leurs mouvements assez bornés, les vertèbres

cervicales sont, après la rotule, les organes osseux qui offrent les cas les plus fréquents de luxation ; ici le défaut de rapport est toujours incomplet ; la luxation complète occasionnerait une mort instantanée.

De toutes les affections, les luxations sont incontestablement les plus faciles à diagnostiquer ; néanmoins il importe d'y mettre beaucoup de circonspection et de ne pas confondre une luxation avec une fracture.

Tenir l'animal attaché au râtelier pour qu'il ne se couche point, au moyen d'une longue longe fixer le membre malade en avant (avec la précaution toutefois qu'il y puisse prendre encore un certain appui), par un bon sinapisme deux ou trois fois répété, déterminer sur l'articulation un engorgement considérable faisant fonction de bandage ; au bout de quatre à cinq jours rendre au cheval sa liberté de mouvements et le laisser se coucher ; continuer à le maintenir en stalle pendant encore huit à dix jours, ensuite l'essayer précautionneusement, et si besoin est, réitérer les premiers moyens jusqu'à consolidation sûre : ainsi en douze à vingt jours on guérit une luxation même complète de la rotule.

Les luxations cervicales, bien qu'effrayantes et même graves parfois, se guérissent néanmoins assez volontiers et même assez promptement aussi par un procédé fort simple : au moyen d'une bonne longe partant de la têtière du chevêtre et venant s'attacher de chaque côté du garrot à un solide surfaix, tenir l'encolure aussi horizontale que possible, avec une seconde longe partant de la muserolle et aboutissant pareillement au surfaix du côté opposé à l'inflexion de l'encolure, puis graduellement tendue à cinq ou six reprises de trois en trois heures jusqu'à correcte rectitude de la région, redresser sa courbure, ainsi on rétablit souvent en quelques jours de manifestes luxations de l'encolure, quand toutefois elles ne sont point compliquées de fractures. Qu'elles soient simples ou compliquées, les luxations cervicales demandent toujours l'intervention du vétérinaire, à cause des réactions cérébrales qui peuvent s'ensuivre.

La réduction des luxations du boulet et surtout les moyens de conjurer un nouveau et facile déplacement des abouts articulaires, sont encore exclusivement du domaine d'un homme de l'art : en l'attendant, il est d'un propriétaire intelligent de tenir la bête estropiée au repos absolu, de la saigner si elle souffre beaucoup, de soumettre la région malade aux douches, aux bains froids qui, tout en enrayant les conséquences du mal, ne font qu'en préparer la réduction.

M

Mal des bois, — Mal de brou. — Ainsi que l'indiquent ses noms, cette maladie est toute de localité; jamais elle n'attaque les bêtes de plaines. Celles de gardes-forestiers, de fermiers riverains d'une forêt, en un mot toutes celles qui hantent les lieux silvestres en sont toujours les victimes exclusives. — C'est principalement au printemps et quelquefois à l'automne que cette affection se manifeste; au sortir de l'hiver, les animaux échauffés par un régime sec plus ou moins exclusif, se jettent avec une folle avidité sur les jeunes herbes précoces et principalement sur les bourgeons hâtifs des branches à leur portée; ces substances plus riches en principes acides et surtout en tannin qu'en mucilage, en albumine et autres éléments salutaires réellement nutritifs, déterminent sur les intestins une irritation qui ne tarde pas à se convertir, sous l'influence de la continuation des causes, en inflammation de la pire sorte. Sans doute que le sang saturé par une dose des principes pernicieux absorbés contribue aussi à donner au mal de brou le surcroit de gravité qui le distingue. — Quand l'été avec sa grande sécheresse a arrêté la pousse des herbes et à momentanément condamné les animaux en quelque sorte à un second régime d'hiver, ces derniers, arrive l'automne, dévorant avec une nouvelle avidité les jeunes herbes et secondes pousses des bois, peuvent retomber en mal de brou.

Chez les sujets qui en sont pris, le manque d'appétit, la tristesse et une soif ardente sont les premiers signes qui frappent l'attention. Quand on les examine de plus près, on leur trouve l'œil injecté, la bouche sèche et chaude, le mufle semble desséché comme du vieux cuir; la température de la peau est très-élevée, les poils sont ternes et sans souplesse au toucher, le ventre est dur, tendu et comme levrèté, quoique encore assez volumineux; le malade geint quand on le contraint à marcher et surtout à tourner ou à reculer, ou bien quand on lui pince la colonne vertébrale (qu'il ne fléchit pas du tout ou qu'avec une difficulté extrême); quelquefois la diarrhée a lieu, le plus souvent il y a constipation et les excréments fermement moulés sont revêtus ou simplement enduits de mucosités concrétées comme du blanc d'œuf mal cuit. L'animal pris de mal de brou ne se couche pas du tout ou que fort peu, si c'est un cheval; le bœuf se couche plus volontiers, mais il y met une excessive précaution ; inutile de dire que chez ce dernier toute rumination est suspendue ; les urines chez tous sont très-fortes et très-colorées.

Une abondante litière dans une étable sèche, bien aérée et à la fois bien chaude, de bonnes couvertures, de nombreux et copieux breuvages mucilagineux fortement miellés, tantôt anodins, tantôt légèrement acidulés avec un peu de vinaigre, ou mieux encore avec soixante-dix à quatre-vingts grammes de crème de tartre répartis en plusieurs administrations par jour, sont les principaux éléments de la médication à invoquer dans la conjoncture. On a remarqué bien des fois, que si les émissions sanguines sont de toute rationalité, toujours on se trouve bien de les faire moins larges et de les répéter davantage. Des lavements émollients, des cataplasmes de même nature appliqués sur le dos et les reins, de vigoureux et fréquents bouchonnements par tout le corps et aux membres sont autant d'adjuvants qu'on ne saurait trop recommander.

Quand le mal des bois se complique de réaction au cerveau, ce qui n'est pas rare, il importe de recourir immédiatement à un homme de l'art.

Maladie des chiens. — De trois à huit ou dix mois, souvent plus tôt, quelquefois plus tard, presque tous les jeunes chiens sont pris d'une espèce d'affection des voies respiratoires et gastro-intestinales, à laquelle succombent presque la moitié de ceux qui en sont atteints.

La tristesse, l'amoindrissement ou la perte de tout appétit, de la toux, des vomissements, en sont les premiers symptômes, bientôt les yeux se couvrent de chassie, une bave filante s'échappe de la commissure des lèvres, la peau devient malpropre, les poils se ternissent, les matières fécales deviennent excessivement liquides ou très-fermes (cas plus rare), les membres semblent dépourvus de force, l'animal tombe en somnolence complète, il devient insensible à tout; enfin du nez s'échappe continuellement un mucus épais et abondant qui l'obstrue au point que parfois le malade est obligé de respirer par la bouche. Quand les lèvres à chaque mouvement d'inspiration et d'expiration éprouvent un mouvement de va et vient comme une soupape, le pronostic est des plus graves.

La maladie des chiens est-elle réellement un tribut

que chaque sujet de l'ordre doit inévitablement payer en entrant dans la vie, ou bien n'est-elle qu'une conséquence d'une alimentation mal calculée, d'une hygiène sans principes et surtout d'un sevrage trop brusque? La nature désavoue toute transition subite. — Le chien est essentiellement carnivore, — comme tous les jeunes êtres animés, il aime le sec, le chaud et de l'exercice en liberté. Or, dans quelle série de conditions sont généralement mis tous les jeunes chiens de sevrage? A peine ont-ils quatre ou cinq semaines, on les sépare tout à coup, immédiatement et à tout jamais de leur mère; à la place du lait doux et tiède qu'ils suçaient, tout à coup ils n'ont plus que du lait froid d'herbivore (assez différent dans sa composition chimique), tout à coup leur peau cesse d'être excitée et entretenue propre par la langue de leur mère qui, en outre, les réchauffait; de plus, le lait plus ou moins avarié et le pain sont désormais les éléments uniques, exclusifs de leur régime, on se garde même bien de leur donner de la viande et surtout *de la viande crue.* Une niche ou un petit parc plus ou moins mal tenus et plus ou moins mal orientés sont désormais leur sphère d'existence; rarement leurs vases de service sont lavés, le plus souvent des aliments frais y sont déposés par-dessus des restes anciens et plus ou moins avariés; avec semblables conditions et d'autres aussi irrationnelles, la gourme des jeunes chiens est-elle donc si surprenante? Doit-on s'étonner de la voir occasionner tant et de si nombreux ravages dans les jeunes meutes et parmi les chiens de particuliers? Sur trente jeunes élèves laissés jusqu'à cinq ou six mois avec leurs mères, même quand elles n'ont plus de lait et même avec un régime strictement suffisant, à peine s'il en périt deux! Sur un pareil nombre en amène-t-on dix à bien avec la gouverne routinière habituelle?

Laisser les jeunes élèves avec leur mère aussi tard que possible, les nourrir à la chair et surtout *à la chair crue* à petites rations répétées, les tenir proprement, les abandonner en parcours libre et aussi étendu qu'on pourra, tel est un moyen sûr de conjurer les trois quarts des cas funestes habituels.

Les sétons sur la nuque, les purgatifs, les poudres spéciales les plus vantées ne sont qu'insignifiances, sinon agents d'aggravation du mal.

Dès l'apparition des premiers symptômes, séquestrer le jeune malade en lieu sec, chaud, bien aéré, bien soleillé et pourvu d'une certaine quantité de paille où il puisse se faire une niche et s'y blottir, lu fournir de l'eau pure qu'on a soin de souvent renouveler, deux ou trois fois par jour le vigoureusement frictionner par tout le corps avec une forte brosse en chiendent, le nourrir à la viande crue donnée par très-petites fractions, de la sorte, souvent on enraye et on arrête la maladie.

Si de la toux, si du jetage par le nez et les yeux indiquent envahissement des voies respiratoires par le mal, avec un séton *appliqué sous la poitrine* et avec quatre à cinq cuillerées de la potion suivante quotidiennement administrées une à une, et à une ou deux heures d'intervalle, le plus souvent on met immédiatement bon ordre aux choses.

Sirop diacode.	15 gram.
Sirop de capillaire.	60 —
Sirop de quinquina	60 —
Poudre d'aconit.	25 centigr.

Mélanger et agiter vigoureusement avant chaque administration.

Quand le jeune malade continue de manger et néanmoins maigrit, quand il se plaint, qu'il a le ventre gros, la peau crasseuse et les poils ternes, sûrement des vers fourmillent dans ses intestins; souvent même dans ce cas des convulsions ont lieu. En lui administrant par jour, suivant sa force et son état, une ou deux des pilules ci-dessous avec la précaution d'interrompre de temps en temps, généralement on le ramène assez promptement à bien.

> Huile pyrogénée végétale . . . . 30 gr.
> Poudre d'écorce de grenadier (aussi
>   fraîche que possible). . . . . 15 —
> Poudre de valériane. . . . . 5 —
> Extrait de gentiane . . . . 30 —

Gentiane en poudre q. s. pour former une pâte très-ferme, convertir en vingt pilules.

Soupe à la viande bien assaisonnée et bien épicée.

Viande crue — lait aussi peu que possible — le lait favorise trop le développement des helminthes.

Un ou deux lavements par jour sont un excellent auxiliaire; que le malade soit constipé ou qu'il ait la diarrhée, ils font toujours grand bien.

Si malgré tout aucun mieux ne se manifeste, principalement si les choses s'aggravent, si les poumons ou le cerveau se mettent à participer au mal et que le sujet en vaille la peine, on se hâtera de le confier à un vétérinaire.

Avec l'intervention de la valériane dès le début, et l'application d'un séton *sous la poitrine*, rarement le malade reste pour la fin de ses jours affligé de la chorée ou danse de Saint-Guy.

Mal de rate. — Sang de rate. — Maladie de Sologne. — Trois noms par lesquels on désigne une affection très-commune chez le mouton, encore assez fréquente chez le bœuf et dont les autres animaux sont en partie exempts à cause des conditions différentes dans lesquelles ils sont tenus habituellement. Le sang de rate n'est autre chose qu'une apoplexie de cet organe, à laquelle souvent participent les intestins, les poumons et les divers autres viscères.

Le régime pauvre et chiche de l'hiver, l'abondance subite et la richesse nutritive des plantes de l'été en sont les seules causes. Quand à celles-ci, en plus, vient durant les grandes chaleurs s'adjoindre le manque d'eau, non-seulement le mal augmente ses ravages, mais encore il prend volontiers un caractère plus grave, il peut devenir charbonneux.

Savoir la cause et l'essence d'une affection, c'est en connaitre la prophylaxie. Convenablement gouverner le troupeau pendant l'hiver, varier son régime, intercaler des rations de racines entre des rations fourragères, ne point laisser déchoir les bêtes durant l'hiver, l'été venu, ne leur livrer plus ample pâture que par gradation, surtout les abreuver au moins deux fois par jour : que de pertes, la Sologne, le Berri, la Beauce et bien d'autres contrées conjure-

raient par la seule application de ces quelques simples principes d'hygiène !

Quand le sang de rate se manifeste dans un troupeau, sa migration dans un canton plus frais et
moins richement plantureux est la première mesure
à prendre ; quelques rations appétissantes et assaisonnées de sel, plus de l'eau à discrétion, sont autant
de points sentant la saine rationalité ; on ne peut
également que se bien trouver de lui faire passer
toutes les bonnes nuits au parc.

Toute bête prise de sang de rate, quoi qu'on fasse,
est une bête perdue. La sacrifier immédiatement est
ce qu'on peut faire de mieux : encore l'usage de sa
viande n'est pas très-sûr.

**Malandres. — Teignes. — Mal d'àne. — Solan-
dres.** — Ainsi on nomme certaines affections plus
désagréables à l'œil que réellement nuisibles au service des animaux, mais malgré tout fort rebelles. Les
malandres et les solandres sont des espèces de plaies
sèches, croûteuses, parfois assez sensibles, qui ont leur
siége au pli des genoux et des jarrets de certains chevaux ; les ânes y sont également fort sujets ; elles paraissent moins fréquentes chez les mulets, fort rarement on en rencontre chez la vache et le bœuf. Le
mal d'àne, qui est absolument de la même nature, vient
à la couronne. Les pieds de devant y sont beaucoup

plus sujets que ceux de derrière. On ne saurait trop en dire la cause ; cependant, il est d'observation que les animaux à membres poilus, tels que les chevaux bretons, y sont plus exposés que ceux à extrémités plus nues.

En commençant par établir un long séton dérivatif sous l'abdomen, puis en graissant au moins une fois par jour les points malades au saindoux frais, à l'huile douce, ensuite en lavant à l'eau tiède et au savon les plaies dont la surface est ainsi ramollie et en réitérant jusqu'à disparition de la moindre parcelle de croûte, enfin en appliquant de temps en temps un mélange d'huile de goudron, d'un peu d'essence de térébenthine et d'huile commune, et en alternant leur emploi avec quelques nouveaux lavages et graissages analogues à ceux préparatoires, moyennant du temps, du bon vouloir et de la patience, on finit *toujours* par triompher de la rébellion du mal.

Quand l'animal s'est trop gratté ou que les mouches ont trop irrité l'ulcère, il est convenable de commencer par en calmer la douleur avec quelques onctions de populéum laudanisé.

Mamelles (MALADIES DES). — Quelquefois la jument, souvent la brebis, mais très-communément la vache, sont sujettes à diverses affections du pis et des trayons. Les crevasses auxquelles sont principalement

exposés les mamelons des jeunes bêtes primipares,
cèdent promptement et volontiers à quelques lotions
d'huile et de vin mélangés et additionnés d'un peu
de miel pour en augmenter la consistance. L'empis-
sement ou lait gourmé — la congestion sanguine ou
coup de sang, et l'inflammation de la glande mammaire sont les trois affections les plus communes; —
les squirrhes, les cancers ne se rencontrent guère
que chez la chienne d'âge.

La négligence des gens d'étable, l'habitude qu'ont
tous les marchands de laisser leurs bêtes sans les
traire pour qu'elles aient plus belle apparence sur
les marchés, la méchanceté de certaines femelles mal
élevées et qui ruent au moindre attouchement, sont
les principales causes du lait gourmé ; certaines juments dont le poulain vient à périr en offrent encore
assez d'exemples aussi.

Le lait gourmé, les violences extérieures, les
coups de tête de certains nourrissons goulus ou
très-affamés qui abordent brutalement leur mère dont
ils ont été séparés, la suractivité fonctionnelle de la
glande chez certaines bêtes très-laitières, les longues marches peuvent occasionner congestion sanguine ou coup de sang dans les glandes lactifères.

L'inflammation presque toujours est la conséquence finale de l'une ou de l'autre de ces diverses

causes. L'inflammation de la glande mammaire est toujours chose grave et parfois dangereuse.

De fréquentes mulctions doucement pratiquées, des cataplasmes frais et légèrement astringents, la diète, des boissons diurétiques, une ou plusieurs saignées au cou, ou mieux à la veine mammaire, si la chose est possible, sont autant de pratiques rationnelles. Par le moyen d'un simple cataplasme en feuilles de choux pilées, puis étendues sur un linge percé de quatre trous pour le passage des trayons et fixés sur les reins par trois liens, dont deux venant le long de chaque flanc et le troisième montant par la région périnéenne, puis se réunissant aux deux autres sur la région lombaire, le plus souvent en deux ou trois jours on triomphe d'une congestion même intense. De temps en temps et tout en le laissant en place, il est bon de redélayer ce cataplasme avec un peu d'eau fraiche légèrement vinaigrée, — les trayons faisant saillie à travers les trous du suspensoir, on peut à volonté et au besoin traire l'animal sans déranger son appareil.

L'inflammation caractérisée de la glande mammaire peut quelquefois se terminer par gangrène; mais le plus souvent un ou plusieurs foyers de suppuration en sont la conséquence. Quand le mal s'indure trèsfréquemment, il finit par se résoudre et disparaître plus ou moins complétement ou tout au moins par se faire oublier ; mais le lait désormais n'est jamais aussi abondant que primitivement.

Les scarifications profondes dans le but de conjurer la gangrène ou d'en arrêter les progrès, les topiques doués de la propriété de seconder les tentatives chirurgicales indiquées, la ponction des foyers qui peuvent se former au centre du pis, toutes ces pratiques demandent l'habitude, l'habileté et les connaissances du vétérinaire, acteur exclusif dans la circonstance.

L'ablation des dégénérescences squirrheuses consécutives à la mammite de la chienne est également l'unique voie de salut, celle dont la trousse du vétérinaire et ses connaissances physiologiques sont les deux seuls garants de réussite. Quand on a trop attendu, que la tumeur est en ramollissement, quand par timidité ou incurie on laisse la moindre parcelle de tissu cancéreux, on peut à peu près sûrement compter sur une récidive plus ou moins prompte.

Maréchal. — Artisan dont on devrait bien s'occuper enfin de faire *un artiste!* Dans les grandes villes et jusque dans les simples chefs-lieux de canton, aujourd'hui partout on ouvre des cours spéciaux divers, on donne des certificats, même des brevets d'aptitude aux sujets reconnus capables : qu'il serait à désirer que le ferrage du cheval, cette force vivante et indispensable de la société, commençât à fixer un peu les attentions à son tour et que, cessant d'être grossier manœuvre, le brutal maréchal d'aujourd'hui fût tout prochainement mis à même et sous peu astreint de convertir son métier en art! Sur mille maréchaux, classe d'hommes aussi suffisants qu'ignares, il serait difficile encore aujourd'hui de rencontrer dix sujets sachant la structure et le mécanisme des diverses parties du pied des chevaux et opérant avec le moindre principe. Tailler, couper, rogner la corne, ravager les arcs-boutants, anéantir la sole, annihiler la fourchette, chauffer à vif le peu d'ongle qui reste, ajuster le fer jusqu'à l'extrémité de ses éponges, l'étamper sans principes, le clouer à grands coups de marteau comme dans un madrier, effrayer par d'horribles jurons la pauvre bête et ceux qui l'entourent, voilà tout ce que trouve à la forge *le plus beau serviteur de l'homme, celui qui partage avec lui les périls de la guerre et la gloire des combats!* Heureux quand il n'en sort ni brûlé, ni serré, ni encloué et quand le lendemain matin l'artisan de la veille, armé d'une flamme, d'une aiguille à séton, plus d'une bouteille d'essence de térébenthine et transformé en zoïâtre, ne condamne et ne soumet point à d'horribles tortures, pour la guérir, la pauvre bête dont il augmente les angoisses issues de sa stupide maladresse.

Ce tableau d'une forge, malheureusement, n'est pas plus exagéré que flatteur.

Étymologiquement, le mot maréchal dérive des deux substantifs celtiques *marsh*, qui signifie cheval et *schalk* qui veut dire cordonnier, savetier.

Mastigadours. — Mode médicatoire autrefois fort usité par les premiers hippiâtres et aujourd'hui presque absolument tombé dans le domaine des maréchaux et des empiriques. Si la plupart des substances qui entrent dans la composition du mastigadour ont la propriété d'exciter la salivation et la sécrétion des follicules de la bouche, il est rare néanmoins qu'elles arrivent à guérir les affections ou indispositions, cause de l'inappétence des animaux : ainsi le sel, l'ail, le vinaigre, l'assa-fœtida que les guérisseurs étendent sur un linge après les avoir fait macérer ensemble et qu'ils roulent et ficèlent soit autour d'un billot particulier ou du mors de la bride. Malgré l'inutilité générale d'un pareil remède, il serait à souhaiter que toutes les pratiques de l'empirisme fussent aussi inoffensives que celle-ci.

Médicaments. — On appelle ainsi toute substance qui, prise à l'intérieur ou appliquée extérieurement, contribue à déterminer certaines modifications sur l'organisme. Les plantes, à n'en pas douter, furent les premiers médicaments auxquels dans le principe eurent recours les hommes. Purgatifs, irritants, rubéfiants, caustiques, vomitifs, emménagogues, anodins, calmants, l'herboristerie est un trésor aussi inépuisable que varié de remèdes fidèles avec des succédanés aussi nombreux que purs et à bon marché. Il est vraiment à regretter que la chimie et ses produits si falsifiables aient pris autant le pas sur les médicaments naturels.

Quelle est l'action intime des médicaments sur l'organisme? Les uns augmentent-ils les sécrétions, les autres influencent-ils l'agencement moléculaire, les forces d'assimilation et de désassimilation, ceux-ci agissent-ils comme antiparasitaires contre des invasions animalculaires invisibles? Ce sont là autant de points qui un jour, il est probable, finiront par être élucubrés.

Un grand avantage de la médication par les plantes, c'est de mettre les malades à l'abri des effets parfois si funestes de la combinaison de certains produits chimiques individuellement inoffensifs, et qui, en se rencontrant dans le tube intestinal, peuvent, sous l'influence des nouvelles conditions dans lesquelles ils se trouvent, être convertis en éléments d'intoxication irrémédiable; exemple, le sel de cuisine et le calomel. (Voir MALADIE DES CHIENS.)

Météorisation. — Affection exclusive des herbivores et plus particulièrement des ruminants. La météorisation est le résultat de la fermentation des plantes que les animaux affamés ne prennent point le temps de mâcher, ni d'insaliver suffisamment. Tous les végétaux mangés mouillés et certaines herbes particulières, telles que le trèfle et la luzerne simplement humides, ont la funeste propriété d'occasionner le météorisme.

C'est sans doute en domptant la première intensité de la faim et en surexcitant les fonctions salivaires, qu'une petite ration de manger sec arrosée d'eau salée et donnée aux bêtes avant leur conduite aux pâturages, conjure ce qu'à la campagne on appelle *enflure*, *enfle*, et qui coûte annuellement tant de moutons ainsi que de vaches à nos cultivateurs, que les accidents ne rendent ni plus instruits, ni plus circonspects.

La météorisation, en dilatant la panse, comprime les poumons qui cessent de pouvoir admettre le volume d'air nécessaire; alors l'animal meurt par asphyxie. En enfermant les bêtes météorisées dans une étable dont on bouche hermétiquement toutes les ouvertures, on augmente donc leur mal et on active leur fin; il serait bien plus rationnel de les laisser en plein champ. Les inonder d'eau froide est une pratique infiniment plus logique; mais de tous les moyens, une administration d'ammoniaque et la ponction du flanc gauche avec un trokart sont infailliblement les meilleurs, les plus sûrs et les plus prompts : Deux cuillerées d'ammoniaque administrées dans un litre d'eau froide produisent un soulagement instantané au bœuf; une cuillerée à café suffit pour un mouton.

Le trokart se compose d'un poinçon très-acéré et d'une canule renfermant la première pièce de ce précieux instrument. Quand une bête devient météorisée, que l'ammoniaque est impuissant, que la bave file et s'échappe de sa gueule entr'ouverte, immédiatement saisir un trokart, l'appuyer et l'enfoncer hardiment en plein flanc gauche jusqu'à la garde, en retirer le poinçon et soudain le danger est conjuré; il est sage, quand un besoin urgent ne s'y oppose, de laisser quelque temps la canule dans le flanc en l'y maintenant avec une ligature circulaire autour du corps.

Chaque village, chaque ferme devrait bien avoir un flacon d'ammoniaque et plusieurs trokarts avec trois ou quatre canules pour chaque poinçon.

Métrite. Ainsi on dénomme l'inflammation de la matrice. Cette maladie généralement très-grave est toujours, chez les animaux, la conséquence d'une parturition plus ou moins laborieuse ou de pratiques ignorantes ou inconsidérées, soit pendant soit après la mise bas.

Les vaches y sont plus fréquemment sujettes que les juments; mais, chez ces dernières, la mort en est plus volontiers la fin. — La femelle atteinte de métrite est triste, elle cesse de manger, elle marche péniblement, son ventre est ferme et remonté, l'émission des matières fécales, tant solides que liquides, lui coûte beaucoup, sa colonne vertébrale reste inflexible sous la pression; en écartant les lèvres de sa vulve on aperçoit que la membrane vaginale est rouge et à la fois sèche; parfois pourtant il s'en écoule de la matière sanguinolente; quelquefois la vache surtout fait des efforts expulsifs très-intenses.

La saignée plus ou moins copieuse et répétée suivant la force et l'état de la bête, la diète blanche, les lavements émollients, les injections émollientes et anodines, les cataplasmes émollients sur la région lombaire forment l'ensemble du premier traitement à suivre en attendant le vétérinaire. La péritonite étant assez volontiers la conséquence de l'inflammation de la matrice, on ne saurait jamais apporter assez de soin et de circonspection dans la conjoncture.

Morsures. — Les morsures demandent toujours beaucoup d'attention : d'abord parce que les plaies par écrasement et par déchirement prennent plus volontiers que les autres un mauvais caractère inflammatoire, ensuite parce que l'état des animaux qui les ont faites peut occasionner un cachet d'une autre gravité encore, telles les morsures des chiens, surtout de ceux qu'on ne connait pas.

Les morsures par chien enragé sont d'autant plus à redouter qu'elles sont moins profondes; celles avec déchirures grandes et effusion de sang sont moins contagieuses que les légères égratignures; le sang en s'écoulant entraine avec lui le principe virulent et conjure l'inoculation du mal.

Profondes ou superficielles, toutes les morsures de chien doivent immédiatement être lavées à **grand** renfort d'eau tiède, puis exprimées fortement, puis lotionnées à plusieurs reprises avec de l'ammoniaque pur. Bien qu'on en ait dit en ces temps derniers, l'ammoniaque est tout supérieur à l'acide phénique.

Morve. — Maladie terrible, spontanément possible exclusivement chez le cheval, l'âne et le mulet, mais pouvant assez facilement se transmettre par inoculation ainsi que par contagion, à l'homme et à d'autres animaux. Glandes, jetage et chancres, tels sont les trois principaux signes pathognomoniques de cette redoutable affection : l'épistaxis ou saignement de nez, le poil terne, l'engorgement des testicules, un facies général particulier, un petit geignement spécial quand on soumet l'animal à de certains mouvements un peu brusques et inattendus, sont encore des symptômes accessoires venant appuyer et corroborer les premiers signes.

De toutes les causes de la morve, celle de contagion est la plus palpable. — A quoi attribuer cette affection spontanée? La misère, les travaux excessifs, une alimentation mauvaise et insuffisante le plus souvent ne sont que de puissantes causes déterminantes. Les écuries de maîtres de poste, de relayeurs, et surtout celles des quartiers de cavalerie sont les principaux centres où se manifeste la morve spontanée. Le grand encombrement de nombreux animaux dans un espace trop circonscrit, le trop long séjour quotidien qu'ils y font, l'air insuffisant, miasmatique et ammoniacal qu'ils y respirent durant dix-huit à vingt heures par jour ne pourraient-ils expliquer au physiologiste l'invasion d'un fléau qui presque jamais ne sévit spontanément chez le petit cultivateur dont les bêtes plus fatiguées, moins bien soignées et moins bien nourries, passent les deux tiers de leur journée au grand air et au soleil? De plus, chez les propriétaires d'un nombreux matériel animal et surtout dans les régiments, on fait trop économie de paille ; pour mieux *liter* les bêtes, dans les casernes on fait servir et resservir les mêmes litières plus ou moins séchées, toujours prêtes à fermenter et à rendre des exhalaisons méphitiques qu'arrête l'abondante paille fraîche étendue tous les soirs sur l'épais fumier des *chevaux de culture.*

En quoi consiste la morve ? quelle en est l'essence ? Par l'analyse physique, chimique et microscopique du sang de chevaux sains et de chevaux malades (sauf leur état différent), en condition identique et par l'analyse des divers autres éléments de leur corps, qu'on devrait bien s'ingénier à mettre la thérapeutique sur la voie d'aussi importantes connaissances ! !

En vain tous les corps de la nature, tous les éléments de la création ont été jusqu'ici invoqués pour combattre la morve. La noix vomique, l'acide arsénieux que dans ces temps derniers on a voulu prôner, ne sont que des agents infidèles. Parmi les quelques guérisons spontanées que le temps effectue parfois, il est d'observation, que toujours les animaux guéris n'ont cessé d'avoir bon régime, bon travail et surtout bon air; preuve assez vraisemblable que les mauvaises conditions hygiéniques pourraient fort bien occasionner la morve spontanée :

Les contraires guérissent les contraires, a dit le père de la médecine qui avait nom Hippocrate.

N

Néphrite. — Maladie des rognons. Heureusement
que cette affection est très-rare chez les animaux, car
sa gravité est telle que peu de sujets en reviennent,
ou tout au moins n'en conservent de mauvais restes.

Les efforts de la région lombaire imposés aux limoniers par la maladresse de leurs conducteurs ou
certains accidents de circonstances, les coups, les
chutes, l'abus des médicaments diurétiques parfois
donnés à doses incendiaires sur prescription empirique, la présence de calculs, les rétentions d'urine,
les averses glacées, les giboulées dont peuvent être
inondés les animaux échauffés par le travail sont
autant de causes de néphrite.

Au début, l'affection se témoigne par des coliques,
de fréquents besoins d'uriner, par des mictions peu

abondantes plus ou moins colorées et souvent répétées, par de la roideur et de l'embarras dans tout l'arrière-main ; en outre, le pouls est élevé, la bouche est sèche, l'animal assez altéré ; le flanc est cordé, le ventre tendu, la colonne vertébrale peu flexible ; en résumé le malade ressemble assez à un cheval nouvellement châtré.

La saignée, les lavements anodins, les cataplasmes émollients sur la région lombo-sacrée, les boissons mucilagineuses fortement miellées et un peu acidulées soit avec du vinaigre, soit avec de la crème de tartre, plus la diète, sont tout ce qu'on peut faire de plus rationnel en attendant l'homme de l'art qu'il est sage de toujours faire promptement intervenir en pareille occurrence. Que de chevaux les maréchaux et les empiriques soignent de coliques, d'indigestions ou de bouchures et dont les reins seuls sont malades !

Noir museau. — Maladie toujours bénigne et exclusive du mouton. Néanmoins, malgré son innocuité, le noir museau ne laisse pas que de gêner encore assez et de faire notablement dépérir les bêtes qui en sont prises. Ainsi que l'indique son nom, le noir museau a son siége principal à la face ; les pattes peuvent en offrir des traces aussi.

Quelles peuvent être les causes de cette indisposition parfois assez longue et rebelle ? la malpropreté, une humidité constante, certaines herbes irritantes, des bergeries mal disposées, et surtout manquant d'air, passent pour l'occasionner ; quoi qu'il en soit, les bêtes fines y sont plus sujettes que celles à toison grossière.

L'huile de cade, l'huile de goudron mélangée à parties égales avec de l'huile commune et appliquées tièdes font disparaître le mal comme par enchantement.

Nerférure. — Nom le plus étymologiquement expressif et à la fois le plus propre pour exprimer une affection des plus graves qui puisse se manifester aux membres antérieurs des chevaux ; de toutes les atteintes, en effet, que les animaux peuvent se faire, celle des tendons est sans contredit l'une des plus graves. Quoi qu'il en soit, cette lésion organique assez commune chez les bêtes soumises à des allures vives mérite la plus sérieuse attention et ne tarde pas à prendre un caractère avéré d'incurabilité, pour peu qu'on diffère d'y porter remède, surtout quand la gaine synoviale carpienne participe à l'inflammation.

Les symptômes de cette lésion, peu appréciables dans le principe, ne tardent point à prendre une évidence capable de frapper les yeux les moins clairvoyants. Au début, légère roideur, embarras très-passager de quelques instants; peu à peu aggravation d'intensité, claudication manifeste avec cachet spécial, ventre lévrété, décubitus sitôt que l'animal de retour à l'écurie a pris un peu de nourriture, attitude toute particulière quand on le force à se relever, gonflement de la région tendineuse après quelque repos, dégorgement plus ou moins complet et mouvement à peu près réguliers à la suite d'un peu d'exercice. — Chez les animaux à nerférure un tant soit peu ancienne, feutrage en larges épis des poils aux régions huméro-cubitale, fémoro-rotulienne et sur les côtes, puis flanc cordé, voussure et roideur de la colonne vertébrale.

Quelques petites saignées, un régime vert, la pâture en liberté, la cessation de tout travail, alternativement des frictions anodines et résolutives et des bains de rivière, plus tard de légers vésicants, puis des frictions iodurées-mercurielles, enfin une cautérisation méthodique, telle est une nomenclature de remèdes à bons résultats pas toujours certains, mais que néanmoins le temps finit souvent par donner, quand on a la patience d'attendre.

Nymphomanie. — On appelle *pisseuses* les juments et *robinières* les vaches qui sont atteintes de ce vice organique. La nymphomanie matériellement consiste dans une hypertrophie notable du clitoris

et dans un développement morbide des ovaires : le
plus souvent du moins ces deux lésions physiques
marchent de pair et agissent simultanément sur le
caractère des bêtes. Un fait à noter, c'est que toujours
l'affection ovarique naît la première et que le dévelop·
pement anormal du bulbe clitorien n'est que consécutif.

Les saignées, la saillie, les amoindrissements de
régime, un travail excessif, la séquestration, l'éloignement des mâles, tout ne sert à rien ou ne donne
que des résultats excessivement passagers. Les saillies, qui rarement sont suivies de fécondation (si ce
n'est parfois au début de l'affection), ne font qu'augmenter, qu'exagérer le fâcheux état des choses ; la
castration seule est le seul remède efficace et à résultats bien positifs.

La vache taurellière faite bœuve revient à lait quand
elle est opérée à une époque pas encore trop éloignée
de son dernier vêlage, tout au moins elle finit avec
avantage pour son propriétaire par devenir une
excellente bête d'abattoir. — La jument pisseuse, qui
toujours tourne mal et toujours promptement mal.
souvent après avoir occasionné des malheurs et
commis des avaries, généralement devient douce et
calme au bout de six à huit semaines de castration.

Grâce au laborieux et ingénieux vétérinaire Charlier et à son savant procédé par incision vaginale

supérieure, grâce aussi à un instrument spécial dont la fabrication a été confiée par un autre praticien spécialiste et habilement exécutée par M. Charrière, aujourd'hui la vache et même la jument ainsi que la mule peuvent être désexées sans grand danger et à toute chance d'heureuse transformation de caractère en moins de quelques mois.

Inutile de dire que les connaissances anatomiques et la main du vétérinaire doivent et devront toujours seules être invoquées en pareille circonstance.

O

Obésité. — Excès d'embonpoint, excès de graisse, l'obésité est ruineuse pour le propriétaire et dangereuse pour les animaux; l'obésité est toujours l'expression d'une sotte vanité ou d'une profonde ignorance. L'homme sagement intéressé, et qui observe, ne tarde pas, quand il calcule, à s'apercevoir qu'une vache, un bœuf, un mouton, un veau, un porc arrivés à bonne condition ordinaire de boucherie, finissent par dépenser beaucoup plus pour désormais augmenter d'une livre de graisse, que pour faire trois livres de viande. La bête obèse met en perte, et son éleveur, le fait est prouvé, et le boucher qui vend le suif moins cher que la viande, et ensuite le consommateur que la fadeur du morceau qu'il a acheté force à en jeter plus ou moins; en outre, tous les animaux, en passant de l'embonpoint à l'obésité ou *gras fleuri*, transforment en graisse insipide et inutilisable à la cuisine, une grande quantité de leur chair la plus délicate.

Quant aux animaux de travail qu'on pousse au gras outré pour les embellir et en favoriser la vente, les dangers et les inconvénients sont encore plus grands. Outre que leurs fibres musculaires, ramollies par un excès de graisse interposée, sont moins énergiquement contractiles, chez eux en même temps la respiration, la circulation, l'action des nerfs, tout est entravé. Que d'affections intestinales, que de maladies des voies respiratoires à caractère aggravé par l'obésité d'abattoir, que de sujets demandent un temps infini pour *décochonner*, ainsi que disent les marchands ! que d'autres enfin, quelque patience qu'on y mette, ne redeviennent jamais ce qu'ils étaient primitivement ! Combien les éleveurs seraient moins exposés en fleurissant leurs chevaux à vendre, tout simplement par un peu de repos, par un petit surcroît de nourriture en avoine surtout, et par quelques jours sous la couverture ; de leur côté, que les marchands, et les acheteurs seraient eux-mêmes plus heureux avec des bêtes vigoureuses d'une saine et durable vigueur.

Œdème. — Tumeur, enflure molle, parfois chaude,

plus souvent indolente ou tout à fait froide, cédant à
la pression des doigts dont elle conserve l'empreinte.
L'œdème n'est point une maladie essentielle; toujours
il dérive d'une affection siégeant dans un point
supérieur, et dont sa durée et sa disparition dépendent. Les affections du cœur, des poumons, de la
poitrine en général, les inflammations des intestins,
du foie ainsi que de toute la cavité abdominale, souvent se manifestent, surtout à leur deuxième période, par un œdème plus ou moins considérable sous
le sternum ou l'abdomen; la castration est souvent
suivie aussi d'un certain œdème du fourreau et même
de la région sous-ombilicale; aux derniers moments
de la plénitude, presque toujours la vulve s'œdématie,
de même la région prémammaire chez les grandes
laitières prêtes à mettre bas. L'excessif repos sur une
épaisse couche de fumier en fermentation occasionne
également très-volontiers semblable phénomène, surtout chez les chevaux qui récemment ont fait de violents efforts et surtout encore chez les vieux sujets
épuisés et usés dont le poitrail, le fourreau et les
extrémités locomotives ne tardent pas à devenir
énormes, si on n'y met ordre par un exercice modéré
et quelques grammes de nitrate de potasse ajoutés à
leur boisson ordinaire.

La cause de l'œdème pouvant être une maladie

grave, il importe de toujours et sans plus tarder consulter un vétérinaire, quand on n'est point édifié sur son origine, ou quand il prend des proportions extraordinaires.

Si les sétons passés prudemment au travers des engorgements œdémateux sont assez souvent rationnels par le drainage qu'ils y effectuent, souvent on n'en saurait dire autant de la saignée que les empiriques et les maréchaux font inconsidérément intervenir ici comme partout. De larges mouchetures, de profondes scarifications, de vigoureuses expressions de la tumeur infiltrée, quelques lotions chaudes avec des infusions toniques et aromatiques, quelle que soit la cause de l'enflure, ne sauraient être incriminées. Chez les vieux chevaux usés, un bon régime tonique et diurétique, de bons pansages, un travail modéré, quelques frictions avec de la lie de vin sur les membres œdématiés sont de toute rationalité. Chez les sujets plus jeunes, la conduite demande plus de circonspection, à cause de leur impressionnabilité plus grande et à cause de la possible métastase des liquides épanchés sur le point primitivement et essentiellement affecté.

Œsophage. — Eu égard à l'abondance des mucosités qui sans cesse lubréfient la membrane qui le tapisse et eu égard à l'irritabilité presque nulle de

cette dernière, rarement l'œsophage est le siége d'inflammations capables de fixer l'attention. Mais d'un
autre côté, néanmoins, cet organe est encore assez
souvent l'objet des sollicitudes du vétérinaire, à l'époque de l'entier développement des fruits surtout.
Quand ni les attaques jalouses de ses camarades, ni
la poursuite inconsidérée des gens ne la dérangent,
le plus souvent la vache arrive à écraser suffisamment avec ses dents les pommes qu'elle a ramassées
sous les arbres et à les avaler facilement; mais si sa
gloutonnerie est troublée par l'approche menaçante
d'une personne, ou surexcitée par la poursuite jalouse
d'une rivale, le fruit plus ou moins incomplétement
mâché et avalé précipitamment, fort souvent reste
soit dans le pharynx, soit plus ou moins bas dans le
conduit œsophagien d'où il importe de promptement
l'extraire.

Cette opération demande une prudence qu'on n'y
met pas toujours, une habitude que tout le monde
n'a pas, et un instrument spécial au manque duquel
il importe de savoir suppléer.

Quand la vache *empommée* est très-météorisée,
quand les gaz que cet animal naturellement rend sans
cesse par la bouche, sont arrêtés de ce côté, qu'ils
distendent de plus en plus le rumen ou panse et rendent l'asphyxie imminente en refoulant le diaphragme

et en comprimant les poumons, plonger immédiatement le trokart dans le flanc gauche est ce qu'il importe de commencer immédiatement par faire. Sitôt
que la bête est remise, que sa respiration est redevenue calme et régulière, un homme solide et vigoureux la saisit aux naseaux, puis lui allonge la tête et
l'encolure ; de son côté l'opérateur, après avoir em-
poigné la langue et l'avoir confiée à un second aide
qui la tient ferme, fait remonter la pomme le plus
possible vers le pharynx, si elle est descendue le long
de l'œsophage, puis poste un troisième aide dont le
rôle consiste en appuyant fermement ses pouces à
droite et à gauche au bas de la gorge, à empêcher le
fruit de redescendre : tout le monde hardiment à son
poste, le chef de l'opération entre son pas d'âne
dans la gueule de la bête, dilate les mâchoires autant
que possible, puis introduit son bras jusqu'à l'objet à
extraire. Au commandement chacun redoublant d'efforts, l'opérateur glisse l'index et le médius entre les
parois pharyngiennes et la pomme, soudain recourbe
ces doigts et du même temps retire son bras et la
pomme aussitôt. La bête, calme comme si elle n'eût
couru aucun péril, à l'instant se remet à manger paisi-
blement si on lui présente de l'herbe ou du foin.

L'écrasage soit d'un fruit entier, soit d'un fragment
de pomme de terre ou de racine arrêté dans le con-

duit est une opération barbare, dangereuse, même
souvent mortelle. Le repoussage prudemment et méthodiquement effectué est plus rationnel et plus sûr.
Appliquer le pas d'âne, enfoncer le bras droit au fond
de la gueule, introduire le tampon du repoussoir dans
le pharynx, le pousser doucement jusqu'à rencontre
de l'obstacle, en faire seconder la puissance par
l'accompagnement des mains d'un aide appuyant à
la fois à droite et à gauche jusqu'à l'entrée de la
poitrine, ainsi on arrive toujours assez promptement
et toujours heureusement à bonne fin.

A défaut de spéculum ou pas d'âne, avec un vieux
sabot couvert encore solide, avec une bonne pincette
à feu dont les branches sont maintenues écartées au
moyen de deux briquetons, de deux pierres ou deux
rondins de bois solidement fixés à l'aide d'une corde,
on peut arriver à bon résultat tout de même.

Œstres. — Blanche, jaune et brune, telle est une
mouche qu'au commencement de l'été on voit voler et
qu'on entend bourdonner autour des animaux qu'elle
inquiète et même ahurit tout spécialement. Le cheval
pour se soustraire à ses atteintes va de la tête, secoue
sa queue et frappe sans cesse et brutalement du pied;
la vache en liberté dresse la tête et la queue, est
toute inquiète, semble écouter, puis tout à coup part
follement à travers blés ou buissons; le mouton, plus

paisible, mais non moins préoccupé, se serre contre ses semblables, baisse la tête jusque dans la poussière, frétille de la queue et piétine jusqu'à ce qu'il cesse d'entendre le diptère redouté. Cet insecte, que craignent autant et à si juste titre nos principaux animaux domestiques, s'appelle œstre. Ses attaques ont moins pour but la soif du sang que le dépôt de ses œufs. Suivant l'animal qu'elle a choisi, l'œstre ne dépose point tous ses germes de reproduction à la même région organique : sur les canons, les genoux, les avant-bras, la partie latérale antérieure du tronc et un peu les extrémités postérieures, en un mot, partout où le cheval peut porter les dents, arrive l'été, sur ces divers points on voit ses lentes plus ou moins nombreuses adhérant à l'extrémité des poils. Sa ponte finie, l'insecte pique l'animal qui en se grattant, décole une partie des œufs qu'il enlève avec sa langue et ses dents et qu'il avale avec sa salive. Ces larves éclosent immédiatement, restent dans la panse, s'y métamorphosent et deviennent ces vers souvent très-nombreux qu'à l'autopsie des animaux on trouve adhérents aux parois stomacales au moyen de deux forts crochets courbés et convergents. Bien que généralement ces parasites, malgré leur nombre souvent énorme, ne décèlent leur présence par aucun symptôme fâcheux, infailliblement ils doivent néanmoins affamer l'économie ; parfois ils perforent à jour les parois organiques, alors inévitablement ils occasionnent la mort. Chez le bœuf, c'est dans la peau du dos que le diptère insère ses œufs ; ceux qu'il pond autour du nez des moutons, sitôt leur transformation en vers remontent le long des cavités respiratoires et vont s'insérer aux volutes ethmoïdales où ils se développent et vivent jusqu'au printemps suivant. Chez cet animal souvent ils occasionnent des symptômes tout à fait analogues aux symptômes du tournis.

Arrivent la fin d'avril et le mois de mai, enfin sitôt le temps doux, ces larves devenues de la grosseur d'un doigt d'enfant quittent leur séjour de nourrice, tombent sur le sol, se réfugient sous une pierre, une motte ou tout autre abri et au bout de quelques semaines après une seconde métamorphose deviennent insectes semblables à ceux dont ils dérivent et à ceux qui dériveront d'eux.

Si dans l'estomac du cheval les larves d'œstres ne semblent pas occasionner grand dérangement, si la vache dont le dos parfois en est parsemé ne paraît aucunement s'en occuper, il n'en est pas de même du mouton qu'il n'est pas rare de voir périr du *tournis œstral*.

Au moyen de fumigations faites avec du cuir

brûlé, ou de l'huile empyreumatique projetée sur une pelle de fer chauffée au rouge, ou bien encore avec des injections d'huile pyrogénée végétale étendue d'huile commune, on parvient à en débarrasser ces animaux.

Oignon. — Cette tumeur de la région plantaire du sabot des chevaux ne saurait être mieux comparée qu'aux cors aux pieds des hommes; même aspect roncé, mêmes phénomènes de douleur, même rébellion aux moyens de guérison. Non-seulement la corne, mais encore le tissu velouté ou chair de la sole et l'os du pied lui-même finissent par participer à cette lésion.

Une mauvaise ajusture du fer, l'introduction d'un caillou entre ce dernier et la sole en sont les causes les plus fréquentes.

Amincir la corne malade jusqu'à souplesse, munir le pied souffrant d'un fer à planche méthodiquement forgé et ajusté, tous les soirs appliquer sous la sole un tampon de filasse imprégné de suif ou d'onguent de pied, ainsi on pallie le mal qui souvent finit par se résoudre quand l'animal n'est point trop vieux encore, ni tout à fait usé et le sabot bien conformé du reste.

Onglet. — Quand avec le pouce et l'index on écarte les paupières des animaux, soudain on voit apparaître une plaque très-mobile d'un blanc rougeâtre, du diamètre de l'ongle d'un fort doigt, laquelle vient couvrir le globe de l'œil; cet organe s'appelle corps clignotant. Assez souvent la membrane vasculaire qui revêt cet organe, sous diverses influences s'irrite, s'enflamme et s'épaissit, souvent même des carnosités s'y développent : C'est à ce développement anormal qu'on donne le nom d'onglet.

Si après avoir perdu de son inflammation primitive à force de saignées répétées à la veine lacrymale, puis par des lotions émollientes et anodines, ensuite par des astringents, la troisième paupière, dite paupière nasale ou corps clignotant, demeure épaisse, la pince et les ciseaux courbes, ainsi que la main expérimentée du vétérinaire doivent nécessairement intervenir pour pratiquer l'excision nette de la végétation morbide dont il importe de hâter la disparition et de conjurer la récidive.

Onguents. — Substances servant à oindre. Médicaments externes, de consistance pâteuse, composés de graisse, d'huile, de cire, de suif, de saindoux ou autres matières analogues auxquelles on associe des substances tantôt végétales, tantôt animales, et plus communément des ingrédients minéraux. — Les onguents de tous temps ont été fort en usage et aujourd'hui le sont encore dans le traitement des tumeurs et des engorgements organiques. Néanmoins la médecine physiologique en a élagué un grand nombre, au grand désespoir de la pharmacie dont les charlatans et les empiriques sont demeurés les plus productifs débitants. Les onguents calmants et anodins les plus récemment faits, indubitablement sont les meilleurs ; eu égard au rancissement que subit l'axonge qui leur sert d'excipient, quand ils sont préparés depuis un certain temps, ils irritent au lieu de calmer. L'onguent vésicatoire, l'onguent mercuriel seuls acquièrent de la qualité avec le temps.

Ophthalmie. — Inflammation de l'œil manifestée par la fermeture des paupières, par un écoulement de larmes plus ou moins abondantes, par de la rougeur, quelquefois par des plaies et un certain gonflement. Sauf la fluxion périodique, presque toutes les ophthalmies consistent en lésions externes de l'organe visuel, presque toutes ne sont que le résultat de violences, d'offenses matérielles diverses et souvent de coups de fouet. La saignée à la veine angulaire, des lotions anodines et émollientes, un régime un peu modéré, un travail moins actif, une large et haute œillère fixée au chevêtre à l'écurie et à la bride pendant l'exercice ; au bout de quelques jours aux anodins substitution des astringents, telles les décoctions de bluet et de plantain, avec addition d'un peu d'eau-de-vie ;

si plus tard certain écoulement purulent s'obstinait à
persister, en aiguisant le même agent avec un peu
d'acétate de plomb ou quelques gouttes de solution
de nitrate de cuivre on arrête promptement la sécrétion de toute matière et on obtient la cicatrisation
des quelques ulcérations qui ont pu se manifester. En
cas d'opiniâtreté tout à fait rebelle, mêmes remèdes
plus énergiquement dosés, sétons à la nuque et con-
sultation d'un vétérinaire.

Ozène. — Étymologiquement puanteur ; plaie putride dans le fond des cavités nasales avec exhalation
d'odeur infecte. Bien qu'on ne sache pas toujours
comment il est venu, ce mal chez les animaux est
presque toujours la conséquence d'une carie osseuse
occasionnée par un coup et encore assez souvent aussi
par une maladie dentaire. Souvent on est tenté de
prendre l'ozène pour la morve : jetage, érosions,
glande, sauf l'odeur repoussante dans la première
affection et nulle dans la seconde, la plus grande
analogie parfois existe entre ces deux affections.

L'ozène souvent guérit seule et la plupart du
temps est guérissable par l'art. Une fois le point malade reconnu, y appliquer un coup de trépan ou bien
extraire la dent cariée, si le mal en dérive et en quelques jours tout est fini par l'intervention d'un homme
de l'art. Les sétons dont les maréchaux et guéris-

seurs criblent l'encolure des chevaux, les médicaments de toute sorte dont ils les saturent, ne servent qu'à prouver leur ignorance et rien de plus. Quelques injections chlorurées, bon régime, habitation vastement aérée, travail modéré, tel est l'ensemble aussi simple que rationnel de la meilleure médication à suivre en cas d'ozène.

P

Pansage. — L'étrille, la brosse, le peigne et l'éponge sont des instruments dont l'effet est presque incroyable sur la santé et le bon état des animaux. Un bon pansage quotidien vaut quart de ration, disent les bons charretiers. Au point de vue moral, un ou deux bons pansages par jour familiarisent les bêtes avec leur conducteur ; elles les prennent comme une récompense des fatigues qu'il leur a imposées et qu'elles oublient, ainsi que ses sévices parfois nécessités. Outre que le nettoyage de la peau des animaux de travail les dispose au repos, il a en outre l'avantage d'activer les salutaires transpirations et exhalations diverses de la périphérie de leur corps.

Les bœufs ne s'en trouvent pas moins bien que les chevaux. Des bœufs journellement bien pansés marchent sensiblement mieux que de pareils animaux soumis au même régime et au même travail sans aucun soin de la main.

Pansement. — Administration des remèdes, application des médicaments et des appareils nécessités par les maladies, les plaies ou les blessures. En médecine, comme en chirurgie, le résultat heureux du traitement dépend autant de la bonne application des substances, que de leur appropriation et de leur irréprochable qualité.

Paralysie. — Amoindrissement manifeste ou abolition totale de l'influx nerveux sur les muscles d'une région ou de la généralité du corps. La paralysie générale chez les animaux est excessivement rare. Celle de l'arrière-main ou paraplégie et celle de l'un ou l'autre côté de la face sont les plus communes.

Ces affections sont très-faciles à reconnaître. Quand le côté droit de la figure tombe paralysé, les muscles du côté gauche cessant d'être contre-balancés dans leur contraction laissent aller les lèvres, ce qui donne à la figure un air frappant et tout particulier et la fait grimacer. L'animal, du reste, ne paraît ni inquiet, ni souffrant ; sauf qu'il bave et mange moins proprement et moins vite, il conserve son même appétit et sa même gaieté.

La paraplégie se manifeste par des signes plus alarmants. Elle prend plus rarement les animaux à l'écurie, plus fréquemment ceux allant travailler et surtout au début de leur attelée. Son invasion à l'écurie offre des signes d'abord assez obscurs : l'animal inquie cesse de manger, frappe du pied, frétille de la queue, se tourne à droite, à gauche, s'ébroue, gratte sa litière, puis semble reprendre de la tranquillité, puis se remet à se tourmenter, parfois même à se coucher et se rouler comme s'il avait des coliques, de façon à tromper un œil peu expert. Mais bientôt les signes changent, le malade reste en place, il tremble aux épaules et surtout aux cuisses, son inquiétude augmente, sa respiration s'accélère, puis sa croupe durcit et se gonfle, puis les mouvements de tout l'arrière-main deviennent coûteux ; enfin les boulets postérieurs perdent de leur fermeté si on essaye de faire un peu marcher le malade. Un signe tout spécial à cette période, c'est la couleur rouge sang de l'urine. Au bout de trois quarts à une heure au plus, si on le laisse sans secours l'animal perd toutes ses forces et tombe ou sans pouvoir se relever ou sans pouvoir demeurer debout s'il parvient à se remettre sur pied, puis reste tout à fait impotent sur sa litière, se débattant, geignant, suant et se regardant le flanc.

Dehors bien qu'aboutissant à la même et plus

prompte fin, la paralysie postérieure, a d'autres symptômes de début. Au sortir de l'écurie, souvent l'animal qui va être pris témoigne une gaieté insolite; il saute, il rue, il joue, se cabre, monte sur les autres. Mais bientôt et tout à coup il devient plus paisible, il tombe dans un calme plat, marche mollement, bientôt encore les pas lui coûtent, la sueur le prend par tout l'arrière-main, quelquefois par tout le corps, les flancs lui battent, il a l'œil inquiet et ne semble plus marcher que machinalement; souvent une boiterie plus ou moins intense se déclare au membre droit ou gauche postérieur, puis cesse pour se manifester au membre opposé, puis le malade tremble, sue de plus en plus, demande à s'arrêter, boîte des deux membres, ne tient plus sur jambes, ne marche qu'excité par le fouet et finit par tomber sur le chemin. Aux épaules, au poitrail,, aux avant-bras, ce mal est plus rare et moins grave.

Un fait à noter, c'est que très-rarement la paralysie attaque les chevaux en simple condition ordinaire, c'est qu'elle ne prend qu'exceptionnellement ceux qui sont maigres, c'est que presque toujours elle se manifeste après plusieurs jours de repos absolu et qu'elle est infiniment plus fréquente en hiver qu'en été et par la gelée que par la pluie, à en juger par l'observation pratique; en un mot, l'embonpoint et le repos en sont de manifestes causes occasionnelles.

La paralysie ne prend guère que les vaches tout nouvellement vêlées. Selon certains observateurs, la suppression du veau sitôt sa naissance, la révolution des instincts maternels en seraient la principale cause : durant la gestation, dit-on à l'appui de cette théorie, le sang se porte sur la matrice pour alimenter le petit, le terme arrivé, la même part de fluide changeant de direction se rend aux mamelles pour continuer son rôle d'une manière moins directe, mais aussi positive. Chez la vache amoureuse de sa progéniture, par suite du trouble des instincts maternels, la sécrétion lactée se suspend, le sang consécutivement cesse de se porter aux mamelles, le cerveau, la moelle épinière et la matrice devenant alors subitement ses points anormaux d'afflux, il y circule mal, il y stagne et ainsi occasionne la maladie matérielle dont un trouble moral a été la véritable cause initiale. A preuve, ajoute-t-on, c'est que les vaches très-amoureuses de leur veau en sont plus volontiers atteintes que les autres ; à preuve, c'est que jamais la maladie ne se manifeste chez celles qu'on laisse nourrices libres de leur petit. Si les bêtes grasses y sont plus sujettes et succombent plus volontiers que les bêtes maigres, le fait ne doit être attribué qu'à la gêne de la circulation entravée chez elles par l'embonpoint excessif et la plus grande plasticité de leur sang.

En cas de paralysie de la face, une ou deux petites saignées, la diète, le repos, des boissons nitrées, quelques frictions irritantes depuis l'oreille jusqu'à la lèvre malade sont les principales indications à remplir en attendant le vétérinaire ; bien que cette affection ordinairement se termine toujours bien, on ne se repent jamais d'y avoir apporté des soins méthodiques.

Sitôt qu'on soupçonne un cheval de paraplégie, immédiatement le saigner, *vint-il de manger copieusement* ; dans ce cas, de vingt en vingt minutes on réitère le jet de manière à obtenir dans l'espace d'une heure la quantité de sang qu'on aurait extraite en dix minutes chez une bête à jeun. Les lavements émollients, les frictions camphrées sur la croupe, excitantes sur les membres, sont aussi salutaires que rationnelles, de même l'eau blanche acidulée au vinaigre ou à la crème de tartre. Cent à cent cinquante grammes de sulfate de soude incorporés dans sept à huit cents grammes de miel avec addition de huit à dix grammes de valériane sont également très-indiqués dans l'occurrence, tel est le début de traitement de l'animal attaqué à l'écurie.

Dès qu'on s'aperçoit dehors qu'un cheval tombe paraplégique, immédiatement l'arrêter court quelque temps qu'il fasse et en quelque lieu qu'on se trouve, puis le saigner suivant qu'il est repu ou à jeun. Tout animal en attaque que l'on force à marcher plus de cinq à huit cents mètres, est un animal généralement perdu. Quant au parcours du trajet entre le lieu de début du mal et les habitations prochaines, il importe de n'en entreprendre le parcours qu'après commencement manifeste de mieux et de ne l'effectuer que par fractions interrompues par de bons instants de repos.

Immédiatement rendre son veau à la vache paraplégique, lui pratiquer une large saignée à la veine mammaire plutôt qu'au cou (où un lien est indispensable et peut nuire), ainsi on rétablit instantanément toutes les bêtes dont le mal n'est point encore trop avancé. Que l'affection cède ou s'aggrave, des tampons froids sur la tête, des frictions camphrées ammoniacales sur le dos, les reins et les membres postérieurs, quelques lavements émollients, des breuvages au sulfate de soude et à l'eau tiède, ne sont jamais blâmés par le vétérinaire appelé après ce commencement de médication qu'il n'a plus qu'à continuer et modifier suivant les circonstances diverses.

Paraphimosis. — Sortie de la verge hors de sa

gaîne où elle ne peut rentrer. Cette affection est plus effrayante que grave ; les coups, les violences, les efforts pénibles de certains mâles sur des femelles bouclées, ou chatouilleuses ou trop étroites, ou trop basses on trop hautes, quelquefois l'inflammation consécutive à la castration, d'autres fois la malpropreté du fourreau peuvent occasionner cet état de choses.

Avec quelques scarifications sagement faites, avec des lotions émollientes, des onctions anodines si l'inflammation est très-vive, un suspensoir si le volume de l'organe est superéxagéré, la diète, du barbottage, ensuite des applications astringentes telles que la lie de vin, le vinaigre et l'argile ou la craie, ainsi en quelques jours on met fin à un mal qui ne consiste généralement qu'en insignifiants symptômes, quand réellement il est essentiel et purement local.

Parotidite. — Inflammation des glandes salivaires ou parotides, vulgairement appelées *avives* par les maréchaux et les empiriques. Cette indisposition toujours très-douloureuse, mais rarement sérieuse, quand elle n'est la conséquence que de ses causes habituelles, se termine souvent par suppuration.

Très-souvent elle est la conséquence de la gourme et du mal de gorge. Rarement aujourd'hui elle résulte de l'absurde opération du *battage des avives*.

Une cause très-fréquente de parotidite, c'est la présence d'épis de brôme dans les fourrages. Cette plante que tous les cultivateurs connaissent bien, qu'ils appellent *herbe grénée*, qu'ils redoutent, et pour la destruction de laquelle ils ne font rien, que même ils ne prennent pas la peine de retirer de la botte qu'ils donnent à leurs chevaux, ce brôme que, par ironie sans doute, les botanistes ont surnommé *stérile*, est pourvu de petits épis barbus qui s'introduisent dans les canaux salivaires et montent jusqu'à la glande où ils occasionnent des abcès très-douloureux, se terminant par une suppuration grisâtre, à odeur infecte.

Au début, des onctions anodines et une chaude enveloppe, au bout de quelques jours, si la suppuration a tendance et en même temps de la peine à se manifester, une ou deux bonnes applications d'onguent vésicatoire à cheval, puis la ponction avec prudence; si un épi de brôme ou tout autre corps étranger introduit dans les voies salivaires buccales en est cause, débridement du canal au moyen d'un bistouri boutonné, puis mêmes médicaments, même opération qu'en cas de parotidite ordinaire. La ponction des abcès parotidiens, eu égard à l'importance des vaisseaux qui traversent cette région, ne doit être confiée qu'à un vétérinaire.

La parotidite consécutive au thrombus demande un traitement spécial, surtout quand des symptômes nerveux se manifestent; les douches à filet continu sont toujours approuvées par le vétérinaire qu'il importe de ne point manquer d'appeler en pareil cas.

Parturition. — Nos grandes femelles domestiques mettent bas d'autant plus facilement qu'on les soumet jusqu'au dernier jour à un service, ou tout au moins à un exercice proportionné à leur état. Les vêlages laborieux sont infiniment plus fréquents l'hiver que l'été; les juments et les brebis qui sortent tous les jours mettent bas plus facilement que les vaches dans certains pays tenues des mois consécutifs à l'étable.

Les signes de mise-bas ressemblent assez à des symptômes de coliques; mais le volume du ventre, le flasque développement de la vulve, le volume des mamelles distendues et l'état général des bêtes, pour quiconque en a la moindre habitude, offrent des caractères à ne pouvoir s'y tromper.

Règle générale, sans y mettre pourtant une temporisation trop apathique, il vaut mieux un peu attendre que se trop précipiter à assister une femelle en parturition. Quant au bout d'un certain temps rien ne paraît, sans inconvénient, il est bon d'explorer le vagin. Si le bras introduit ne sent rien, ni poche des

eaux, ni pieds, ni tête, probablement les douleurs ne
sont que fausses. Lorsqu'à plus ou moins de distance
de la vulve, on rencontre la poche amniotique, et
qu'à travers on sent des pieds et un museau, il importe de temporiser un peu encore; la masse fœtale,
enveloppes et petit, forment un cône qui dilate doucement et avantageusement le passage.

Quand après quelque temps néanmoins le travail
semble s'arrêter, il est probable que certains obstacles
existent; une nouvelle introduction de la main est de
toute rigueur. Si la poche des eaux est ouverte et son
contenu épanché, reste à se rendre compte de la position du fœtus. Deux présentations sont habituelles :
1º celle par les pieds de devant, avec la tête allongée
sur les avant-bras; 2º celle par l'arrière-train; ici les
pieds et les jarrets souvent sont pliés et un peu plus
loin on sent la queue. Le rôle de l'opérateur est donc
de commencer par bien s'assurer de la situation positive du petit ou fœtus, et de régulariser le plus
ou moins la défectuosité de la position. Si après quelques prudentes tentatives on ne peut aboutir à rien,
laisser la bête à elle-même et recourir à un expé-
rient homme de l'art, est tout ce qu'il y a de mieux
à faire. Saisir tout ce qui s'offre, le lier, le crocheter,
le déchirer, l'extraire par pièces et par lambeaux,
ainsi font les guérisseurs, les empiriques, les ma-

réchaux et tous les ignorants qui, à grand bruit, à épuisant renfort d'hommes, de cordes, de crochets, de couteaux et de toute espèce d'horribles et barbares délabrements, n'arrivent la plupart du temps qu'à obtenir le spectacle de hideux lambeaux de fœtus et d'une mère agonisante.

Eu égard à l'adhérence moindre de ses enveloppes fœtales et à son irritabilité plus grande, la jument en parturition demande à être plus promptement aidée qu'aucune des autres grandes femelles domestiques; tant pour son petit que pour elle-même, elle exige plus de diligence que la vache. Les moulinets, les treuils, etc., ne sont que des moyens d'ignorante barbarie.

Un local vaste, sec, chaud, bien aéré, une abondante litière *en paille très-courte*, de l'eau blanche tiède, un régime doux et médiocrement abondant si la bête est en bon état; des rations toniques et substantielles, moins abondantes et plus souvent répétées si elle est au-dessous d'elle, voilà ce qu'en circonstances ordinaires réclame la mère : voir si le petit tête bien, si des crottins méconiques n'obstruent point son rectum, telle est la conduite à tenir pour continuer les bonnes suites d'une parturition heureusement effectuée.

Les parts laborieux et leurs suites rentrent dans le domaine exclusif des vétérinaires.

Pàturage. Ainsi on appelle les terrains herbeux consacrés à la dépaissance par les bestiaux. Partout en France, même en Normandie et en Bretagne où le sol et le climat se prêtent si bien à ce genre d'industrie rurale, nulle part enfin chez nous les pâturages ne sont disposés de façon à en tirer tout le parti possible. Qu'on devrait bien envoyer en Angleterre nos pâtres, nos bouviers, nos herbageurs et même nos emboucheurs. Sans être anglomane, en bonne vérité, on ne peut s'empêcher d'envisager avec jalousie les herbages anglais et de regarder avec peine nos masures, surtout nos herbages de France. Ici ce sont les clôtures qui pêchent, là c'est l'eau qui fait défaut, ailleurs l'ombrage qui manque, presque partout rien pour abriter les bestiaux contre le vent et la pluie. Partout le terrain est abandonné à lui-même, les trous, les taupinières demeurent innivelées, les crottins se consomment sur la place où ils sont tombés, les points les plus fréquentés, et ceux qui le sont moins, tout est pareillement négligé. La herse qui multiplie et fait taller le plant, les engrais minéraux qui doublent la quantité de l'herbe et en triplent la qualité, n'y paraissent jamais; à peine si parfois on y introduit la bêche et la pioche pour détruire çà et là quelques-unes des plus mauvaises plantes. Jamais au printemps on n'étête la fleur des herbes nuisibles, nulle part après la dépaissance on ne fauche les touffes durcies qu'ont laissées les animaux; en un mot chez nous, prairies à faucher, comme herbages proprement dits, tous les sols engazonnés sont *des préteurs obligés*, auxquels il semble qu'on ne doive jamais rien rendre.

La dépaissance des herbes par les animaux au piquet est-elle préférable à la dépaissance libre ? On a crû observer que les bêtes d'engrais et les vaches laitières produisaient davantage en libre parcours, que les élèves et les bêtes sans profit ne laissaient pas que de très-bien faire au piquet sur les terrains préalablement pâturés par les sujets de rente actuelle. Un fait certain, c'est que l'herbe poussante, quoique moins abondante, fait mieux aux animaux que l'herbe poussée, plus touffue et plus forte.

Pépie. — Affection spéciale aux gallinacées et assez identique à la stomatite des quadrupèdes. Cette inflammation qui toujours se termine par la formation d'une épaisse fausse membrane, commence par de la tristesse, de l'inappétence auxquelles ne tarde pas à succéder une sécrétion glaireuse. Les oiseaux affectés de pépie ont les plumes ternes, hérissées, se laissent volontiers approcher et très-facilement prendre ; presque toujours accroupies le long des murs, au pied des haies ou sous les hangars, les bêtes malades laissent échapper par leur bec de la bave filante ; souvent elles secouent la tête, bâillent fréquemment et de temps à autre font entendre un petit bruit expectoré tout spécial, quelquefois même un faible cri plaintif particulier.

La grande chaleur, les fortes sécheresses, la rareté et la mauvaise qualité de l'eau, les grains avariés, l'excès de vers, surtout de hannetons que dévorent les volailles et le manque de verdure sont les principales causes de cette maladie qui n'a généralement guère lieu qu'en été et en automne et qui est excessivement rare en hiver.

Un poulailler bien propre, bien aéré, de l'eau bien pure, du sable mis à la portée des volailles qui aiment à s'y ébattre, du grain trempé dans un peu d'eau salée, des herbes fraîches et tendres, telle que de l'oseille, des salades de rebut, de la chicorée sauvage, du pissenlit, du chou, etc., etc.; tel est le répertoire des moyens préservatifs.

Saisir chaque oiseau malade l'un après l'autre, avec la pointe d'un canif bien coupant enlever la membrane parcheminée qui est venue revêtir sa langue, puis au moyen d'un petit pinceau de linge doux ou de filassse lui gargariser hardiment et longuement tout l'intérieur du bec avec un mélange sirupeux de vinaigre, d'eau, de miel et d'extrait de gentiane, ainsi au bout de quarante-huit heures, rarement plus de trois jours les sujets reprennent leurs habitudes et toute leur gaieté.

Péritonite. — Le ventre des animaux intérieurement est tapissé par une membrane qui revêt en même temps les intestins et les autres viscères, absolument comme le papier d'une chambre qui des murailles et du parquet remonterait le long de chaque meuble et l'envelopperait hermétiquement aussi ; on donne le nom de péritonite à l'inflammation de cette membrane.

Toutes les causes qui peuvent enflammer les intestins peuvent également occasionner la péritonite. Les grands refroidissements extérieurs, l'eau glacée et avidement bue par les animaux très-échauffés, les coups à la périphérie du ventre, les lavements froids inconsidérément administrés, la castration à testicules découverts, etc., etc., sont autant de causes fréquentes de cette affection toujours très-grave.

Les coliques, la roideur du corps, la grande sensibilité des parois abdominales sous la pression, l'inflexibilité de la colonne vertébrale sous le pincement, le flanc cordé, le ventre remonté, la défécation difficile et rare, la profonde tristesse, la difficulté de la marche, la cessation de l'appétit en sont les principaux symptômes.

Saignées plus répétées et moins copieuses, lavements anodins, épaisses couvertures de laine, frictions révulsives aux membres avec du vinaigre chaud ou un peu d'essence, opiats calmants.

> Miel. . . . .   1 kilogramme.
> Laudanum . . . .   10 grammes.
> Sulfate de soude 100   —

Poudre de réglisse, quantité suffisante pour former une pâte molle comme de la pâte de boulanger : en faire manger gros comme un fort œuf d'heure en heure.

Dès le début un chaud cataplasme au son ou aux mauves, bien appliqué sous le ventre et de demi-heure en demi-heure réchauffé avec de l'eau tiède versée adroitement entre les côtes et la toile, est aussi rationnel que salutaire dans la circonstance.

Telle est la conduite à tenir en attendant le vétérinaire qu'il est urgent d'appeler sans retard. La péritonite se termine promptement par la mort ou d'autres suites presque aussi funestes.

Pessaire. — Appareil spécial que l'on introduit dans le vagin et souvent jusque dans la matrice pour maintenir ces organes en place et en conjurer le renversement. Chez nos grandes femelles domestiques, ces sortes de désordres n'ont jamais lieu qu'immédiatement après la parturition.

Le pessaire vétérinaire consiste le plus souvent en un morceau de bois, un bout de manche à balai d'un mètre à un mètre vingt de longueur, munis d'un fort tampon de linge doux à l'une de leurs extrémités et à l'autre d'une ficelle solide formant un anneau de cinq ou six centimètres de diamètre pour en aider la fixation à une croupière ou à une bricole quelconque.

Dans le but d'éviter les inconvénients d'un corps étranger toujours gênant dans la cavité utérine, on a imaginé divers bandages qui tous consistent à maintenir les bords de la vulve assez rapprochés pour conjurer l'éruption de la matrice, mais néanmoins permettant l'écoulement de l'urine et des purges. Cet appareil consiste en quatre courroies de tissu ayant leur point de résistance autour de la base de l'encolure, se reliant entre elles au moyen de boucles et maintenues par deux sangles, l'une ceignant la poitrine et l'autre le ventre. (Voy. RENVERSEMENT DE L'UTÉRUS et BANDAGE.)

Phimosis. — Ainsi on désigne l'état de la verge gonflée et enfermée dans son fourreau avec impossibilité de faire saillie au dehors. Le phimosis est naturel ou accidentel. Chez certains animaux, quand le fourreau naturellement trop étroit ou mal conformé empêche la sortie du pénis, l'urine s'échappe à flots diffus; ces cas sont rares chez le taureau et plus communs chez le cheval.

Mais le plus souvent l'inclusion de la verge dans sa gaine est due à diverses causes accidentelles. L'inflammation de l'un ou l'autre de ces organes, soit par suite de coups, de violences, de plaies, de coïts ou péniblement ou trop multiplement répétés, en est la cause la plus fréquente; l'enflure en est un des principaux symptômes, la difficulté d'uriner une des plus frappantes conséquences.

En cas de phimosis naturel, le vétérinaire seul est apte à remédier au mal; lui seul, après avoir couché le sujet, peut explorer la région et reconnaître le vice à corriger. Le débridement du fourreau est l'opération qui demande le plus généralement à être pratiquée; le plus souvent l'irrégulière conformation de la verge n'est attribuable qu'à l'irrégulière disposition de sa gaine, ce qui est dire que quand on a remédié au mal primitif, le second avec le temps reprend plus ou moins vite sa normalité.

Le phimosis accidentel essentiel est peu grave; avec de la propreté, des émollients, quelques onctions anodines et s'il est nécessaire, des mouchetures ou des scarifications, puis un léger travail ou de la promenade, tout ne tarde point à se régulariser. Le phimosis consécutif demande un traitement relatif à sa cause déterminante et que les circonstances inspirent au vétérinaire qu'il est sage de ne point trop différer d'appeler.

Phthisie. — Dans son sens étymologique, ce mot veut dire, langueur, amaigrissement, flétrissement, dessèchement. Sauf chez les vaches laitières où elle est très-commune, la phthisie fait peu de victimes chez les animaux. Improprement on a considéré comme phthisiques les chevaux affectés de maladies anciennes de poitrine ; les brebis de race usées à reproduire finissent souvent aussi par la phthisie. Chez les animaux, ainsi que chez l'homme, la phthisie est incurable. Comme dans l'espèce humaine, cette affection étant héréditaire, il importe de la conjurer par de sains accouplements.

Le lait des femelles phthisiques peut-il engendrer la phthisie chez un nourrisson nativement sain ? Il est acquis à l'expérience que non-seulement un veau sain nourri par une vache phthisique peut devenir phthisique lui-même, mais encore on a observé qu'un jeune sujet né d'une mère phthisique et nourri par une vache fondamentalement saine faisait un élève tout plus solide qu'un pareil élève laissé au lait de sa mère. Le lait de la vache phthisique ne contribue-t-il point à la fréquence de la phthisie dans l'espèce humaine? Aux physiologistes, aux docteurs, à la haute science appartient de répondre à cette question peut-être déplacée dans ce modeste livre. — La chair des animaux phthisiques, vaches ou brebis, est-elle d'un usage sûr? Un fait avéré, c'est que la tuberculose humaine est transmissible aux animaux par injection intestinale, aussi bien que par inoculation.

Piétain. — Maladie particulière au mouton, et que l'on ne connaissait point avant l'importation des mérinos en France. Plus la race est distinguée, plus sa mèche est fine, et plus l'affection est fréquente et rebelle dans un troupeau; ainsi que l'exprime son nom, le piétain a son siége à l'ongle du pied. Toujours il débute au bourrelet kératogène et le plus souvent dans l'espace interdigité; de son point de départ l'affection va s'agrandissant en tous sens, et si on n'y porte remède, elle finit par déchausser la dernière phalange tout entière, la boiterie en est le premier symptôme; un insecte rongeur du genre de l'acare de la gale en est l'élément animé.

Si le piétain n'est point une affection positivement meurtrière, elle ne laisse pas néanmoins que de causer de grands dommages aux cultivateurs : avortements, allaitements enrayés, engraissements ralentis, laine interrompue dans la pousse de sa mèche, surcroît de travail aux pasteurs qui n'ont déjà pas trop de temps en circonstances ordinaires, telles sont entre autres les conséquences fâcheuses de cette affection que les fermiers anglais appellent mal *harassant*.

La boue, l'humidité, la mauvaise tenue des bergeries favorisent singulièrement l'apparition et la marche du piétain.

Il est vraiment à regretter que des règlements de police sanitaire ne s'appliquent point à une maladie qui chaque année coûte si cher à notre agriculture; il est également révoltant de voir l'apathie avec laquelle les propriétaires envisagent les recettes faciles et peu coûteuses qu'on leur donne, tant pour la guérir facilement, promptement et sûrement, que pour en conjurer le retour et même l'invasion.

Etablir sur un point de la cour un bassin profond de dix à quinze centimètres à son milieu, de cinq à six mètres de long et deux mètres de large, l'emplir d'eau de chaux (chaux une partie, eau vingt parties en poids) le stratifier de grosses défourres ou de paille de colza, soir et matin y faire passer le troupeau guidé par des claies à parc disposées latéralement, soigner à la main les bêtes qui persistent à boiter, tout le troupeau redevenu droit continuer une ou deux fois la semaine à le passer au bassin chaulé;

ainsi, moyennant une dépense de moins de dix francs par an pour deux cents bêtes, on évite, pertes, peines, temps et frais bien plus considérables de médicaments et dont l'application fatigue excessivement les bêtes et extermine le pasteur.

De tous les topiques spéciaux vulgarisés, l'eau verte de M. Lefèvre, pharmacien chimiste à Illiers, près Chartres, est sans contredit l'agent le plus héroïque à opposer au piétain; non-seulement l'eau verte de M. Lefèvre guérit promptement le mal, mais de toutes les préparations usitées, c'est elle qui est le moins volontiers et le plus tardivement suivie de récidive. L'eau verte de M. Lefèvre à juste titre figure dans toutes les pharmacies agricoles et de plus en plus pénètre dans toutes les bergeries importantes; bergers et propriétaires, tout le monde appose le même contrôle à ses flacons dont un seul *du prix d'un franc cinquante centimes* suffit à la guérison radicale de plus de deux cents bêtes.

Pommelière. — Ainsi on nomme en médecine vétérinaire la phthisie tuberculeuse de la vache. Non-seulement cette affection est essentiellement héréditaire, mais encore son développement peut être singulièrement favorisé par l'ensemble des mauvaises circonstances dont partout on entoure cet animal; en tête on peut enregistrer l'insalubrité des étables et l'habitude *scrupuleuse* que partout on a de s'abstenir de tout pansage comme d'une pratique nuisible.

La toux avec un timbre particulier, plus tard l'essoufflement au repos et surtout après le moindre exercice en sont les deux symptômes les plus frappants à premier examen. Durant des années les bêtes phthisiques boivent, mangent, font des veaux, donnent du lait tout absolument comme des vaches saines. Pourtant, arrive l'âge de dix à douze ans, même après une heureuse gestation, tout à coup, sitôt le vêlage, il n'est pas rare de voir la vache affectée se dédire et tomber en langueur, puis finir petit à petit. Il est d'observation que l'usage immodéré et presque exclusif de la betterave active la marche de la pommelière d'une façon manifeste et ne tarde pas à amener un cataclysme, si on ne s'empresse de modifier le régime. (Voir PHTHISIE.)

Pousse. — Maladie spéciale de solipèdes, de tous temps très-fréquente chez le cheval, moins commune chez le mulet, se manifestant chez l'âne de plus en plus communément depuis que cet animal de jour en jour se convertit en bête de trait.

La pousse le plus généralement consiste dans une déchirure du poumon ; la dilatation d'une des cavités du cœur ou de l'un des gros vaisseaux qui y aboutissent peuvent également en constituer l'essence.

Les violents efforts surtout avec un collier trop juste en sont les causes principales ; à preuve, c'est que les bêtes de bât et de selle toujours y ont été moins sujettes que celles utilisées à la traction, et parmi celles-ci, les plus franches en sont plus volontiers atteintes que toutes les autres.

La pousse peut être simulée par diverses affections aiguës des organes de la respiration. Un signe des plus certains de la pousse, quels qu'en soient le siége et la nature, c'est le timbre fêlé de la toux spontanée ou provoquée en serrant la gorge de l'animal qu'on examine. Toutes les fois que la toux est ferme, sonore, peu répétée, il est bon de mettre beaucoup de circonspection dans son jugement.

Judiciairement examiné, le flanc du cheval poussif inspire et expire l'air en deux temps interrompus à moitié par un moment d'arrêt plus ou moins franchement accentué ; c'est à ce moment d'arrêt qu'on donne le nom de *soubresaut*, c'est le signe sacramentel du vice, celui auquel l'expert doit principalement apporter son attention.

La pousse essentielle et positivement existante est une affection incurable. Cependant il n'est pas très-rare de voir un certain nombre d'animaux se rapprocher plus ou moins de la normalité après avoir montré tous les plus francs caractères d'une respiration viciée.

De tous les moyens palliatifs, le régime vert, surtout en libre pàture, est le plus efficace, celui sur lequel les maquignons comptent le plus et dont ils tirent le plus grand parti. — Le régime au grain, au son, à la paille, amoindrit autant le soubresaut que l'exagèrent de copieuses et exclusives rations de foin grossier et poudreux surtout.

Un palliatif de la pousse, un agent médicamenteux usité en Allemagne et en Autriche et depuis quelques années très à l'ordre du jour en France, c'est l'acide arsénieux à la dose de cinquante centigrammes à un gramme par jour. Avec addition de pareille quantité d'aconit et de digitale en poudre, quelle que soit la nature de l'affection, on est sûr d'amener une amélioration notable et dans le flanc et dans l'état général du sujet, principalement dans la pousse par bronchite chronique. La saignée, le barbottage à la farine d'orge, le grain cuit avec mélange de graine ou de farine de lin, en un mot tout ce qui à la fois adoucit et peut faciliter la respiration, est un auxiliaire digne d'attention.

Purgatifs. — Médicaments ayant la propriété d'exciter et même d'irriter les intestins, puis consécutivement de provoquer l'évacuation des matières qu'ils contiennent, après les avoir ramollies. Les purgatifs les plus usités pour les grands animaux sont :

l'aloès, le sulfate de soude, le sulfate de magnésie et l'huile de ricin. L'aloès s'administre à la dose de vingt à quarante-cinq et même soixante grammes, soit en breuvage dans un litre d'eau tiède, soit en pilules. On prétend qu'avec trente grammes d'aloès et trente grammes de poudre de gentiane convertis en bols on obtient autant d'effet qu'avec soixante grammes de résine pure. Le sulfate de soude et de magnésie se donnent en breuvage depuis cent jusqu'à cinq cents grammes ; avec cent cinquante grammes d'huile de ricin on purge un cheval de forte taille. l'émetique demande un emploi très-circonspect : la dose en varie de huit à quinze grammes, suivant le tempérament et la stature des animaux. L'huile de ricin et le sirop de nerprun sont les substances principalement invoquées pour purger les chiens.

Ce n'est nullement dans le but d'évaquer un produit morbide spécial vulgairement appelé *humeur*, que les purgatifs s'administrent, mais bien pour dériver une irritation ou localisée ou tendant à venir se fixer sur un organe où elle pourrait occasionner de plus dangereux désordres et même compromettre la vie.

En médecine vétérinaire, les purgatifs sont encore très-fréquemment employés pour combattre l'excessive constipation et les arrêts complets de la circulation alimentaire vulgairement appelés *bouchures*. On appelle purgatifs doux, ceux dont l'effet est de simplement ramollir les matières fécales sans occasionner ni dégoût, ni épreinte, ni aucun symptôme bien extraordinairement frappant. Les drastiques, au contraire, révolutionnent et suractivent brutalement les fonctions intestinales. Un point qu'il importe de noter, c'est que les purgatifs même les plus énergiques ne déterminent d'évacuations guère qu'après quinze à vingt heures d'administration. Souvent les maréchaux et les empiriques ignoramment impatientés redoublent les doses avant le temps et pour résultats obtiennent des superpurgations dont une entérite terrible et souvent la mort sont la suite inévitable.

La fourbure consécutive à une vigoureuse purgation doit s'expliquer par la disparition d'une excessive quantité de l'eau que contient le sang et consécutivement par une trop grande plasticité de ce liquide.

Pus. — Suppuration. — Ce fluide plus ou moins épais et blanc, sécrété par la surface des plaies, n'est point, ainsi qu'on le pensait autrefois et ainsi que l'exprime son nom, une matière putride et corrompue que la nature élimine du corps par cette voie. Le pus est le produit naturel de l'inflammation des tissus offensés. Suivant la nature des bourgeons qui l'exhalent, suivant le degré de l'inflammation des plaies, le pus varie d'aspect. Celui qui est blanc, homogène, crémeux, sans odeur, est dit pus de bonne nature, pus louable, il indique la bonne disposition de la cicatrice, sa tendance à prompte guérison; celui au contraire qui est séreux, clair, verdâtre et qui irrite les parties sur lesquelles il vient couler ou séjourner, dénote une mauvaise tendance du mal; on l'appelle ichor, pus ichoreux quand il est mêlé de sang et qu'il ressemble à de la lie de vin. — Le pus généralement, surtout celui du cheval ayant peu de tendance à se décomposer, sa résorption étant un phénomène excessivement rare quand il est louable et que les animaux sont de bon tempérament, il est avantageux de panser les plaies le plus rarement possible : c'est ainsi qu'une seime opérée par arrachement, c'est ainsi qu'un pied dont on a extrait le fibro-cartilage, guérissent plus vite avec deux ou trois pansements, qu'avec des appareils changés tous les deux ou trois jours. Comme font les empiriques, dans les fistules de la nuque, de l'encolure, du garrot, la suppuration a d'autant meilleur aspect que son écoulement est plus libre et son séjour moins prolongé sur les tissus intéressés ; inciser, contr'ouvrir le fond des sinus, hardiment frayer des voies d'élimi-

nation à la matière, la faire écouler au fur et à mesure de sa formation, c'est sagement travailler à une
prompte terminaison du mal; mais la nature des organes, le trajet des nerfs, des vaisseaux de la région exigent des connaissances que le vétérinaire
seul possède.

R

Rage. — Maladie terrible que toutes les bêtes,
ainsi que l'homme, peuvent contracter par inoculation, mais qui ne se développe spontanément que
chez les carnivores du genre chien et chat — (qui
ne suent jamais.) — Jusqu'ici on n'a trouvé aucun remède à lui opposer; autant de malades, autant de
morts dans d'affreuses angoisses.

Outre celle de contagion, on a assigné à la rage une
infinité de causes toutes plus problématiques l'une
que l'autre. La faim et la soif endurées à excès par
expériences tantôt intermittentes sur certains sujets,
tantôt avec étude continuée jusqu'à mort par inanition, n'ont jamais occasionné le moindre symptôme
de cet horrible mal. Il y a longemps déjà on a dit, —
et tout récemment on a encore répété, que pour les

mâles comme pour les femelles, les privations sexuelles pouvaient fort bien l'occasionner. A l'appui de cette présomption assez vraisemblable on a dit, que partout où les chiens s'accouplaient à gré, la rage était inconnue. En effet, dans tout l'Orient, en Afrique où les chiens copulaient à volonté et où les chiennes élevaient souvent tout ou au moins toujours une partie de leurs petits, avant l'adoption de notre habitude de commander aux appétits génitaux de ces bêtes, on ignorait complétement l'hydrophobie.

Un autre fait d'observation, c'est que les époques de l'année où cet affreux mal offre le plus de cas, sont précisément les mêmes que celles du rut des chiennes. Enfin, que de chiens toujours tenus enchaînés et bien sûrement n'ayant jamais été approchés par aucune autre bête de leur espèce, on a vu tomber enragés à leur niche. Par expérience on a fait mordre quatre chiens par un épagneul indubitablement pris de rage, les deux premiers dans la matinée et à deux heures d'intervalle, les deux autres dans l'après-midi du même jour et également deux ou trois heures l'un après l'autre ; au bout de huit jours, tous les quatre étant en parfaite santé et bien gais, on a livré au premier mordu le matin et au dernier mordu le soir, chacun une chienne en rut qu'ils ont saillie deux ou trois fois sous les yeux de

leurs camarades témoins furieusement jaloux de leurs
ébats voluptueux; au bout de dix jours ces derniers
étaient tous deux enragés avérés; seize mois plus
tard, les deux autres qu'on avait laissés s'accoupler
cinq ou six fois à chaque époque de rut, étaient demeurés parfaitement sains.

L'animal qui va devenir enragé offre à l'observation une série de symptômes dont leur maître est plus
que personne à même de bien saisir les nuances;
d'abord il est moins gai, il a toujours l'air fatigué,
sans cesse il dort ou tout au moins reste au fond de
sa niche *le dos tourné à la lumière.* Il continue à boire
et à manger, mais avec moins d'appétit que d'habitude; il n'est plus jovial comme précédemment; à
peine s'il répond à tout ce qu'on peut faire pour le
distraire un peu; soudain ses yeux perdent de leur
expression habituelle et sans grand souci des provocations qu'on lui continue, il retourne au fond de sa
niche; malgré la douceur de la voix qui le rappelle, s'il
se décide à en ressortir, il a l'air d'un chien craintif qui
vient d'être corrigé et qui redoute un nouveau châti-
ment. Bientôt l'appétit diminue et cesse, l'animal lappe
maladroitement son eau et finit par y tremper son museau à la manière du cheval et du bœuf. Son œil
s'attriste, s'assombrit; toute sa figure, quoique plus
apitoyante que mauvaise, commence à inspirer cer-

tain effroi. L'animal aboie de moins en moins fréquemment, sa voix se gaze, devient gutturale et bientôt finit par prendre un timbre tout spécial qu'on n'oublie jamais quand on l'a une fois entendu. De ce moment plus de repos, plus de trêve, plus de cesse, plus de relâche, le malade va, vient, se tourne, se couche, se relève, semble guetter et vouloir saisir une mouche, il tourne sur lui-même, il regarde tout sans fixer rien; sa chaine tordue le gêne-t-elle, il lui donne un coup de gueule, puis recommence, puis aboie gutturalement d'une voix faible et plaintive; lui présente-t-on un balai, un bâton, une fourche, une bêche, une faux tranchante, inconsidérément il mord tout; si on lui jette un animal de son espèce, il le dévore avec plus de fureur que tout autre et que tout autre objet. De son côté le chien sain a horreur du chien malade; si supérieur en force qu'il soit à ce dernier, il le fuit avec un air lâche.

La paille, le bois, sa niche, les pierres, il se jette indistinctement sur tout. Dans ses rémittences de courte durée et interrompues par des cris ou des grognements plaintifs et des convulsions involontaires, il semble sommeiller, puis tout à coup de nouvelles crises de plus en plus rapprochées, de plus en plus fortes, ont lieu; bientôt le mal arrive à son paroxysme, les crises aussi nombreuses perdent de leur intensité tout en conservant leur caractère effrayant.

Enfin le chien s'affaiblit; les membres perdent beaucoup de leur solidité, l'arrière-main chancelle, les pattes de devant manquent de fermeté, les crises ne se dessinent plus, n'en forment plus qu'une seule qui se continue sans cesse et toujours en faiblissant; bientôt la pauvre bête presque impotente tombe la face contre terre, bave, souffle le museau plongé dans son écume qui bouillonne comme une eau savonneuse épaisse et qui active son asphyxie convulsive.

Le chien enragé errant a aussi son aspect particulier : au début, sauf sa queue mal portée, ses poils en désordre, son air de ne s'occuper de rien et ses allures sans but, il n'offre rien de bien particulier; il ressemble assez à un animal égaré à la recherche de son maître. Mais quand on le suit et qu'on l'observe, on ne tarde pas à remarquer en lui le terrible instinct de se jeter sur tous ses semblables, *femelles comme mâles*, puis sur tout ce qu'il rencontre, bêtes et gens; à moins qu'il ne soit poursuivi, rarement il passe deux fois au même endroit, rarement il séjourne longtemps dans les mêmes quartiers. Quand la fatigue l'a réduit, il se couche indifféremment partout, le pied d'une haie, une raie de champ, le carrefour d'aboutissement de plusieurs chemins sont néanmoins ses lieux de prédilection. Quant à sa fin naturelle, rarement il y arrive comme le chien de chaîne; le fusil des gens que sa conduite a mis en émoi vient abréger les souffrances et les ravages de presque tous ceux qui ont quitté la maison de leur maître.

Le cheval enragé vit peu de temps; chez lui les crises sont d'une violence horrible; on en a vu se dévorer les épaules et les membres antérieurs dès le premier accès; le reste de son existence n'est plus qu'une affreuse crise qui finit promptement par une paralysie générale quand il ne se tue point tout d'abord.

La vache tantôt calme, tantôt furieuse, cherche sans cesse à lécher, elle bave à flots; dévorée de soif, elle enfonce sa tête au fond du seau qu'on lui présente, de plus en plus inquiète et agitée, sans cesse elle meule avec un accent particulier; elle éprouve, dès le début, des tremblements aux parties charnues, le pigmentum de sa peau devient jaune aux régions couvertes de poils blancs. Peu à peu, tous les premiers symptômes persistants, la paralysie arrive, marche, augmente, les membres chancellent, une agonie agitée commence, continue, s'achève dans une convulsion traduite par une respiration difficile et de faibles mugissements à peine articulés.

La rage est une maladie incurable chez tous les animaux, sa période d'incubation est indéfinie; au bout de quinze mois des chiens sont devenus enragés sans de nouvelles morsures. Tout chien mordu ou simplement suspect de l'avoir été devrait être impitoyablement sacrifié sans nulle considération.

Les muselières, le séquestre, tout ce que la police enjoint n'est bon qu'à favoriser la rage spontanée. La libre circulation des bêtes réglementairement munies d'une muselière-ballon, qui leur envelopperait toute la tête et les empêcherait de mordre, tout en ne gênant en aucune sorte leur respiration et leurs plaisirs, ainsi que leurs ébats divers, assurément serait préférable aux arrêtés antiphysiologiques imposés et plus ou moins mal observés.

Quant aux animaux de haut ordre, tels que le cheval et la vache que tous les jours plusieurs fois on fréquente et avec lesquels on vit heure à heure, sitôt qu'ils sont mordus, immédiatement lotionner leur plaie à grand renfort d'eau tiède, puis cautériser à l'ammoniaque ou à l'acide phénique ou tout autre acide, ou au fer chaud, est ce qu'il importe de faire immédiatement. Tenir ces bêtes en observation durant des mois, les ménager, au moindre signe insolite redoubler d'attention; séquestrer les sujets suspects est conduite prudente, les sacrifier dès que le mal est avéré, est un devoir sacré.

Régime. — Le régime est l'un des points les plus

importants de l'hygiène et de la zootechnie. Par le régime on augmente la stature et la corpulence des bêtes, par le régime on en change ou on en transforme la construction, on en améliore le tempérament; le régime est le levier de la zootechnie, comme l'hygiène en est le point d'appui.

Chez nos petits cultivateurs, chez nos fermiers plus importants, ainsi que chez nos divers propriétaires, la routine la plus irraisonnée tient lieu de règle de conduite dans l'alimentation du bétail; en aucun lieu le cultivateur n'opère avec calcul, ne suppute la part de provision dévolue à ses divers bestiaux pour chaque saison. On a, on donne; le fenil, la grange, le grenier s'épuisent, on fait petites parts, les magasins sont vides, il faut acheter, on amoindrit encore les rations. L'essence et les propriétés des denrées ne sont pas tenues avec meilleur calcul : inconsidérément on donne du grain cuit à des bêtes de travail, de l'avoine à des bêtes d'engrais, de l'orge aux agneaux d'élève, auxquels de l'avoine *moins chère* ferait infiniment mieux. Le peu de racines que l'on se décide à faire, au lieu d'être employé comme condiment de denrées moins friandes et plus sèches, sont données toutes pures à amples rations pendant deux ou trois mois jusqu'à épuisement.

Les fourrages emmagasinés pêle-mêle ne sont nulle

part casés de façon à pouvoir être attaqués chacun à jour et à saison voulus. Pourtant, il faut l'avouer, toutes ces petites méthodes seraient aussi à profit que leur inobservance est à perte. Part réservée aux élèves, part des bêtes de reproductions, part dévolue aux bêtes de travail et à celles de rente, approvisionnement proportionnel au nombre de chaque catégorie : ainsi à l'avance on saurait sa position par cette conduite, approximativement ses prix de revient, on ne serait jamais pris au dépourvu et la santé du bétail plus méthodiquement nourri, ne serait point aussi volontiers dérangée par un régime imprévu, c'est-à-dire réglé par les circonstances éventuelles.

Non-seulement nos cultivateurs négligent de comparer l'effectif de leur bétail à leur approvisionnement, non-seulement arrive l'arrière-saison, ils tombent au dépourvu, mais encore ils semblent ignorer que certains modes de préparations, certains condiments augmentent la richesse alibile de leurs denrées, tout en accroissant le rendement de leurs animaux plus beaux et de santé toujours parfaite.

C'est ainsi que les fourrages hachés, que les grains moulus, que les racines réduites en pulpe, que le tout mélangé et s'assaisonnant mutuellement, mettent, sans grand surcroît de frais, le fermier industrieux à même d'augmenter son bétail dont toutes les bonnes conditions l'indemnisent à beau profit des petits sacrifices qu'il a su faire aussi sagement.

Cachexie aqueuse, anémie, congestions sanguines, indigestions, etc., etc.; sur vingt maladies, quinze sont attribuables à la mauvaise administration du régime alimentaire; de même pour les accidents que moins d'ignorance et moins d'apathie conjurerait et amoindrirait dans de plus grandes proportions encore.

Rumination. — Si la respiration et la circulation sont les fonctions les plus indispensables à la vie, celles dont l'interruption durant quelques secondes immédiatement amènent un cataclysme dans l'économie organique, il est une troisième fonction vitale dont la suspension ne laisserait pas, quoique moins promptement, de mettre fin à toutes les autres, savoir la digestion.

A chaque genre d'animaux est assigné son régime alimentaire; Dieu, en les créant, leur a donné l'instinct du choix des substances qui leur sont destinées et les a organisés suivant leurs goûts natifs. Si le résultat final de la digestion est pareil chez tous les êtres des premiers degrés, il est loin d'en être de même des actes préparatoires. Les carnivores dont la nourriture est toute animalisée et dont l'estomac est d'une puissance digestive supérieure, mâchent à peine leur proie : le cheval, dont le régime est exclusivement végétal et dont les fonctions intestinales sont moins actives, mâche et triture plus longtemps et plus complétement les plantes diverses et les grains dont il met plus de temps à se repaître. Quant au bœuf, au mouton, à la chèvre et à leurs pareils chez qui le système dentaire est beaucoup moins complet et moins parfait et auxquels une plus grande masse d'aliments est nécessaire, les actes préalables de la digestion sont encore plus longs et plus compliqués.

Le chien dévore, avale et digère immédiatement sa proie ou sa pitance ; le cheval mâche plus longtemps, insalive abondamment et ne commence guère à réellement digérer sa ration de grain, d'herbe ou de fourrage qu'après avoir satisfait sa faim, ou du moins après avoir dépensé tout ce que l'on avait mis à sa portée ; quant au bœuf, au mouton, à la chèvre, la digestion proprement dite est beaucoup plus lente à commencer et à s'effectuer que chez tout autre herbivore. Chez les bêtes de cet ordre, si le système dentaire est moins complet, la première portion des organes digestifs essentiels est beaucoup plus compliquée et plus capace. Chez les ruminants l'estomac est quadriloculaire : le premier compartiment de cet organe est énorme de capacité ; il peut contenir, sans que l'animal en soit incommodé, jusqu'à trois à quatre cents kilogrammes d'aliments tant solides que liquides, il porte le nom de rumen ; c'est lui qui a servi à dénommer la classe ; le réseau et le feuillet, chacun d'une structure différente intérieurement, sont des organes déjà essentiellement digestifs ; dans la caillette se passent des phénomènes tout à fait analogues à ceux de la panse ou estomac du chien, ainsi que du cheval. Chez le bœuf, la brebis et la chèvre, le premier compartiment n'est en quelque sorte qu'un réservoir que l'animal emplit d'aliments qu'il mâche à peine un peu en les absorbant, mais à la mastication desquels il revient quand sa faim est assouvie.

Lorsqu'un ruminant n'a plus à manger ou qu'il est repu, il cherche un lieu où il présume pouvoir être tranquille. Là, après quelques instants de somnolence ou tout au moins de calme, soit qu'il demeure debout ou qu'il se couche, ce qui est le plus fréquent, bientôt on le voit pousser une sorte de soupir, allonger le cou et se mettre à remuer la mâchoire comme un animal qui mange ; immédiatement après le soupir en question, immédiatement avant que les mandibules commencent leurs mouvements, si on a bien observé, on a vu une sorte de tumeur mobile monter de la région sternale vers la gorge, le tout précédé d'une contraction du ventre comme si l'animal voulait vomir. La tumeur mobile en ascension vers la gorge a pour essence une certaine portion du manger contenu dans la panse et dont la mastication va se faire achever sous les dents. C'est à cet acte qu'on donne le nom de rumination. Toute la masse alimentaire contenue dans le rumen vient de même tour à tour et portion à portion faire compléter sa trituration. Le nombre des coups de mâchoire est d'autant plus considérable que le manger est plus dur. Quand la mastication est complétement achevée, l'animal qui a toujours mâché de gauche à droite ou de droite à gauche, donne un coup en sens inverse et réavale son bol auquel on voit immédiatement un autre venir succéder et ainsi jusqu'à ce qu'une bonne partie de la panse soit vide. Les bols ainsi ruminés passent au réseau, de là au feuillet, puis à la caillette et enfin pénètrent dans le canal intestinal proprement dit où ils se divisent en chyle qui est absorbé et en résidu auquel l'anus livre passage sous le nom d'excréments, absolument comme chez les autres animaux. (Voir DIGESTION.)

S

Sabot. — Ainsi on nomme l'enveloppe cornée dont sont revêtues les extrémités locomotives des solipèdes du genre cheval ; on appelle onglons les mêmes productions organiques des ruminants et griffes chez les carnivores et les oiseaux divers. Sabots, onglons ou griffes, chez tous les animaux, c'est absolument la même matière élémentaire à peu près, le même mode de formation.

Le sabot du cheval se divise en muraille, arcs-boutants, sole et fourchette. Le périople est une espèce d'épiderme corné dont l'usage est de conjurer la dessiccation de la paroi. Vue au microscope, la muraille dont les fibres constituantes ont une direction plus ou moins oblique ou perpendiculaire, ressemble à un assemblage de gros crins agglutinés ensemble et formant autour de la chair du pied un revêtement dont l'épaisseur varie d'un centimètre à un centimètre et demi suivant les ordres et aussi suivant la région plantaire où on l'examine. Extérieurement elle est unie; pourtant quand la rape ne les a point détruits, on y distingue une infinité de rainures filamenteuses descendant de haut en bas. La face interne de la muraille est disposée par lamelles nombreuses entre lesquelles pénètrent et viennent s'accoler des lamelles de chair. Leur adhérence est telle qu'une main vigoureuse ne parvient que très-difficilement à les séparer même à l'aide d'une tricoise.

Les arcs-boutants ne sont autre chose que des appendices de la muraille venant se refléter à angle à droite et à gauche de la fourchette; ainsi que l'indique leur nom, ils servent à maintenir l'écartement de la muraille dans ses limites dévolues.

La sole qui est une production de même nature et dont chaque filament part également d'un bulbe ou racine particulière, est tout autrement disposée. Ses fibres tout à fait perpendiculairement implantées ressemblent à un gros velours.

La fourchette, dont le nom spécifie la forme, est constituée par une matière cornée beaucoup plus molle et plus élastique que les autres parties constituantes du sabot. Non-seulement ses productions servent à garantir l'extrémité plantaire contre les chocs et l'aident à soutenir le poids du corps, mais encore leur agencement est disposé de façon à donner à l'ensemble de la région une élasticité aussi considérable que possible et sans laquelle chaque pas sur un sol dur occasionnerait aux bêtes une douleur qui ralentirait leur allure, amoindrirait leur solidité et ne tarderait point à les rendre impotentes.

La muraille et la fourchette sont les parties cornées qui servent le plus essentiellement à l'appui; par ordre d'importance sous ce rapport vient ensuite la sole, puis les arcs-boutants. L'examen d'un pied de cheval adulte n'ayant jamais été qu'ébarbé dans son pourtour est le meilleur argument à objecter et à proposer aux incrédules et aux ignorants.

Abattre la sole à vif, enlever les arcs-boutants à fond et amoindrir la fourchette est donc d'une irrationalité la plus blâmable. Adapter au pied déjà si maltraité un fer ajusté jusqu'aux éponges, c'est horriblement supplicier une pauvre bête, c'est paralyser sa solidité et infailliblement occasionner sa ruine avant le premier tiers de sa vie.

Outre leurs autres fonctions, la fourchette, la sole et les arcs-boutants *laissés intacts* garantissent les parties plantaires vivantes contre l'offense des corps étrangers; de plus, ces organes en complète intégrité empêchent les animaux de glisser par leur aptitude à s'agglutiner aux sols unis ; une autre fonction, enfin, c'est de donner aux bêtes, par le tact dont ils sont agents, la conscience du terrain qu'elles foulent et de leur inspirer les précautions instinctives qu'elles doivent prendre pour obvier à tout accident possible.

Saignée. Opération que la domestication rend fort souvent nécessaire, mais que pour tous motifs, on fait inconsidérement subir aux animaux, aux chevaux surtout.

En autres circonstances que dans les maladies franchement inflammatoires, la saignée néanmoins est parfois une pratique recommandable ; c'est ainsi qu'il est prudent de saigner, avec raisonnement toutefois, les animaux qui, de la maigreur, passent à un notable état d'embonpoint, de même ceux auxquels on donne de la condition pour les vendre, de même, toute poulinière nourrice jeune, vigoureuse et très-laitière dont on veut sevrer le poulain. Ainsi, encore il est rationnel d'amoindrir la masse sanguine des chevaux qui viennent d'éprouver une commotion physique quelconque ou une grande révolution morale ou de subir une grave opération.

La saignée dite générale, se pratique plus communement au cou, aux veines de l'éperon et aux cuisses. Les principales saignées locales se font à la veine lacrymale, au palais, à la couronne par un plus ou moins grand nombre d'incisions et à la pince du pied. Dans toute espèce de saignées, mais surtout dans la saignée générale, il est sage de mesurer strictement la quantité de sang qu'on tire.

La saignée de précaution chez le cheval varie de trois à six litres, suivant l'âge, la taille, la corpulence et les diverses conditions dans lesquelles il se trouve; chez la vache elle est encore plus relative. Le chien doit se saigner fort rarement. De tous nos animaux domestiques, le mouton est celui dont le tempérament redoute le plus les émissions sanguines.

Un moyen très-rationnel de remplacer la saignée préventive consiste à soumettre pendant quelques jours les animaux à une diète calculée : moins de chyle, moins de sang ; par là, amoindrissement de la pléthore, conjuration de ses conséquences, activité des résorptions diverses, aussi bien que par la saignée réelle et sans nul trouble dans aucune des fonctions essentielles de l'économie.

La saignée ne doit se pratiquer jamais que sur les animaux à jeun. Quand pourtant des circonstances imprévues et impérieuses réclament cette opération inopinément, en interrompant quatre ou cinq fois le jet de sang pendant huit ou dix minutes chaque fois, on conjure, ou tout au moins on amoindrit les fâcheuses conséquences possibles du trouble digestif.

Enumérer nominativement les cas où la saignée est contre-indiquée et même peut-être nuisible, serait ouvrir une trop longue litanie. Chez les animaux vieux, déchus, chez ceux à maladies chroniques, ainsi que chez les sujets à sang appauvri, la saignée est un méfait de lèse-nature et de lèse-science. C'est ainsi qu'elle est mortelle dans l'anémie, la cachexie et l'anasarque entre autres cas.

Que de bêtes les guérisseurs, les empiriques et les maréchaux jettent dans une interminable convalescence par des saignées dont ils ne connaissent aucunement la portée ! Que de bêtes ils rendent incurables et même ils tuent en les saignant avec inconsidération !

Si le propriétaire peut, jusqu'à un certain point, se risquer à la saignée préventive, il est de sa prudence et de ses intérêts de ne jamais pratiquer la saignée médicale qu'avec la plus grande circonspection et en attendant le vétérinaire, auquel il doit religieusement accuser la quantité de sang tiré.

Sarcocèle. Affection plus rare chez l'homme, plus commune et moins grave chez le cheval ; l'âne en offre encore assez d'exemples ; il est bien moins fréquent chez le mulet ; le taureau affecté de sarcocèle est presque une curiosité. Le sarcocèle consiste en une induration de la glande testiculaire avec hypertrophie de cet organe; par le temps des abcès peuvent s'y former, avec le temps cette inflammation *sui generis* peut se propager au cordon, occasionner les plus graves désordres et même conduire le sujet à la mort par le marasme et l'étisie consécutive.

La morve chez les chevaux entiers a souvent pour prélude un sarcocèle particulier auquel il est difficile d'abord d'assigner ses caractères spéciaux.

Les coups, les efforts, sont des causes avérées de sarcocèle; la castration méthodiquement opérée est le plus sûr et même l'unique moyen de sa guérison radicale.

Le sarcocèle se reconnaît au développement anormal des glandes spermatiques, à leur douleur au toucher, à la marche gênée, sinon pénible des sujets affectés, à l'inflexibilité de leur région lombaire et à leur air de malaise général. Les chevaux atteints de sarcocèle morveux sont tristes, ont mauvais appétit, leur poil est terreux. Sous ce rapport enfin, règle générale, il est prudent et même il importe de rigoureusement observer tous les sujets à sarcocèle dont on ignore la cause.

Saignée, sétons, cataplasmes, lavements, onctions

résolutives, bains, en un mot tout l'arsenal empirique n'enraye même pas le mal auquel une bonne
paire de casseaux ou l'arrachement par torsion limi-
tée seuls savent apporter remède efficace et prompt.

Scorbut. Affection autrefois assez commune sur
les navires et dans les casernes de garnison. La
mauvaise nourriture, la misère et la malpropreté de
tout temps en ont été considérés comme la principale
cause chez les hommes. Chez les animaux on en rencontre quelques cas, chez le chien surtout. Le gonflement des gencives, l'ébranlement des dents et la
mauvaise odeur de toute la cavité buccale en sont
les principaux symptômes; les lotions, les gargarismes à l'extrait de cochléaria étendu de vin, plus
un bon, substantiel et sain régime, en sont les agents
curatifs les plus usités et les plus recommandables.

Seimes. — Affections très-graves dont les sabots
des monodactyles sont le siége; le plus souvent la
mauvaise ferrure en est la cause et la boiterie, la
conséquence inévitable, si on n'y apporte rationel soin.
La pauvreté de l'ongle, sa nature sèche et cassante
chez certains sujets et la conformation vicieuse de
la boîte ongulée sont également des causes prédisposantes et assez communes des seimes diverses.

Les seimes se divisent en seimes, en pinces et en
seimes quartes; les premières se manifestent exclusi-

vement aux pieds postérieurs ; les conséquences en sont toujours fort graves ; elles demandent un traitement dont le vétérinaire seul doit être l'ordonnateur exclusif. Les seimes quartes dont les pieds antérieurs sont le siége habituel ont souvent des conséquences eucore plus funestes, quand on diffère d'y porter rationnel remède immédiatement.

Entailler la portion de muraille correspondante la fissure, appliquer un fer muni de deux solides pinçons rabattus à petits coups de brochoir, tous les soirs oindre toute la périphérie du sabot avec un corps gras et modérer le service de l'animal affecté, ainsi on arrête les seimes qui commencent à apparaître en pince.

Avec un fer à large planche et à réserve ménagée à sa branche correspondant au quartier malade lui-même entaillé aussi profondément que possible, avec des onctions graisseuses et si besoin est l'application d'une ligature modérément serrée tout autour du pied, parfois on arrête les progrès et même on peut dans quelque circonstance arriver à guérison de seimes quartes légères, sans autre opération.

Eu égard à la gravité de ces cas, on ne saurait trop prêter d'attention à leur début et surtout dès les premières manifestations de boiterie, invoquer l'art.

Séton. — Hippocrate le père de la médecine a dit,

que quand deux douleurs existent dans un même
corps, la plus forte attire à elle le plus faible. De
leur côté les humoristes ont avancé que les liquides
du corps étaient susceptibles de fermenter et que de
cette fermentation toujours résultait un principe vicieux qu'il importait d'éliminer, de là sans doute les
purgations annuelles des anciens médecins, les vésicatoires, les cautères, le séton. Le séton est demeuré
l'un des plus grands remèdes chirurgicaux des empiriques et des guérisseurs, ainsi que la saignée. Avec
sa flamme et son aiguille à séton, il n'est maladie,
quelle qu'en soit la nature, dont tout maréchal n'en-
tame le traitement avec ferme assurance.

Malgré l'abus ridicule et absurde qu'on en fait, on
ne peut cependant s'empêcher de considérer le séton
comme souvent très-utile. Ici il agit comme dérivatif,
là il draine, dans les fistules de la nuque, de l'encolure, du garrot, dans les plaies à cul-de-sac profond
il entretient les contre-ouvertures et empêche l'accumulation du pus dont la présence empêche la cicatrisation des plaies, dont la résorption peut avoir les
plus graves conséquences et dont l'action quelquefois
corrosive altère les tissus qu'il imbibe.

Les côtés de la nuque, le poitrail, les côtes et la
région sousabdominale sont les points principaux
où se placent les sétons; aux fesses ils donnent

également de bons résultats dans certaines circonstances surtout.

Si l'établissement de divers sétons est chose assez simple, néanmoins ils peuvent être parfois suivis d'accidents graves. L'aiguille qui sert à passer les mèches doit être toujours très-propre et soigneusement nettoyée après chaque opération. Que de chevaux auxquels la morve, le farcin, le charbon et autres maladies contagieuses ont été inoculées par inadvertance avec l'aiguille à séton.

Outre leur inévitable propriété d'attirer les mouches autour des malheureux animaux, les sétons les affaiblissent encore énormément. C'est aux dépens du sang que la suppuration se fait; le séton est une vraie saignée continuelle qui altère l'économie et nullement une voie d'élimination du liquide imaginaire que les empiriques et les maréchaux appellent *humeur*.

Si tout le monde peut plus ou moins maladroitement établir un séton, au physiologiste, à l'homme de l'art seul, l'opportunité en est appréciable.

Sevrage. — Sauf circonstances particulières, le sevrage tardif, quand la mère le peut supporter, est on ne peut plus favorable au petit. Généralement en France on sèvre les veaux trop tôt; les poulains quoique moins promptement sevrés, devraient aussi être laissés plus longtemps sous la mère. Végétal ou animal, tout être qui a eu un bon début, demeure avantageusement influencé pour tout le reste de sa vie.

On ne doit songer à sevrer un jeune animal que quand il est parfaitement habitué à manger. Tant pour la mère que pour le petit, la cessation de tous rapports entre eux n'est jamais brusquée impunément. D'abord on interrompra la cohabitation continuelle, ensuite on amoindrira le nombre et la durée de leurs rapprochements que même on irrégularisera de temps en temps; augmenter la richesse et l'abondance des rations du petit pour lui faire mieux oublier le lait de sa mère, à cette dernière, baisser un peu son régime, si la sécrétion de ses mamelles est encore très-active, telle est une méthode rationnelle et recommandable; une autre précaution importante, c'est à la fin, de les tenir l'un et l'autre tellement distancés, qu'ils ne puissent s'entendre. Au bout de dix ou douze jours de semblable gouverne généralement l'oubli est mutuel. Si pourtant le lait paraissait gêner la mère, si le jeune élève se nourrissait mal, souffrait, il importerait de les laisser se réunir un peu de temps en temps.

Avec un ou deux barbouillages quotidiens à la craie et au vinaigre appliqués sur le pis, la jument ne tarde pas à se tarir promptement, surtout si on la fait un peu travailler et surtout si elle a conçu de nouveau. La vache que l'on continue à traire quand son veau est sevré, ne réclame aucun soin spécial sous ces rapports ; la jument et les brebis seules demandent parfois quelque attention.

Les farineux, le grain moulu, l'herbe fraîche, surtout celle pâturée en liberté, sont tout ce qui convient le mieux au nourrisson en sevrage. Tous les mois donner aux jeunes poulains nouvellement séparés de leur mère, une petite ration de seigle préalablement trempée dans du vin, de la bière ou du cidre et assaisonnée d'un peu de sabine verte hachée bien menu, est un moyen infaillible de conjurer toute affection vermineuse qui plus souvent qu'on ne le croit altère le tempérament d'un grand nombre de sujets et même en tue chaque année plus qu'on ne pense.

Soies. — Affection particulière au cochon. Pendant longtemps on en a ignoré l'essence ; aujourd'hui il est matériellement démontré qu'elle consiste dans la rentrée d'un pinceau de poils à travers le derme et dans l'existence d'une sorte de cordon très-ferme avec tendance à pénétrer de plus en plus avant vers le larynx qu'il gêne à la manière d'une pointe qu'on enfoncerait graduellement dans cette région. Il serait difficile d'en spécifier les causes ; les cochons gras, les cochons maigres, ceux bien comme ceux mal tenus, tous y sont sujets; il est d'observation néanmoins que les soies prennent rarement les sujets de moins de deux à trois mois.

Le porc qui en est affecté commence par manger de moins en moins, puis par ne plus regarder son auge; il est triste, demeure couché, grognotte sans cesse et souffle plus bruyamment que d'usage; la peau de ses régions parotidiennes se colore parfois un peu, mais par-dessus tout la conque auriculaire au bout d'un ou deux jours prend une teinte violacée, même bleuâtre; la toux, assez rare et peu accentuée au début, augmente de plus en plus; enfin, en cinq ou six jours l'animal finit par succomber, si on ne porte remède à sa situation.

Abattre le malade sur le côté, chercher attentivement l'infundibulum morbide que signale un assemblage de cinq ou six soies réunies en pinceau brun à sa base, enfoncer une aiguille courbe munie d'un fil solide dans l'un de ses bords ou bien y implanter une érigne ou un simple petit crochet de fer pour soulever la peau du point malade, avec la pointe d'un bistouri ou tout simplement d'un canif bien coupant, disséquer aussi profondément que possible le cordon blanchâtre et ferme, qui constitue le mal, puis en achever l'extirpation par arrachement, ainsi on met fin au mal. Souvent les soies sont chevillées, c'est-à-dire doubles; retourner le malade, lui pratiquer la même opération au côté opposé et le remettre sous son toit avec une abondante litière bien propre et bien sèche, puis l'abandonner à lui-même avec un peu de lait frais, et le lendemain il paraît à peine qu'il ait été malade. (Voir Angine.)

Squirrhe. — Tumeur indolente, peu considérable à son début, prenant plus ou moins lentement du volume et parfois arrivant à des proportions fort considérables. Le squirrhe en se ramollissant se convertit en plaies et fistules ulcéreuses, qui ne se cicatrisent jamais et sécrètent sans cesse un pus sanieux. Arrivée à ce degré, l'affection devient diathétique, c'est-à-dire qu'elle se reproduit ailleurs quand on l'enlève de son point primitif. Quand donc on abandonne le squirrhe à lui-même ou qu'on a trop attendu pour l'opérer, les plaies consécutives affectent la nature cancéreuse; alors le mal est incurable.

Les organes génitaux et les mamelles en sont le siége de prédilection; on en rencontre parfois des cas à la figure, à la face interne des cuisses et aux ars.

L'ablation immédiate de ces sortes de tumeurs dès leur début, est le remède le plus sûr et le plus prompt. Non-seulement il importe de ne point trop attendre, mais encore l'opérateur doit s'évertuer à ne laisser aucune parcelle de tissu morbide dans la région, sous peine de voir la tumeur s'y régénérer avec prompte activité. La cautérisation comme complément opératoire est un mauvais moyen ; le bistouri hardiment et habilement conduit est préférable aux plus puissants caustiques et aux pansements répétés. L'anatomie et l'anatomie pathologique devant guider l'opérateur, en pareille conjoncture le vétérinaire seul offre garantie de succès. Les demi opérations de l'empirisme ne servent qu'à aggraver le mal et à le rendre plus difficile à guérir, sinon tout à fait incurable.

Sueur. — Portion de l'eau du sang évacuée par les pores de la peau. On donne à cette fonction naturelle le nom de transpiration. On distingue deux sortes de transpirations, celle sensible qui se traduit par des gouttelettes de liquide sur divers points de la périphérie du corps lors des grandes chaleurs surtout pendant un exercice actif et soutenu, et celle insensible, c'est-à-dire qui ne frappe point la vue, mais dont on peut prouver l'existence par divers moyens.

La peau, la membrane qui tapisse les voies respiratoires et celle dont est doublé le canal digestif, sauf leur aspect et leur indifférence d'épaisseur, et les poils de la première, sont d'une organisation absolument identique ; elles ont un rôle fonctionnel tout à fait analogue à remplir, chacune en leur lieu. Que l'une d'elles vienne à être surexcitée, l'excrétion des deux autres s'amoindrit proportionnellement. Ce que vulgairement on appelle sueur rentrée n'est autre chose que l'exagération de fonction de la muqueuse intestinale ou pulmonaire occasionnée par le refroidissement de la peau dont la fonction excrétoire a été suspendue par un abaissement de température subit et plus ou moins prolongé. Les maladies d'intestins, les affections de poumons le plus souvent ne sont dues qu'à semblables causes.

Le premier remède à employer pour en conjurer les conséquences est donc de s'efforcer par tous moyens de rétablir les fonctions enrayées. Les frictions, les épaisses couvertures, le gayac, le sassafras, la fleur de sureau en infusion dans un liquide alcoolique administré tiède à l'animal tenu en écurie bien chaude, sont des agents héroïques, lorsqu'on sait les employer convenablement et à point.

Mais quand la métastase fonctionnelle est positivement localisée, que la fluxion de poitrine ou la maladie intestinale sont bien dessinées, une autre médication est à invoquer et le vétérinaire seul doit en être l'ordonnateur immédiatement.

Superpurgation. — Diverses substances végétales, minérales et même animales administrées à l'intérieur ont la propriété de surexciter les fonctions de la muqueuse intestinale ; à ces substances les thérapeutistes ont donné le nom de purgatifs. Quand par excès de dose ou par trop susceptible idiosyncrasie du sujet, survient une irritation supérieure à celle voulue ou présumée, on dit qu'il y a superpurgation. La superpurgation est donc une entérite plus ou moins intense et à cause directe.

Le barbottage adoucissant, les breuvages mucilagineux miellés et légèrement laudanisés, les cataplasmes émollients sur la région lombaire, les lavements de même ordre, à moins que les doses purgatives n'aient été outrées, généralement arrêtent le mal en quelques jours et sans occasionner aucune mauvaise suite.

T

Tétanos. — Étymologiquement roideur. Cette maladie est l'une de celles qui comptent presque autant de victimes que de malades, malgré la médication la plus habilement conduite. Les anciens maréchaux experts lui donnaient le nom de *mal de cerf*.

Le tétanos peut être essentiel ou traumatique. Le premier reconnaît pour causes les refroidissements subits, les grandes fatigues, les mauvais traitements, parfois les excitations et les désirs génésiques inassouvis. Les plaies à la tête, surtout la castration subie par une température excessivement élevée ou excessivement basse, sont les causes les plus fréquentes du tétanos traumatique. A la suite de l'amputation mal pratiquée de la queue, surtout quand la plaie n'en a pas été franchement cautérisée, cette affection se manifeste fréquemment encore.

L'animal chez qui le tétanos débute est comme surexcité, il s'ébroue souvent, mange moins que d'habitude, boit avec certaine difficulté, sans doute à cause de ses difficiles flexions d'encolure, surtout de haut en bas et à cause de la difficile contraction des muscles de sa gorge et de sa mâchoire : bientôt il affecte un air inaccoutumé, porte au vent, tient la queue détachée, il fait le beau. Bientôt le travail lui coûte, malgré qu'il le sente, il ne répond plus au fouet comme d'habitude, non plus qu'à la voix ; si on lui écarte les paupières, le corps clignotant vient convulsivement couvrir l'œil, enfin la figure se crispe ; alors, le tétanos est tout à fait déclaré. Traumatique ou essentiel, il donne au cheval un air empesé, une figure toute spéciale.

Immédiatement séparer le malade, le tenir chaudement dans une écurie bien sèche et plutôt sombre que trop éclairée, lui donner à discrétion du barbottage nitré, des lavements purgatifs, le couvrir d'amples et épaisses couvertures, toutes les heures lui faire manger gros comme un fort œuf de l'opiat suivant :

Miel.	1500 gram.
Camphre.	5 —
Musc.	1 —

Valériane. . . . .   64 gram.
Sulfate de soude . . . . .   300 —
Poudre de gayac. . . . . .   64 —
Laudanum. . . . .   8 —
Bien mélanger.

Appeler immédiatement un vétérinaire. Les sétons du maréchal et de l'empirique toujours ne font qu'aggraver la situation.

Toniques. — Épithète qualificative de certains médicaments qui tendent à augmenter la contractilité fibrillaire des organes et ensuite à fortifier leur tissu, sans toutefois produire sur eux des phénomènes exagérés d'astriction. Sous l'influence des toniques s'activent toutes les fonctions.

Les toniques sont éminemment indiqués dans toutes les affections caractérisées par une faiblesse essentielle résultant d'épuisement maladif ou de travail, ou consécutives à un régime trop chiche et pauvre. Digestion, respiration, circulation, assimilation, tout s'avive, tout se ranime sous l'influence de cette classe de médicaments.

Le fer et ses dérivés, la poudre de gentiane, d'aunée, de saule, de buis, de bardane, de patience, de houblon, sont autant d'agents aussi puissants que

peu chers ; n'était son prix trop élevé, le quinquina
serait le plus à recommander de tous.

Si les animaux refusent ces poudres dans leurs
provendes, en les incorporant à une certaine quantité d'extrait de genièvre dont le prix est assez abor-
dable, on en augmente l'effet tout en en facilitant
l'administration sous forme d'électuaire dont on fait
manger cinq ou six fois par jour gros comme un
fort œuf chaque fois.

Tic. — Vice que certains chevaux manifestent en
prenant un point d'appui sur l'auge, sur le râtelier,
sur la longe ou en se contractant sur eux-mêmes, et
qu'ils expriment par une éructation plus ou moins
accentuée. Le tic est souvent une imitation ; on a dit
qu'il pouvait dépendre d'une lésion de l'estomac.
Souvent on corrige cette habitude en mettant l'a-
nimal dans une écurie dépourvue d'auge, de râtelier, ainsi que de tout ce qui pourrait l'aider à ac-
complir son acte.

Les chevaux tiqueurs perdent de la nourriture,
digèrent moins bien et souvent finissent par se mé-
téoriser. Le cheval, l'âne et le mulet sont les seuls
herbivores domestiques chez lesquels on observe
cette habitude. Le tic est un vice rédhibitoire avec
neuf jours de garantie, à la condition toutefois que

les dents incisives ne porteront aucune trace d'usure consécutive.

Thrombus. — Mal de saignée, veine pourrie : ainsi on nomme une tumeur sanguine se manifestant sur la piqûre d'une saignée plus ou moins de temps après l'opération.

Le thrombus peut être immédiat ou postérieur : le premier peut être la conséquence du transpercement de la veine par des flammes trop grandes, trop pointues ou bien parce que l'opérateur a frappé trop fort sur son instrument, ou bien encore par défaut de parallélisme entre le trou de la peau et celui de la veine ; une compression trop forte et une ouverture proportionnellement trop petite peuvent également occasionner thrombus immédiat.

Un collier trop étroit, des efforts trop violents sont des causes fréquentes de thrombus ; en se frottant, en paissant, les animaux récemment saignés peuvent encore faire développer cette espèce de tumeur, plus grave que celle qui apparaît instantanément.

Simplement en tenant l'animal attaché au râtelier la tête haute, puis en lui lotionnant la saignée avec de l'eau froide, ou en y dirigeant des jets de douche durant dix à quinze minutes, le plus souvent on arrive à complète résolution ; quelques barbouillages à l'argile ou à la craie délayées dans du vinaigre appliqués les jours suivants achèvent l'entière disparition.

Quand les astringents n'enrayent point l'inflammation constituant le thrombus ultérieur, avec avantage on emploie l'onguent vésicatoire. Si malgré tout la tumeur continue à marcher son train, si l'inflammation se propage à la veine, ou bien encore si des hémorrhagies se manifestent, l'intervention du vétérinaire est indispensable.

Tournis. — Maladie assez commune chez le jeune mouton, se rencontrant parfois chez les veaux et n'attaquant jamais les bêtes adultes. Le tournis est le résultat de la présence d'un ver globuleux dans la cavité crânienne entre les enveloppes cérébrales et la boite osseuse qui renferme le cerveau. Ainsi que l'indique le nom de la maladie, l'animal pris de tournis décrit tant qu'il est debout des cercles continuels jusqu'à ce qu'il tombe sur le sol et toujours en inclinant du côté de son mal.

Le tournis est incurable; si la trépanation et l'extraction du ver globuleux qui en constitue l'essence, parfois semble le guérir, souvent le mal ne tarde pas à revenir au fur et à mesure qu'un nouvel entozoaire se reforme et se développe. Le tournis œstral souvent cède aux fumigations empyreumatiques.

V

Vaccine. — Maladie particulière· à la vache et dont l'analogue est le claveau chez le mouton, ainsi que la petité vérole dans l'espèce humaine. Vaccin est le nom consacré pour désigner le virus ou élément liquide pouvant transmettre l'affection d'animal à animal du même genre et même de genre différent, tel que de vache à homme, ainsi que l'a expérimenté et si heureusement vulgarisé Genner.

La vaccine spontanée est fort rare chez nos vaches. elle est plus commune en Suisse, en Italie, et en Angleterre.—Le tour des yeux, la face interne des cuisses, le périnée et par-dessus tout la région mammaire sont ses points de prédilection. Les vaches en paraissent fort peu incommodées.

Vaginite. — Inflammation de la membrane qui

tapisse la première portion de l'antre génital des femelles. Cette affection quelquefois assez douloureuse
est rarement grave quand elle ne se propage point
jusque dans la matrice.

Les brutales manœuvres obstétricales des bergers,
des vachers, des maréchaux et autres gens ne sachant que violenter, tirer et déployer de la force, en
sont là cause la plus connue.

La rougeur quelquefois violacée, les déchirures
que souvent on remarque en écartant les lèvres de
la vulve en sont de matériels symptômes : on la reconnait encore aux efforts expulsifs que font les femelles, à la voussure de leur colonne vertébrale, à la
roideur de la région dorso-lombaire, à la marche
plus ou moins embarrassée des bêtes dont parfois
la fièvre symptomatique ralentit l'appétit.

Avec une ou deux petites saignées, quand le mal
est très-intense, avec des cataplasmes sur la région
dorso-lombaire et sacrée, plus quelques injections
émollientes et anodines, le mal est bientôt calmé ; si
des lésions matérielles occasionnent des douleurs
suraiguës, mêmes remèdes employés avec redouble-
ment de zèle et de substances anodines.

La vaginite des génisses vierges qui viennent de
subir le taureau disparaît sans aucun sérieux trai-

tement au bout de deux ou trois jours et même plus tôt.

Varices. — Expression impropre par laquelle on désigne des tumeurs molles qui se manifestent assez communément à la face antérieure et interne des jarrets de certains jeunes poulains. Les varices ne sont point, ainsi que l'indique leur nom, des dilatations veineuses, mais bien des gonflements de la synoviale des jarrets avec excès de liquide ; rarement les varices font boiter les chevaux, si ce n'est les vieux, et ceux usés de travail et d'âge. De tous les spécifiques proposés, le feu est incontestablement le plus souverain, celui en pointes surtout.

Cette affection passe pour héréditaire, les poulains mous, lymphatiques, y sont plus volontiers sujets ; à la suite de violents efforts, de glissades, les élèves plus ou moins racés s'en affectent plus volontiers que les autres.

Vers. —Maladies vermineuses. — De même et peut-être encore plus volontiers que les végétaux, les animaux sont sujets à l'envahissement de certains parasites dont la présence parfois demeure inaperçue, mais dont plus fréquemment de graves désordres manifestent la fâcheuse influence : ainsi d'un côté les larves d'œstre ou mans qui passent impunément sept ou huit mois dans l'estomac du cheval,

ainsi les lombrics ou longs et gros vers blancs qu'on
rencontre dans les intestins du même animal, sans
qu'il en paraisse incommodé, quand le nombre n'en
est toutefois point trop considérable; ainsi, d'autre
part, le tœnia ou ver solitaire, le ver globuleux du
tournis du mouton, celui de la ladrerie du porc, celui
de la pourriture ou douve, etc., etc.

La domesticité serait-elle la cause des affections
helminthiques ? — Eu égard à leur rareté chez les
animaux sauvages de nos contrées et à leur absence
totale chez ceux que ne contagionnent point nos
troupeaux, on serait presque tenté d'ajouter foi à
semblable idée. — A l'état de nature, le cheval,
la vache, le porc, dans les pampas de l'Equateur et
dans les savanes de tout le Nouveau-Monde, guidés
par leurs primitifs instincts de création, choisissent
à gré et à besoin les diverses plantes qu'ils jugent
les plus convenables tant à l'entretien de leurs organes, qu'au rétablissement de leur équilibre fonctionnel, si par hasard il vient à être troublé, ainsi
probablement ils se garantissent des helminthes.

Sous nos toits, d'abord la faim, ensuite l'habitude
peu à peu les forcent à accepter des substances don
en liberté ils n'auraient pas voulu ou tout au moins
dont ils n'auraient point fait leur nourriture exclusive
durant toute une saison. — En outre, les doses limi-

tées d'air et de lumière auxquelles ils sont soumis dans nos étables, puis les privations sexuelles et les alliances plus ou moins consanguines que nous leur imposons, pourraient fort bien être aussi des causes occasionnelles de ces maladies, ainsi que de plusieurs autres de différents genres.

Quoi qu'il en soit, les affections vermineuses plus ou moins préjudiciables à l'économie se manifestent par un ensemble de symptômes qu'il importe de savoir apprécier : les animaux souvent trépignent, frappent du pied, agitent la queue, jettent la tête à droite et à gauche comme si des mouches les harcelaient ; souvent aussi on les voit agiter leur lèvre supérieure, se frotter les naseaux contre la mangeoire ou le mur de face ; assez fréquemment encore ils éprouvent des coliques dont on ne se rend pas bien compte, mais que spécifie une physionomie particulière du malade. Chez tous, au bout d'un certain temps, le poil se ternit, grossit, prend un aspect particulier et puis la maigreur arrive malgré un appétit assez actif, mais néanmoins parfois irrégulier. Les animaux affectés de vers assez souvent encore rendent des excréments plus mous qu'à l'ordinaire.

Bien des remèdes ont été préconisés pour combattre les helminthes, presque tous sont recommandables ; mais partout la médication anthelminthique pêche par un point essentiel auquel jusqu'ici on n'a nulle part encore pris assez garde peut-être : quand tous les vers qui infestent le tube intestinal d'une bête sont détruits, en bonne réalité la besogne n'est qu'à demi faite. Ne point s'évertuer à évacuer la ponte effectuée, ne point continuer l'administration raisonnée des substances capables de détruire les générations issues des œufs échappés à la médication, est le propre de l'empirique, du guérisseur ou du maréchal dépourvus de toutes notions entomologiques, c'est s'assurer l'infaillibilité d'une nouvelle invasion.

Un remède populaire et bien recommandable consiste, à faire tremper durant huit à dix heures une grande jointée de seigle dans du vin ou du bon cidre, à assaisonner cette provende *avec une forte pincée à cinq doigts* de sabine verte hachée menu au moyen de ciseaux et à l'administrer à jeûn ; en recommençant de temps en temps et pendant cinq ou six jours de suite, le plus souvent on arrive à parfait résultat.

Huile empirique animale. .   90 gram.
Sabine sèche pulvérisée . .   10   —
Valériane sèche pulvérisée. 30   —

Poudre de gentiane q. s. pour former une pâte ferme, convertir en neuf pilules dont on fera prendre tous les jours une ou deux à l'animal à jeûn (suivant son âge et sa corpulence), telle est encore une recette dont on se trouve toujours bien.

Huile empyreumatique végétale
(huile lourde). . . . .   100 gram.
Cumin pulvérisé.   60   —
Aloès.   16   —

Valériane en poudre q. s. — Convertir pareillement en neuf pilules à administrer avec pareille précaution que les précédentes, ainsi on arrive à parfait résultat encore.

Quelles que soient les substances choisies, toujours il importe que l'animal soit à jeûn depuis la veille au soir et que son premier repas qui suit l'administration du remède soit peu copieux ; le son mouillé clair, le grain cuit, un épais barbottage à la farine d'orge, un quart de ration de fourrage sec arrosé d'eau salée, sont d'une approuvable rationalité.

Règle générale pendant, comme après le traitement des maladies vermineuses, le régime doit être ample et par-dessus tout très-substantiel.

Vertige. — Vertigo. — Fièvre cérébrale. — Cette maladie essentiellement grave, encore assez généralement connue sous le nom de *mal de feu*, consiste dans l'inflammation du cerveau et de ses enveloppes. Elle est plus commune en été qu'en hiver. Le vertige est encore assez souvent la conséquence d'une indigestion stomacale avec durcissement et fermentation des matières alimentaires dans la panse. On distingue donc le vertige en essentiel et en symptomatique.

Les coups, les violences à la tête, les excessifs efforts longtemps soutenus, les refroidissements subits, les courses précipitées par un soleil ardent, occasionnent très-volontiers le vertige essentiel. Les pois, les lentillons, les fourrages nouveaux donnés à fortes rations sitôt la récolte, à juste titre passent de leur côté pour être fréquemment aussi des causes de vertige symptomatique ainsi que d'indigestion.

La lourdeur de la tête, l'amoindrissement de la gaieté et de l'appétit, l'injection sanguine des yeux, les défécations rares et fermes, le vacillement de la marche, les bâillements très-fréquents, la difficulté de reculer, la respiration profonde, la précipitation et la dureté du pouls, enfin la chaleur insolite du front et sa sensibilité à la percussion, sont les principaux signes prodromiques du vertige. Bientôt l'animal appuie sa tête au fond ou sur le bord de sa mangeoire, il a l'œil fixe et à moitié fermé, quelquefois larmoyant; il ne s'occupe presque plus de manger, pas beaucoup plus de boire, il est absorbé, sa respiration devient de plus en plus profonde et bruyante, peu à peu il approche son front du mur où il commence par prendre un appui momentané, puis tout à coup il pousse comme un bœuf au joug. Au fur et à mesure les crises augmentent de durée et d'intensité.

Le vertige symptomatique se distingue du vertige idiopathique ou essentiel par deux signes principaux : coloration jaune de l'œil et de la bouche, ventre tendu et dur, tous les autres symptômes ont la plus grande ressemblance avec ceux du vertige essentiel.

Séparer l'animal pris de vertige essentiel, lui pratiquer d'heure en heure une saignée de deux à trois litres, lui administrer d'heure en heure un lavement à l'eau tiède salée, le fixer solidement, faire arriver sur sa tête un filet continu d'eau froide, tel doit être le premier traitement à suivre en attendant le vétérinaire qu'il importe de s'empresser d'appeler.

Mêmes précautions préalables dans le vertige abdominal, mêmes lavements, mêmes douches; mais ici religieuse abstention de toute émission sanguine.

Les breuvages purgatifs salins, en délayant la masse alimentaire et en excitant la sécrétion suspendue des sucs gastriques, seraient de la plus parfaite rationalité, si l'irritabilité du malade ne s'opposait à leur administration. Pratiquer l'œsophagotomie, injecter par petites doses des solutions alternées de sulfate de soude, de crème de tartre soluble, d'aloès à petite dose, ainsi on parvient à diminuer de moitié et même des deux tiers les pertes éprouvées avec le vieux système de traitement.

Conseiller semblables pratiques, c'est dire en toutes lettres que le vétérinaire seul est apte en pareille conjoncture.

Vessigous. — Tumeurs molles, se manifestant sur les parties latérales postérieures et supérieures du jarret. Ces tumeurs sont plus fréquentes chez les jeunes que chez les vieux sujets, plus volontiers chez les mâles que chez les femelles. Les articulations faibles y sont plus exposées que celles largement découplées.

Les vessigous peuvent être synoviaux ou séreux. Le traitement des premiers est plus grave, celui des seconds moins dangereux. Quand les vessigous sont accompagnés de varices, le feu est le seul remède à tenter; quand ils sont sans concomitance, simples ou chevillés, la guérison en est aussi sûre, qne sans risques fâcheux. Sur le jarret entaché de varices et de vessigous, le feu en raie est irrationnel; il favorise la dilatation de la synoviale à la manière d'une incision à mi épaisseur de cuir sur l'empeigne d'un soulier trop étroit; après le feu en pointe, sous chaque application du cautère, la peau en se cicatrisant éprouve un froncement qui en favorise l'astriction et partant resserre la tumeur morbide ; en outre, l'action métastasique des pointes est aussi prononcée que celle des raies.

Une opération actuellement tout à fait à l'ordre du jour dans le monde vétérinaire, c'est la ponction des vessigons et l'injection de teinture d'iode dans la cavité séreuse ou synoviale qui les constitue. Le manuel opératoire de cette ponction et la dose iodée à injecter sont hors du rôle des propriétaires et encore plus des empiriques et des maréchaux, ainsi que de tous ceux qui ignorent la disposition anatomique de la région malade.

Virus. —Poison animal, a dit le vétérinaire Hurtrel, agent de transmission de maladies contagieuses telles que la clavelée, la rage, la morve, la petite vérole, etc., qu'il reproduit avec tous leurs caractères. Le venin est aussi un poison dont la nature n'est pas plus, ni mieux définie que celle des virus, mais dont les effets varient dans leurs résultats, suivant les animaux dont ils proviennent : ainsi, le venin de l'abeille, du frelon, de la vipère dont la piqûre a des effets secondaires très-différents.

De tous les remèdes antivirulents et antivéneux, jusqu'ici l'ammoniaque ou alcali volatil est celui qui sans contredit mérite le plus de confiance.

L'acide phénique dont on a vanté la supériorité
dans ces temps derniers, est plus difficile à conserver
pur et actif. Non-seulement l'ammoniaque cautérise
aussi bien, mais encore, selon les chimistes, sa nature
alcaline est la plus propre à saturer les virus et les
venins, qui dit-on sont des acides.

FIN.

TABLE DES MATIÈRES

FIN DE LA TABLE DES MATIÈRES

Sceaux. — Typographie de E. Dépée.

J. Rothschild, Éditeur, 43, Rue Saint-André-des-Arts, à Paris.

LE GUIDE

DU

CHASSEUR

DEVANT LA LOI

Recueil des lois, ordonnances et circulaires ministérielles avec les dispositifs, par ordre alphabétique, de toutes les décisions rendues **en matière** de chasse depuis le 3 mai 1844 jusqu'à ce jour

Par F. TÉCHENEY

Rédacteur au journal *la Gironde*

1 vol. in-18, relié. Prix, 2 fr. 50 c.

La loi du 3 mai 1844 sur la police de la chasse est sans contredit une des lois usuelles les plus importantes, parce qu'elle renferme le plus de controverses soit en doctrine, soit en jurisprudence; et bien que les commentaires et traités sur cette matière soient nombreux, les derniers venus, profitant des travaux et de l'expérience de leurs prédécesseurs, ont par la date seule de leur apparition une présomption de supériorité. C'est par là que le guide du chasseur devant la loi, de M. F. Técheney, volume très-complet et très-portatif, se recommande d'une manière toute particulière non-seulement aux jurisconsultes, mais encore aux amateurs de la chasse, aux fonctionnaires de tous ordres : préfets, maires, adjoints, gardes-champêtres, gardes-forestiers, gardes particuliers, etc., etc., qui tous peuvent y puiser d'utiles enseignements.

Strasbourg, Typographie de G. Silbermann.

J. ROTHSCHILD, 43, rue Saint-André-des-Arts, Paris.

JARDINS — PARCS — VIGNE — CHASSE — SPORT

Les Promenades de Paris. — Bois de Boulogne. — Bois de Vincennes. — Parcs. — Squares. — Boulevards. — Par A. ALPHAND, directeur de la voie publique et des promenades de la ville de Paris. Ouvrage orné de chromolithographies et de gravures sur acier et sur bois. Ouvrage de luxe publié en livraisons grand in-folio, à l'usage des ingénieurs, jardiniers-paysagistes, propriétaires et amateurs de beaux livres. Prix de la livraison : 5 fr. Edition sur papier de Hollande, 10 fr. Un prospectus très-détaillé est envoyé sur demande. Envoi pour la France, prix 1 fr. par livraison en sus. Huit livraisons sont en vente.

Les Fougères. — Choix des espèces les plus remarquables pour la décoration des Serres, Parcs, Jardins et Salons, précédé de leur Histoire botanique, pittoresque et horticole, par MM. A. RIVIÈRE, jardinier en chef du Luxembourg; E. ANDRÉ, E. ROZE, vice-secrétaire de la Société botanique de France.

Vient de paraître le deuxième volume, augmenté de l'*Histoire botanique et horticole des Selaginelles*, par E. ROZE. — Prix du tome 1er, orné de 75 chromotypographies et de 112 vignettes sur bois : 30 fr.; relié, 35 fr. Prix du tome IIe (fin), orné de 80 chromotypographies et de 127 vignettes sur bois : 30 fr.; relié, 35 fr.

Prix de l'ouvrage complet, 60 fr.; 70 fr. relié. Édition de luxe, sur papier de Hollande, 120 fr.; relié, 140 fr.

La Vigne dans le Bordelais, Histoire, Commerce, Culture, Histoire naturelle, etc., par AUG. PETIT-LAFITTE, professeur d'agriculture du département de la Gironde. Ouvrage publié sous les auspices de S. Exc. M. le Ministre de l'Agriculture, illustré de 75 vignettes sur bois. 1 fort volume in-8°. Prix. . . . 12 fr.

Un prospectus très-détaillé est envoyé sur demande.

Guide pratique du Jardinier paysagiste. — Album sur la composition et sur l'ornementation des parcs et des jardins d'agrément, par R. SIEBECK, directeur des parcs impériaux de Vienne. 1 vol. petit in-folio avec 24 pl. coloriées. Prix. . . . . 25 fr.

Traité théorique et pratique de culture maraîchère, par Emile RODIGAS, professeur d'Horticulture. — 3e édition considérablement augmentée. 1 vol. in-18, avec 70 gravures. Prix : 3 fr. 50 c.

Le Mouvement horticole, 2e année. — Revue des progrès accomplis récemment dans toutes les branches de l'horticulture, Travaux mensuels, etc., par ED. ANDRÉ. 1 vol. in-18 relié. Prix : 1 fr. — Prix des 2 volumes parus. . . . . 2 fr.

Album du Chasseur. *Que Saint Hubert vous garde !!!* Illustré de photographies d'après les dessins de M. DEIKER, texte par M. A. DE LA RUE, inspecteur des forêts de la Couronne. 1 volume in-4° oblong. Publication du plus haut luxe dont il ne reste que quatre exemplaires. — Prix : 80 fr.; relié. . . . . . 85 fr.

Gladiateur et le Haras de Dangu, à M. le comte Frédéric de Lagrange, par Louis DEMAZY, rédacteur en chef du *Jockey* (2me édit.) 1 vol. in-32, avec le portrait de *Gladiateur* par AUDY. Prix . . . . 1 fr.

L'AMÉNAGEMENT DES FORÊTS

TRAITÉ PRATIQUE
DE LA CONDUITE DES EXPLOITATIONS DE FORÊTS EN TAILLIS ET EN FUTAIE

à l'usage

Des Propriétaires, Régisseurs, Gardes particuliers, Administrateurs de Forêts, Gardes forestiers, etc.

PAR

Alfred PUTON

Sous-Inspecteur des forêts, ancien Elève de l'École impériale forestière.

Ouvrage honoré d'une Médaille d'or par la Société d'émulation du département des Vosges

Illustré de gravures sur bois.

Un volume in-18° de 170 pages. Prix relié, 1 fr. 50 c

Les principes qui servent à diriger l'exploitation des terres à bois sont restés jusqu'alors confinés dans quelques livres destinés à l'enseignement d'une école spéciale. Le public est complétement étranger aux plus simples notions de l'économie forestière, et, parmi les propriétaires de bois, il en est fort peu qui connaissent l'utilité d'un aménagement et la manière de combiner les coupes pour atteindre le but qu'ils se proposent.

Expliquer aux gardes et aux régisseurs de bois *ce que c'est qu'un aménagement*, donner aux propriétaires le détail des différents plans d'exploitations en taillis et en futaies, les moyens de conversion les plus usités et les bases d'une comptabilité forestière, tel est le but de cet ouvrage qui recevra du public forestier, comme nous l'espérons de accueil aussi favorable que nos autres publications de sylviculture.